わかる！たのしい！人工呼吸

呼吸生理から考える臨床の「なぜ」

Mechanical Ventilation

for Fun and Benefit

著 Kl
Medicine
Hospital
Sa y, Utah, USA

メディカル・サイエンス・インターナショナル

ICU で奮闘するレジデントやフェロー，
そして彼らと奮闘する患者たちに本書を捧げる

Authorized translation of the original English edition, "Mechanical Ventilation: For Fun and Benefit", First Edition by Khaled Fernainy

Printed and Bound in Japan

訳者序文

世の中に，人工呼吸器に関する本はあまたあります。そのなかで，本書『わかる！ たのしい！ 人工呼吸――呼吸生理から考える臨床の「なぜ」』（原題：Mechanical Ventilation: For Fun and Benefit）が貴重なのは，臨床における「なぜ」に答えてくれる本だからです。

本書の原著者 Khaled Fernainy 先生は，米国の呼吸器内科医であり集中治療医です。Fernainy 先生による本書では，単に人工呼吸器を操作する方法だけでなく，なぜそのようにするかが，味のあるイラストとともに呼吸生理に基づいて詳しくわかりやすく説明されています。そのため，読者は臨床に直結する呼吸生理を学びながら，人工呼吸器の使い方を根拠を持って理解できるようになります。わかって人工呼吸器を使ったほうが患者さんのためになりますし，なにより楽しいですよね？ ちなみに，この本の図とイラストはすべて Fernainy 先生ご自身が描かれたものです。

呼吸生理を理解することで，自分で考えて人工呼吸器の設定をできるばかりでなく，トラブルにも対応できるようになります。「なぜ気管挿管した後に急に低血圧になるのか？」「なぜ PEEP を上げることでかえって血液ガスが悪くなる患者がいるのか？」「なぜ COPD 患者では $PaCO_2$ を下げようと設定するとかえって上がるのか？」などなど，生理学的な根拠を理解せずに，あんちょこ本だけを見て人工呼吸器を触っていては決して対応できないような状況でも，本書を読めば自ら考えて解決できるようになるはずです。

人工呼吸器が必要な状況でも，最も重要なのは患者さんであることには変わりありません。器械の操作やアラームへの対応などに紛らわされることなく，患者中心の医療を行えるように本書で一緒に勉強しましょう。

田中竜馬

目次

Chapter 6 気管挿管 201

Chapter 7 人工呼吸管理中のケア 239

注意

本書に記載した情報に関しては，正確を期し，一般臨床で広く受け入れられている方法を記載するよう注意を払った。しかしながら，著者(訳者)ならびに出版社は，本書の情報を用いた結果生じたいかなる不都合に対しても責任を負うものではない。本書の内容の特定な状況への適用に関しての責任は，医師各自のうちにある。

著者(訳者)ならびに出版社は，本書に記載した薬物の選択・用量については，出版時の最新の推奨，および臨床状況に基づいていることを確認するよう努力を払っている。しかし，医学は日進月歩で進んでおり，政府の規制は変わり，薬物療法や薬物反応に関する情報は常に変化している。読者は，薬物の使用にあたっては個々の薬物の添付文書を参照し，適応，用量，付加された注意・警告に関する変化を常に確認することを怠ってはならない。これは，推奨された薬物が新しいものであったり，汎用されるものではない場合に，特に重要である。

Chapter 1 構造と機能

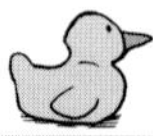

この章では人工呼吸を理解するのに最低限必要な呼吸器系の構造と機能について説明します。

構造と機能は密接に関連していますが，学習しやすいように分けて説明します。構造については短く，シンプルに，要点だけを説明します。機能についての内容が最も重要で，この後本書を理解するのに欠かせません。

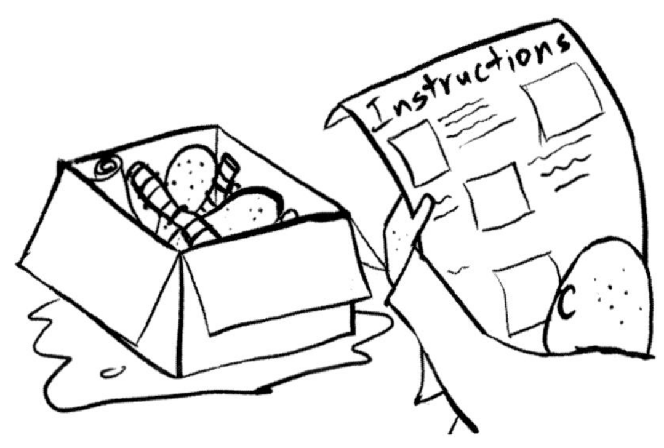

話を簡単にするために，呼吸器系を，**ガス伝導系**と**ガス交換系**の２つに分けて考えます。

ガス伝導系の構造

ガス伝導系は中空の気道で構成されていて，そこを通って気体（ガス）が肺へ出入りします。ガス伝導系は，声門から始まり，気管を通って，気管支が木の枝のように枝分かれして，最終的に肺細葉に到達します。

気管は，軟骨と結合組織で支えられて頑丈にできています。枝分かれするごとに，気道は次第に細くなり，軟骨やその他の支持構造がなくなっていきます。16 回ほど枝分かれした後，無数の，壁の薄い構造に到達します。

小気道

●薄い壁

呼吸器系の終点は，ガス交換系である何百万もの肺細葉で，そこにガス伝導系がつながっています。何百万もの管を胸腔に収めるために，管にはほとんど支持組織がありません。

支持組織がないために，小気道（small airway）は壁が薄く，虚脱しやすくなっています。筋肉や軟骨に支持されて開いている大気道（large airway）とは異なり，小気道は周りの組織から引っ張られることで開いています。

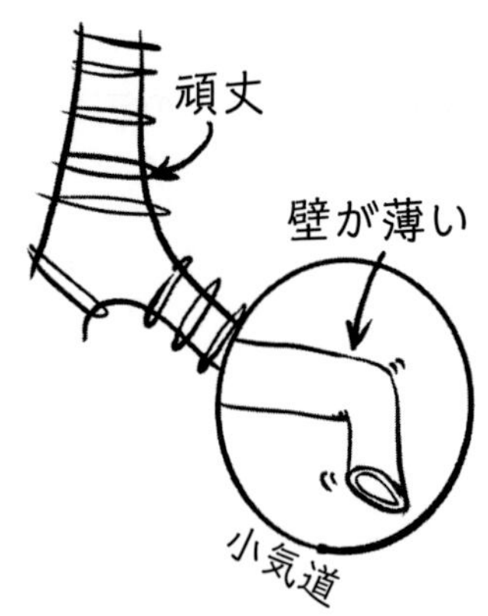

小気道の直径は，周りからどれだけ引っ張られて開くかによるので[1]，周囲の組織の張り具合によって決まります。

周囲の組織の張り具合は，**肺の広がり具合**と，**肺組織の特性**の 2 つによって決まります。肺がめいっぱい広がっていれば，肺組織は伸びて，小気道を広げます。呼気で肺が縮むと，肺組織は弛緩するので，小気道は支えを失って収縮し，虚脱します。周囲の組織の張り具合は，肺組織の特性にも左右されます。周囲の組織がゆるければ（例：肺気腫），ピンと張った組織のように効果的に小気道を開けません。

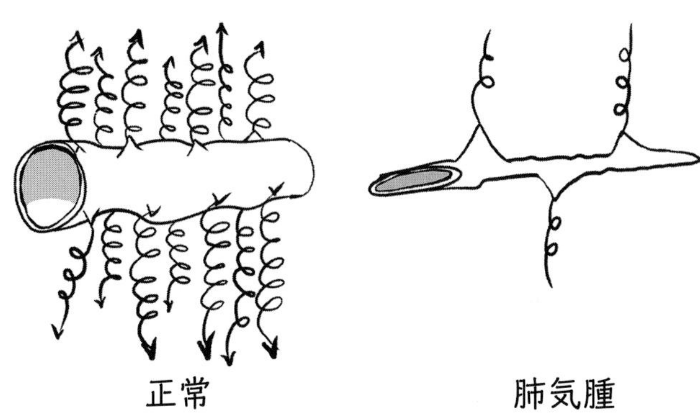

●気道の数

気管気管支が分岐するにつれて，各レベルの気道の数は増えていきます。小気道（直径 2 mm 以下のものを指します）は非常に数が多いです。

分岐して小気道の数が増えていくにつれて，断面積の合計も大きくなります。これは，トランペットの直径が，マウスピースから開口部に向かって大きくなっていくのと似ています。

総断面積が巨大なために，空気の流れは非常に遅くなります。時間当たりに同じ量の空気が，非常に大きな断面積を通るのです。そのため，肺細葉レベルでの空気の流れは非常に遅くなり，気体分子の移動は対流よりも拡散によって行われるようになります。同様に，トランペット奏者の口から出てマウスピースへ流れる空気の流れは速いですが，より直径の大きな開口部から出てくるときには遅くなります。

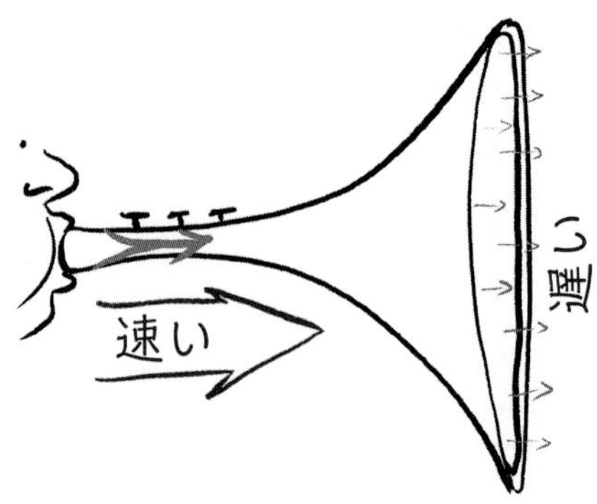

また，断面積が大きくなることは，小気道が細くなっても（通常は）それほど大きな抵抗とならない理由を説明するうえでも重要です（直径が小さいほど，管の抵抗は大きくなります）。

ガス交換系の構造

ガス交換系は，ガス伝導系の末端にあって，肺細葉，肺胞，さらに，肺細葉と肺胞を囲む血管で構成されています。

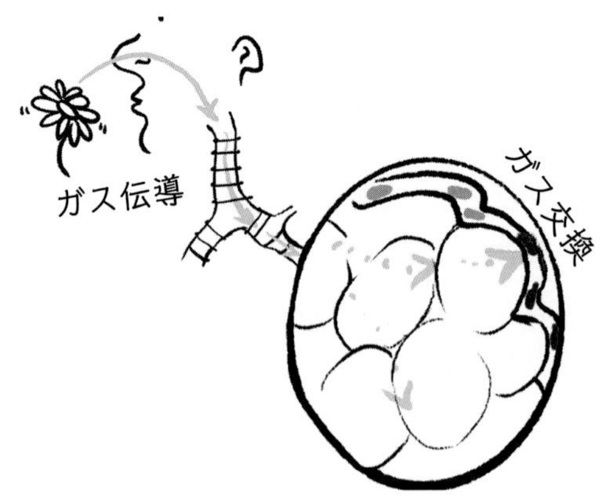

肺は，1分間に約5L，場合によってはそれ以上の膨大な量の血液のガス交換を行います。肺は，血液を空気と近づけることでガス交換を可能にします。

大量の血液を空気と近づけるため，肺は巨大な表面積を持つようになりました。この巨大な表面積を，限られた胸腔に収めるために，肺胞と呼ばれる壁の薄い無数の空気の袋が形成されています。肺胞が房のように集まったのが肺細葉です。

血液は，数百万もの肺細葉を囲む毛細血管を流れます。毛細血管は，肺細葉と同様に巨大なネットワークを形成しています。

ガス交換が行われるのは**肺胞**で，血液と肺胞内の気体の間は薄い壁で隔たれているだけです。この薄い壁は，薄い肺胞上皮細胞，基底膜，薄い血管内皮壁の3つで構成されています。肺胞を取り囲む毛細血管では，肺動脈から運ばれてきた血液が気体に近づきます。

ガス交換は**拡散**によって行われ，肺胞内の気体と血液との間の濃度勾配に左右されます。酸素濃度は肺胞内の気体のほうが高いので，そこから血液中に拡散します。逆に，二酸化炭素の濃度は血液中のほうが高いので，肺胞内の気体へ拡散します。このように濃度勾配が維持されることによって，ガス交換が起こります。

呼吸の仕組み

ガス伝導系とガス交換系がともに働くことで，呼吸器系の機能を果たします。ここでは，呼吸器系の仕組みと生理学について説明します。

換気によって，肺胞内の気体を新鮮な空気と入れ替えます。ガス交換系に新鮮な空気を送り込むことで，濃度勾配を維持し，ガス交換を継続することができるのです。呼吸器系に新鮮な空気が供給されなければ，肺胞と血液の間の濃度勾配はなくなるので，それ以上のガス交換ができなくなります。

静的肺容量と肺メカニクス

●機能的残気量（FRC）

肺は縮もうとします。常に縮もうとするゴム製の風船のように考えることができます。肺が縮もうとするのは，肺胞の表面張力と，ミクロの解剖学的構造，結合組織の弾性の組み合わせのためです。

胸壁は広がろうとします。押し縮められたバネが伸びようとするのと同じように考えることができます。胸壁が広がるのは，胸郭・脊椎の構造と胸壁の筋肉の緊張のためです。

胸部を開くと……
（断面図）

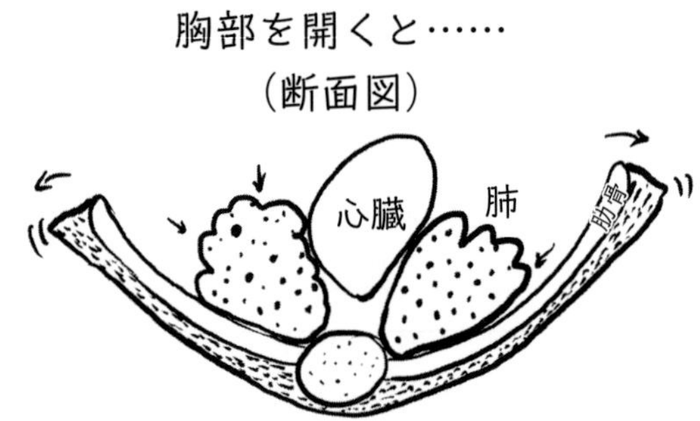

肺と胸壁はしっかりとくっついていて，一緒に広がったり縮んだりします。しっかりとくっついているのは，胸腔内が陰圧になっているからです。ちょうど吸盤が窓ガラスにくっつくように，肺は胸壁にくっついています。胸壁が広がると，肺も引っ張られて広がります。肺が縮むと，胸壁は内側に引っ張られます。

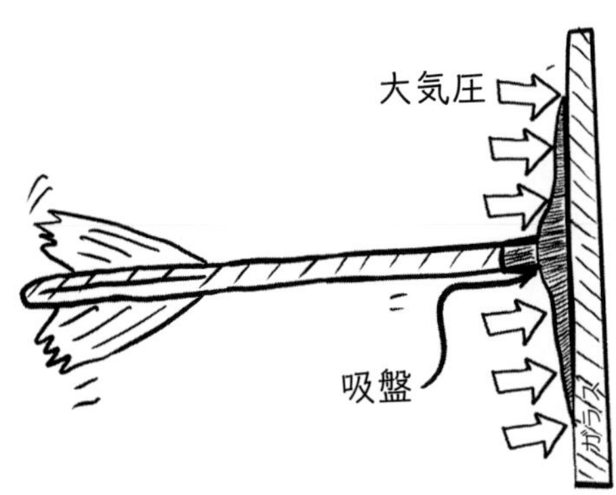

胸骨を切開して胸部を開くと，胸壁は広がり，肺は縮みます。これは，胸壁と肺との間が陰圧ではなくなるためです。

気胸では，胸壁と肺をくっつける陰圧がなくなってしまうため，胸壁と肺は離れてしまいます。胸壁に穴が空くと，空気がすぐに引き込まれて肺は縮み，胸壁は外側に広がります。

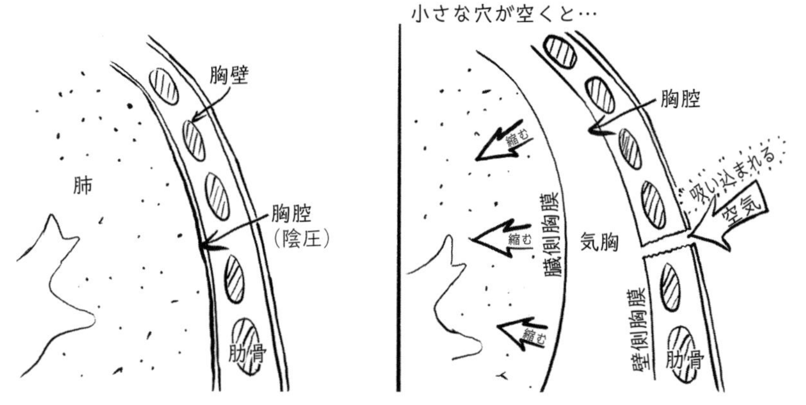

このため，身体診察で片側の胸壁が広がり，胸部 X 線で肺が虚脱しているのがわかるのが典型的です。

安静時には，肺はある決まった大きさになります。この大きさは，縮もうとする肺と広がろうとする胸壁のバランスで決まり，**機能的残気量（functional residual capacity：FRC）**と呼ばれます。両方の力がちょうど釣り合っているときの肺の大きさです。

肺は大きさが変わると，毎回 FRC に戻ろうとします。バネを伸ばすのと同じように，釣り合いから外れるにはエネルギーが必要になります。広がった胸（あるいは伸びたバネ）には位置エネルギーが蓄えられ，もとの状態に戻ろうとする力が働きます。

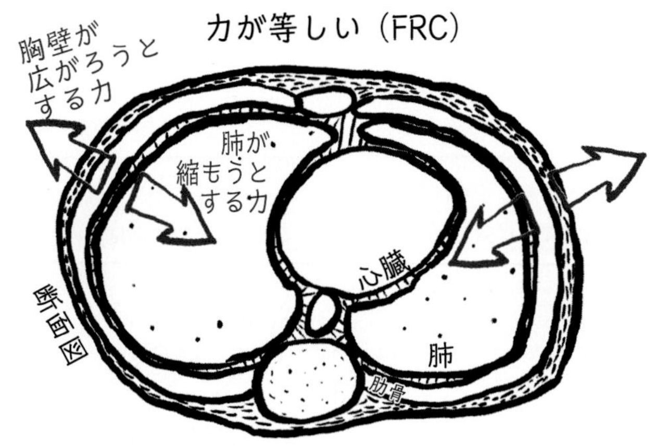

呼吸とは，胸の大きさを FRC より大きくし，FRC に戻すことによって，気管気管支を通じて空気を肺へ出入りさせる作業のことです。

胸腔内圧と呼吸の関係を簡単に説明すると

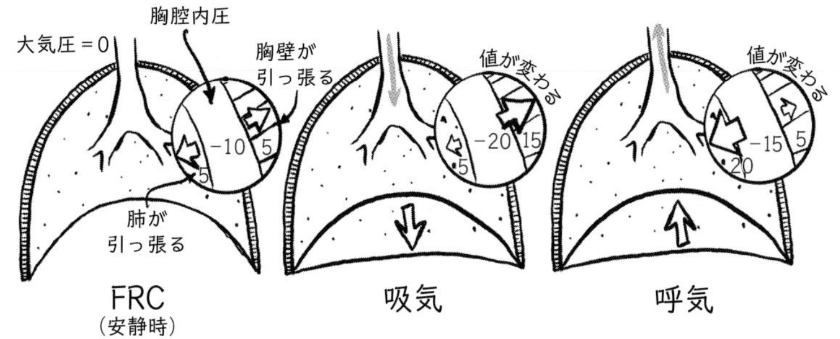

胸腔内圧とは，胸壁と肺との間の圧のことです。正常では，胸壁は外側に引っ張り，肺は内側に引っ張るために，胸腔内圧は陰圧になっています。

胸腔内圧は呼吸で変わります。息を吸うときには，横隔膜が平らになり，胸壁が広がるので，胸腔内圧はさらに陰圧になります。肺が内側に引っ張る力よりも胸腔内圧は陰圧になるので，胸壁が広がるにつれて肺は広がります。逆に，息を吐くときには，横隔膜は上昇し，胸壁の筋肉は弛緩するので，胸腔内圧の陰圧は 0 に近づきます。肺が引っ張る力のほうが胸腔内の陰圧より強くなるため，肺は縮みます（胸壁を内側に引っ張る）。肺が縮むにつれて引っ張る力は弱くなり，肺を引っ張る力と胸腔内の陰圧が等しくなるところで FRC になります。

胸腔内圧は肺と胸壁をつないでいます。後ほど，胸腔内圧を変えるほかの要因についても説明します。胸腔内圧は陽圧になることもあります。

●吸気

私たちは，胸腔内を陰圧にすることで息を吸います。筋肉で胸壁を硬くして広げ，同時に横隔膜を平らにします。胸腔が広がって胸腔内圧は大気圧よりも低くなるため，気管気管支を通って空気が流れ込み，広がった胸を満たします。これを**陰圧呼吸**と呼びます。空気は，胸腔内圧と大気圧が等しくなるまで流れます。

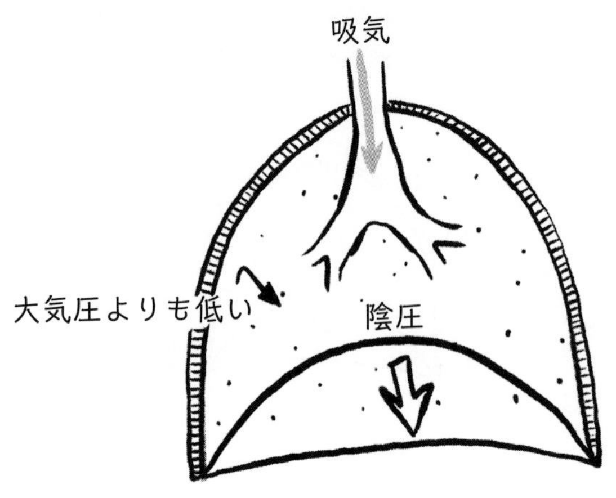

●呼気

呼気は通常，**受動的に**行われます。息を吸い終わると，横隔膜が弛緩して肺は縮まろうとし，腹腔からの圧が胸を押し上げます。肋間筋も弛緩し，胸壁は縮みます。これらが合わさって，息を吐き出します。

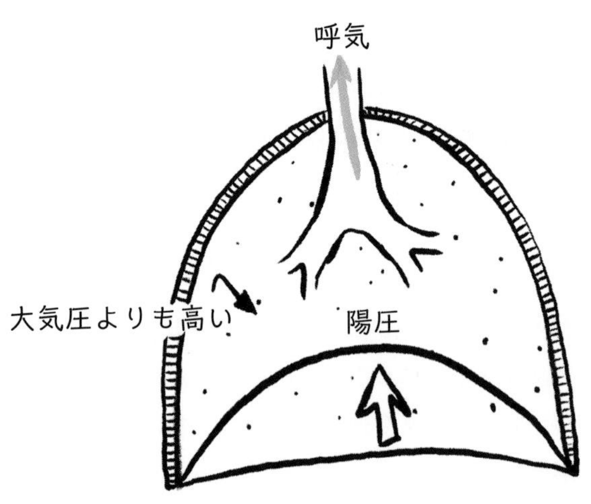

呼気のスピードを決めるいくつかの要素があり，これらが呼気を延長させ

て，人工呼吸管理を難しくすることがあります。呼気のスピードを速くする要素に，肺の弾性と胸壁を外から押す力があります。呼気のスピードを遅くする要素に，気道を空気が通るときの抵抗と，胸壁を外に引っ張る力があります。

●息を吐き出させる力

息を吐くと，胸の大きさはFRCに戻ります。息を吸うことで胸がFRCよりも大きくなって肺に弾性エネルギーが蓄えられ，横隔膜に押されて腹部に圧がかかるために，呼気が受動的に行われます。

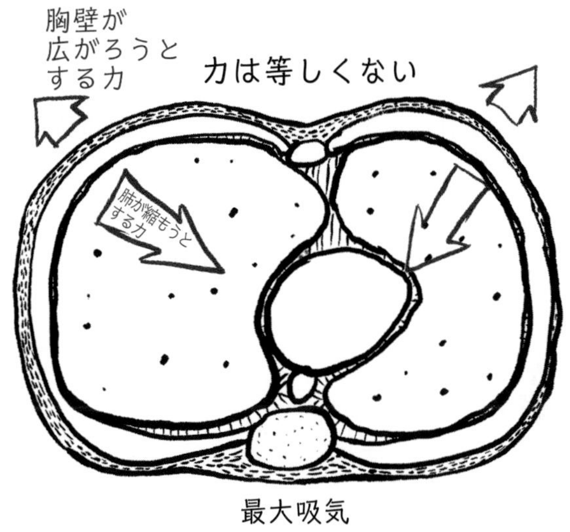

最大吸気

呼吸困難の強い患者は，腹部と胸部の筋肉を収縮させて息を吐き出します。これを，**能動的呼気**と呼びます。

●肺の弾性

肺の弾性は，肺の組織が本来持っている性質と，肺胞の表面張力の２つによって生じます。

肺の弾性は，組織の特性だけではなく，主にナイロン製のストッキングのような微細構造のために生じます。ナイロン製ストッキングに伸縮性があるのは，織り方のためです。個々のナイロン繊維には最小限の伸縮性しかありませんが，織ることで伸縮するようになります。

肺の弾性の要因として２つ目に大きいのは表面張力です。表面張力とは，水の分子が互いに結合しようとすることで，水の泡が縮む性質によって生じます。肺胞は基本的には水の泡なので，水の表面張力によって，常に縮まろうと引っ張ります。

健康な肺はサーファクタントを分泌し，表面張力を低下させます。サーファクタントがあることで肺は広がりやすくなります。

●疾患による肺の弾性への影響

肺疾患によって肺の弾性が下がることがあります。**肺気腫**は組織を破壊し，肺の微細構造を変えて，肺の弾性を低下させます。これは，古くなったナイロン製ストッキングの繊維が離れてしまって，隙間ができ，緩くなるのに似ています。

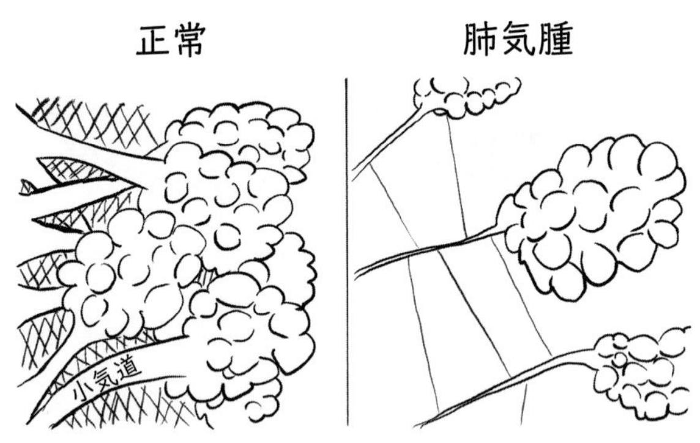

進行した肺気腫の患者は，胸が大きくなり樽のようになります。これは，肺の弾性が失われるためです。この場合，肺の弾性が低く，胸壁が広がろうとする力に対抗できないため，FRC は通常よりも大きくなります。胸が通常

よりも大きくなってはじめて，肺が縮む力と胸壁が広がる力が釣り合うようになります。

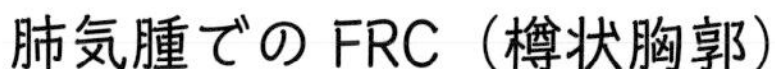

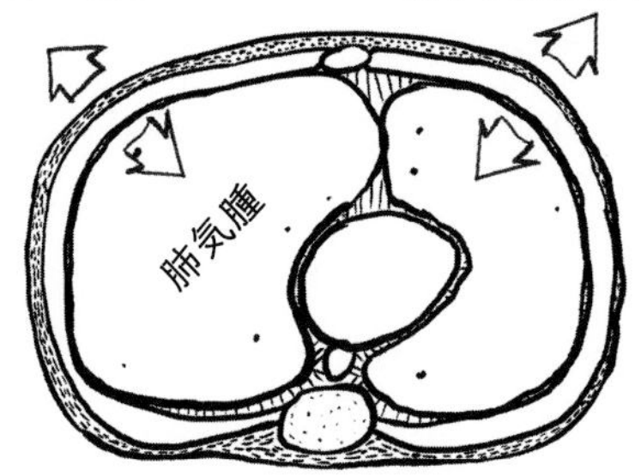

肺の組織に影響を与えて，弾性を上げる疾患もあります。**特発性肺線維症（idiopathic pulmonary fibrosis：IPF）**のために線維化した肺がその一例です。IPFとは肺の瘢痕形成が進む疾患です。瘢痕が収縮して，肺が縮まろうとします。

線維性肺疾患でのFRC

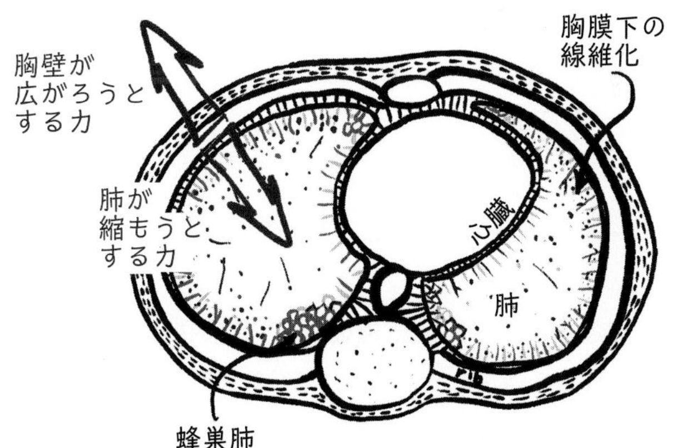

肺傷害が起こるとサーファクタント分泌は減ります。肺炎や急性呼吸窮迫

症候群（acute respiratory distress syndrome：ARDS）で肺が硬く広がりにくくなる一因は，サーファクタントの減少です。

●胸腔外からの力：腹腔内容物と胸壁

息を吐き出させる力に影響する要因がほかにもあります。息を吸うとき，横隔膜は腹腔内容物を押し下げます。腹腔内容物は横隔膜を押し上げることで，呼気を助けます。

腹水や，腹部コンパートメント症候群がある患者や，妊娠している患者では，腹腔内圧が高くなることがあります。腹部以外で息を吐く力に影響する要因として，チェストバンドや大きな乳房があります。インターンが疲れて患者の胸にもたれかかったり，などもあるかもしれませんが……。

●釣り合う力：胸壁

胸壁は外に広がろうとするので，呼気と反対向きに働きます。このように反対向きに作用する力がなければ，呼気で肺から空気がすべて出ていってしまうことになります。肺が小さくなるにつれて，胸壁が広がろうとする力は増し，FRC で両者が釣り合い，呼気が終わります。

●気道抵抗

気道抵抗は肺からの空気の流れを遅くします。

●気道抵抗を決定する要素（気道径，肺容量，呼吸周期）

気道径

気道抵抗を決める最大の要素は**気道径**で，気道抵抗は半径の **4 乗**に反比例します。通常，気道抵抗のほとんどは大気道（第 7 分岐まで）で生じます。気管チューブが入っている場合，気管チューブは当然気管より細いので，気道抵抗の要因となります。細い気管チューブは，太い気管チューブに比べて抵抗が大きくなります。

気管の狭窄，腫瘍，異物が気道を狭くしたり閉塞したりして，気流を妨げることがあります。

小気道（第 16 分岐あたり）は総断面積が非常に大きいため，気道抵抗への影響は通常ごくわずかです。しかし，小気道は数が多いので，そのうちの十分な数が炎症を起こしたり狭くなったりすると，顕著に気道抵抗を上昇させることになります。呼気では肺が小さくなり，小気道を支える力が弱くなるので，特に顕著になります。

小気道の径は肺容量に依存する

小気道には支持構造がないため，周囲の組織が引っ張ることで開存します。どれほど気道が引っ張られるかは，周囲の組織の張り具合と，肺容量によって決まります。

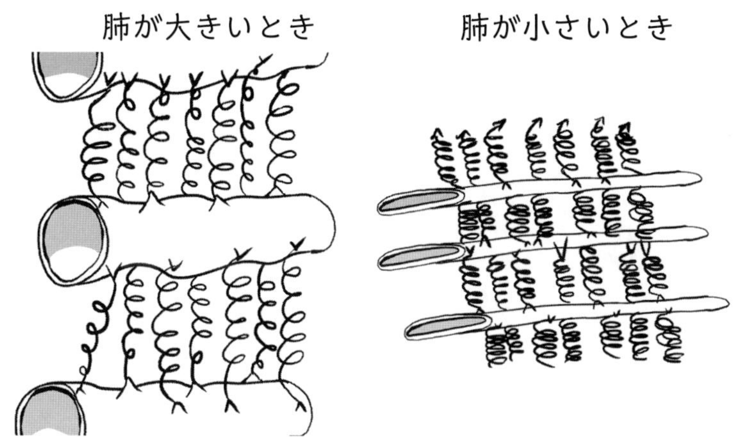

気道抵抗は吸気と呼気で異なる

正常では，吸気で胸腔内圧は 0 に近いか陰圧です。このとき，胸腔内の陰圧が引っ張ることで小気道は開いています。しかし，呼気では，胸腔内の陰圧が小さくなり，部位によっては陽圧になることもあります。小気道を開く力は小さくなるので，気道が圧迫されることもあります。

胸腔内圧が十分高くなるか，肺気腫のように周囲の組織による支持が弱ければ，小気道は圧迫されて閉塞します。

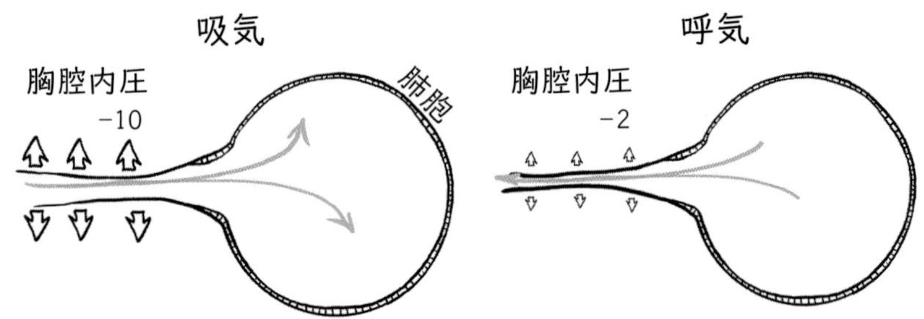

呼気では，肺胞内の圧が大気圧より高いため，空気は肺胞から出ていきます。肺胞の圧が伝わることで小気道は開いていますが，空気の流れに沿って小気道内の圧は小さくなり，あるところで胸腔内圧と等しくなります〔訳注：ここを等圧点（equal pressure point）と呼びます〕。

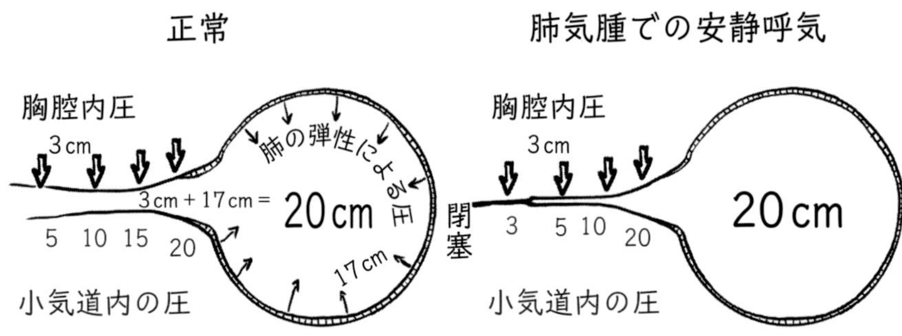

クロージングプレッシャー（closing pressure）とは，気道内外の圧が等しくなり，気道が閉塞するときの圧です。この圧は，胸腔内圧と気道の狭さによって決まります。

●胸腔内圧は部位によって異なる

胸腔内圧は，胸部内の部位によって異なります。肺の重さがかかるので，重力のかかる部位で胸腔内圧は高くなるのです。肺底部では，肺の大きさがそれを取り囲む胸壁よりもわずかに大きくなっています。このように大きさが合っていないことからも，下側の胸腔内圧は高くなります。

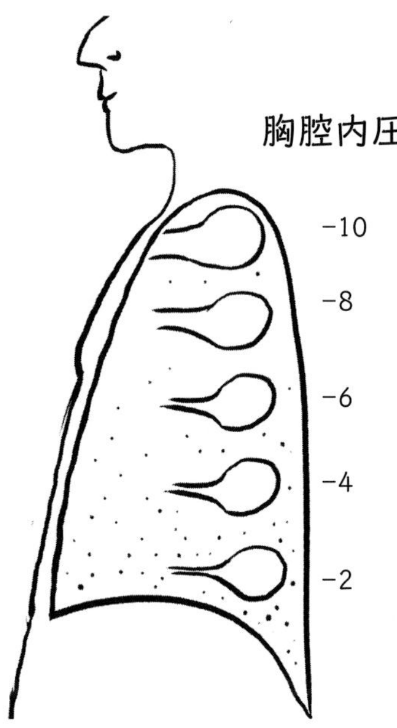

　このように胸腔内圧は部位によって異なり，圧が高い部位では小気道が閉塞しやすくなります。肥満のように胸部や腹部が重い状態や，肺気腫のような支持構造が弱くなっている疾患では，特に小気道は閉塞しやすくなります。

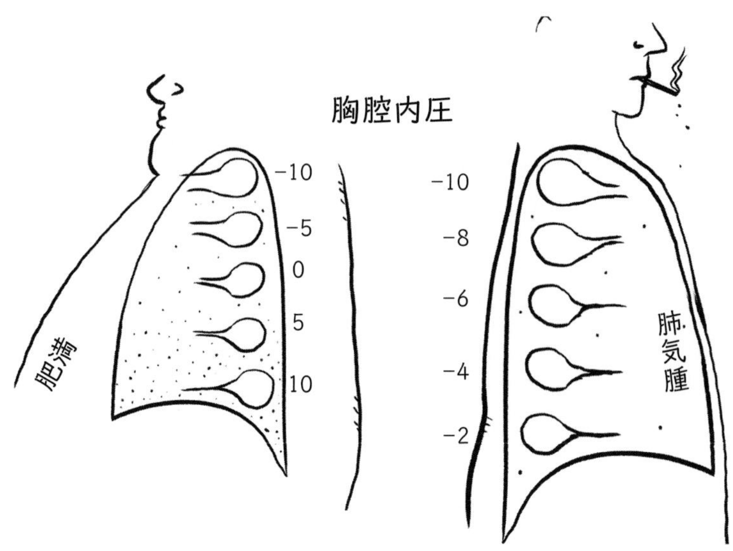

さらに言うと，私たちが息を吐くときには，無数に存在する小気道のそれぞれで呼気の流量は異なります。小気道が閉塞している部位もあれば，大きく開いている部分もあります。このことは，後ほど重要になるので，覚えていてください。

●能動的呼気

呼吸ドライブが上昇している患者では呼気が**能動的**になります。この場合，腹筋を使って息を吐き出します。

呼気流量には限界があります。それは，胸腔内圧が上昇すると，肺胞内圧を上げて空気を押し出すだけでなく，気道を圧迫するためです。小気道には支持組織がないので，ある程度の圧がかかると閉塞してしまいます。どのくらいの圧で小気道が閉塞して，呼気流量が制限されるかは，小気道がどれくらい周囲の組織に引っ張られているかによって決まります。

強制呼気流量は，肺機能検査で呼気流量の限界を示すのによく使われます。この検査では，患者が流量計に向かって思い切り息を吹き込むことで，呼気流量と肺容量がグラフ化されます。

フローボリューム曲線は，小気道が強制呼気で閉塞する現象を示したもので，それぞれの肺容量における最大呼気流量がわかります。

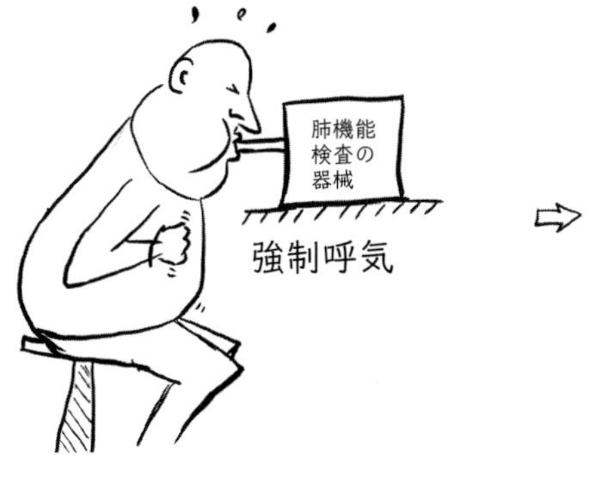

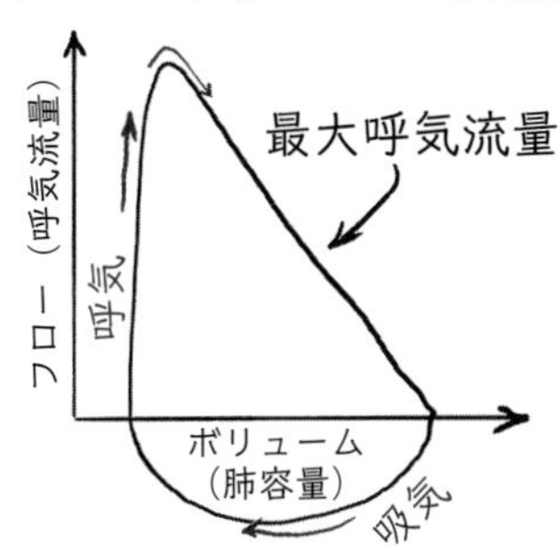

右のフローボリューム曲線は肺気腫の患者のものです。それぞれの肺容量で，流量が大幅に減少しているのがわかります。

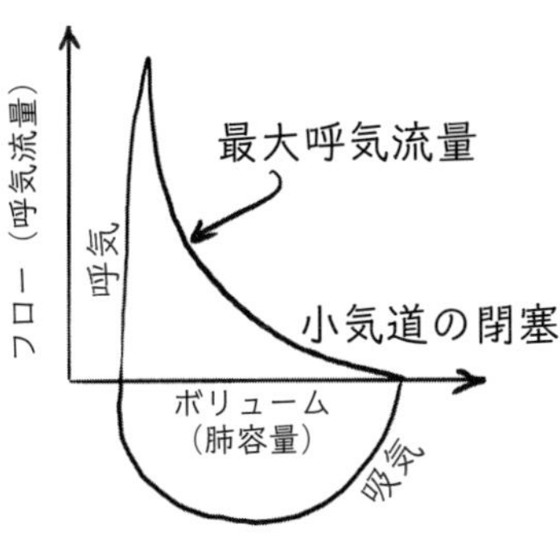

閉塞性肺疾患（特に肺気腫）では，呼気流量がすぐに限界に達してしまいます。患者によっては，普段の受動的呼気でも呼気流量の限界に達していることがあります。

息を吐こうとさらに努力しても，肺胞内圧と胸腔内圧の両方を上昇させることになるので，呼気の流量は増加しません。息を吐こうと力を入れれば入れるほど，小気道を閉塞させることになるのです。

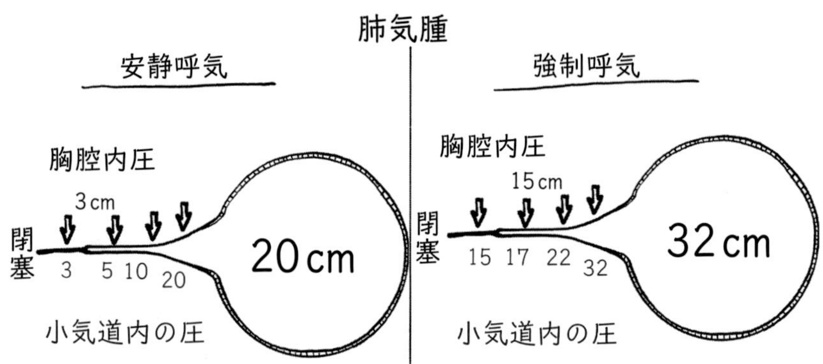

●呼気時間

息を吐くのには，通常，息を吸う時間の約２倍の時間が必要です。呼気時間は，肺から空気を押し出す力と，空気の流れに対する抵抗の双方によって決まります。

胸にかかる力のバランスが変わるような疾患や，気道の閉塞を引き起こす疾患があると，息を吐くのに必要な時間が変わります。

肺気腫のように肺の弾性が低下する疾患があると，肺から空気を押し出す力が弱くなります。喘息や，その他のよく見られる疾患（肺気腫も含まれます）は，小気道の閉塞を引き起こします。このような疾患があると，呼気に必要な時間が著しく延長します。

線維性肺疾患のように肺の弾性が高まる疾患があると，周囲の組織が気道を開き，また肺が縮まる力は増すので，呼気時間が短くなります。

時定数

呼気流量の概念を数学の用語に置き換えた，時定数という考え方があります。

時定数とは，肺容量の68% の空気が肺から出ていくのに要する時間のことです。時定数は，

時定数＝肺コンプライアンス×気道抵抗

で計算できます。

肺コンプライアンスとは，肺の中の圧を 1 cmH_2O 上げたときにどれくらい肺の容量が大きくなるかを示すものです。気道抵抗は，気道の径，長さ，呼吸する気体の粘性によって決まります。肺コンプライアンスと気道抵抗の 2 つをかけたものが時定数です。

呼気が完全に終了するには，時定数の約 5 倍の時間が必要です。

時定数で興味深いのは，呼気に関与するさまざまな要素を関連付ける点です。

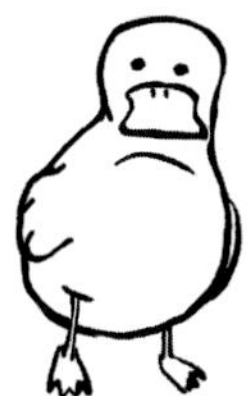

肺には無数のサブユニットがあり，それぞれに独自のコンプライアンス，気道抵抗，そして時定数があります。この差は，特に肺疾患があるときに顕著です。そのため，入手可能なデータから時定数を正確に計算することは不可能です。

●auto-PEEP

呼気が遅い患者では，呼気に必要な時間が足りなくなることがあります。このような場合，次の吸気が入ってくるまでに息を吐ききることができず，呼吸のたびに吐き出されない空気が肺に残ることになります。これを**動的過膨張**と呼びます。肺に空気が残ることで肺内の圧が高くなることを **auto-PEEP**

と呼びます。

呼吸のたびに肺が大きくなると，肺と胸壁はより速く息を吐き出せるようになります。肺がFRCよりも大きく膨らむことで，気道が引っ張られて開いているためです。最終的には新たな平衡状態に達し，呼気が速くなることで吸った息を吐き出せるようになります。

しかし，胸が普段よりも大きく広がることで，呼吸筋は機械的に不利な状態になり，呼吸筋疲労と不快感の原因になります。

auto-PEEPは，最初は労作時のように呼吸数が多いときにのみ起こりますが，閉塞性肺疾患が悪化するにつれて，安静時にも起こることがあります。auto-PEEPが重度になると換気が妨げられ，呼吸不全の原因になります。

Chapter 3の「auto-PEEP」の項（p.100）で説明するように，息を吐くための時間とauto-PEEPは，人工呼吸器設定の限界を決定する最も重要な要因の1つです。

●呼吸の調節

脳幹は，さまざまな感覚器からの多くの信号を統合して，呼吸を調節します。血液のpH，二酸化炭素，酸素のほか，胸壁や肺からの有害刺激や伸縮刺激などを感知します。また，不安，疼痛，恐怖といった高次中枢からの入力も関与しています。

脳幹は呼吸数だけでなく，吸気の大きさや速さ，またガス供給の遅延や不足に患者がどれほど耐えられるかも制御します。

おそらくは体中のpHを緩衝する機能により，呼吸調節に主に影響するのは二酸化炭素分圧で，程度は低いですが酸素やその他のシグナルも関与します。ただし，水深が浅いところでも溺水することが示すように，正常でも酸素分圧にはあまり敏感ではありません〔Chapter 2の「不十分な呼吸ドライブ」の項（p.54）で説明します〕。

呼吸メカニズムは，二酸化炭素産生に合わせて換気を調節し，動脈血二酸化炭素分圧（$PaCO_2$）を狭い範囲で維持して，pHを適切に保ちます。$PaCO_2$

が上昇すると，呼吸の回数と大きさが著しく増加します。患者が覚醒していて，普段から高二酸化炭素血症がなければ，重度の空気飢餓を感じます。

疼痛，ホルモンの影響（例：肝硬変，妊娠），低酸素血症，胸部不快感などのほかの要因があれば，換気が $PaCO_2$ と合致せず，pH が異常になることがあります。

酸素と二酸化炭素のガス交換

私たちの呼吸器系は多くのガスを交換します（ニンニクを食べたことがある人ならわかると思います）[2)]。そのなかでも重要なのは酸素と二酸化炭素の２つです。この項では，酸素と二酸化炭素のガス交換の似ているところ，また異なるところを説明します。

酸素と二酸化炭素の交換は似ていますが，いくつかの重要な点で異なります。この点を強調するために，以下では別々に説明します。

酸素のガス交換

●拡散

酸素分子は，特定の経路をたどって血液にたどりつきます。呼吸のたびに，気管と大気道にある使用済みのガスが新しい空気と入れ替わります。酸素は小気道に達するまでは対流によって速く移動しますが，小気道からは総断面積が大きいため（「ガス伝導系の構造」の項で説明した通りです），速度が非常に遅くなります。肺細葉のレベルでは，速度が非常に遅いため，拡散が主な輸送手段になります。

酸素は肺胞から肺胞膜に拡散し，濃度勾配に従って肺胞内皮細胞と毛細血管壁を通過して，肺胞の毛細血管を通る赤血球のヘモグロビンに結合し，体内に供給されます。

正常な肺では拡散は迅速で効率的です。長さ 1mm の毛細血管を流れる赤血球は，肺胞を流れる時間（0.75 秒）の最初の 3 分の 1 の約 0.25 秒で完全に酸素化されます（少なくとも，肺胞内の空気と平衡に達します）。

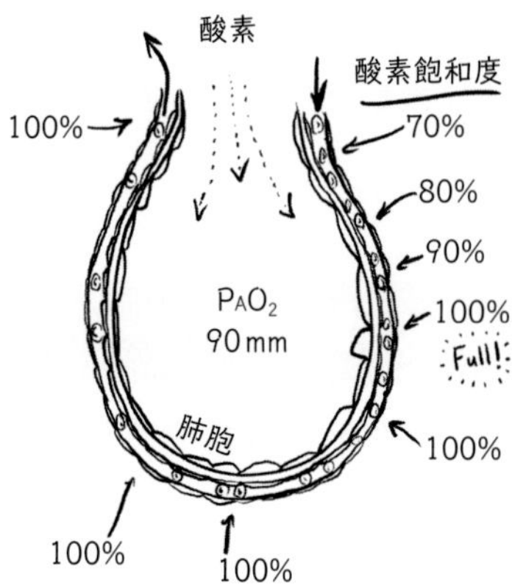

肺胞気と平衡に達するまでにかかる時間を延長させる要因があります。これらの要因が重度であれば，血液が肺胞を取り囲む毛細血管を最後まで流れても酸素飽和度は平衡に達しなくなります。大きな要因は，肺胞膜の特性と，赤血球の移動速度です。

肺胞膜（間質）が厚くなるような肺疾患では，酸素の拡散が遅くなり，血液の酸素飽和度が平衡に達するまでの時間が長くなります。

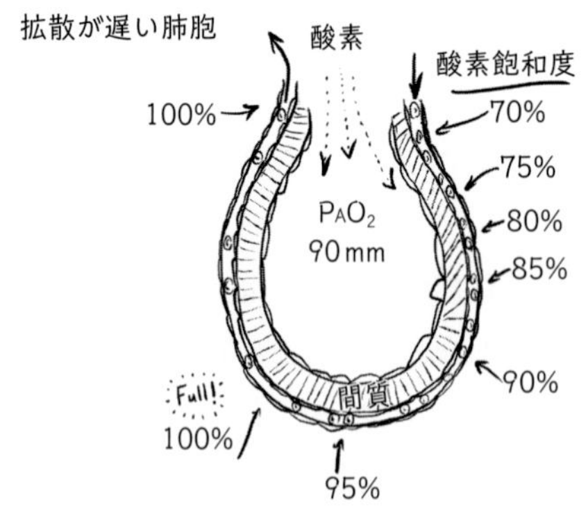

肺胞周囲の毛細血管を血液が通過する時間は状況によって変わります。肺血流量が多くなると，血液の通過速度は速くなり，通過時間は著しく短縮します。過度の労作時のように，血液が肺胞の毛細血管を急速に通過するときには，より短い時間で肺胞気と平衡に達しなければならなくなります。

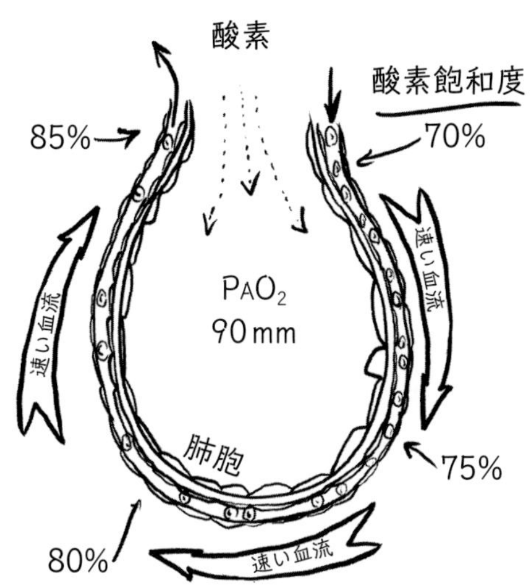

酸素需要が高まると心拍出量が増え，肺を流れる血流量が増加します。肺はより多くの血液を酸素化しなければなりません。血管抵抗を上げたり，血液の通過時間を延長したりすることなく，増加した血流量に対応するため，肺は普段は閉じている血管を開きます。これを**血管リクルートメント**と呼びます。それまでに開いていた血管もさらに拡張することで，血管抵抗を減らして血流を遅くするのを助けます。

血管リクルートメントは，血液の通過時間を長くするのに役立ちますが，それにも限界があります。限界に達した後は，心拍出量が増えるにつれて血液の通過時間は短くなります。

肺胞での拡散は本来非常に効率がよいため，拡散障害は低酸素血症の原因になりにくいです。過酷な運動をするスポーツ選手を見てもわかるように，拡散能が正常であれば，血流速度が速くても低酸素血症になることは稀です。

●換気血流比均等

血液がどれほど酸素化されるかを決める重要な因子は，肺胞内の酸素量（酸素分圧）です。肺胞を流れる血液は，肺胞の中の気体と平衡に達した後，肺胞の酸素分圧以上に酸素化されることはありません。そのため酸素分圧の低い肺胞では，血液の酸素飽和度が低くなります。

●平衡

血液が平衡に達するというのが理解しづらい人が多いので，思考実験をしてみることにします。ガラスでできたドームを酸素分圧 200 mmHg の気体で満たしたとします。ドームが肺胞に相当します。コップ1杯の血液をこのドームに入れます。しばらくすると，コップの血液の酸素飽和度は 100% に達します。次に，同じドームを酸素分圧 40 mmHg の気体で満たしたとします。その中にコップ1杯の血液を入れます。しばらくすると，コップの血液の酸素飽和度は 70% くらいに達します。ドームの中にどれだけ長く血液を入れておいても，血液の酸素飽和度は 70% のままで，酸素飽和度がそれ以上に上がることはありません。ドームの中の気体と血液が平衡状態にあるためです。

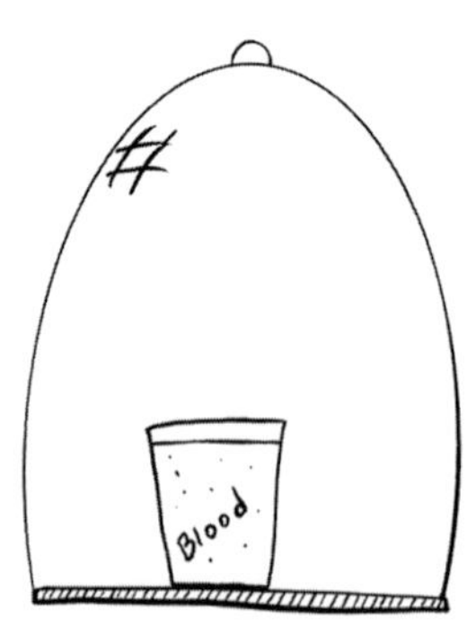

血液の酸素飽和度は，肺胞内の酸素分圧で決まります。酸素分圧によって酸素飽和度がどのように変化するかは，**酸素 - ヘモグロビン解離曲線**からわかります。

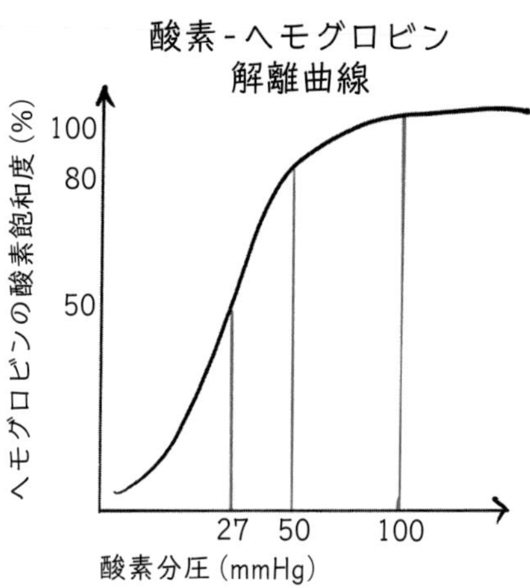

酸素分圧が 27 mmHg のとき酸素飽和度は約 50 % で，酸素分圧が約 100 mmHg になると酸素飽和度はほぼ 100% になります。

酸素は非常に血液に溶けにくいため，ヘモグロビンに結合していない血液中の酸素量はごくわずかです。

●換気血流比（$\dot{V}/\dot{Q}$ 比）

換気血流比によって肺胞での酸素分圧が決まります。

重要なのは，肺胞では酸素が絶えず流入・流出していて，酸素の量は一定に保たれていることです。

酸素は，肺胞周囲の毛細血管を流れる血液によって吸収されて，肺胞から出ていきます。出ていった酸素は，細気管支から新鮮な空気が肺胞に入ってくることで補われます。肺胞の中の酸素量は，入ってくる量と，血液に吸収されて出ていく量のバランスで決まります。この２つの反対向きの動きのバランスを**換気血流比（$\dot{V}/\dot{Q}$ 比）**と呼びます。

このプロセスは動的です。肺胞を浴槽に見立てて考えてみます[3)]。浴槽には蛇口から水が入り，排水口から水が出ていきます。出ていく水の量と入ってくる水の量が同じであれば，浴槽の水位は変わらずに安定しています。出ていく水の量が入ってくる水の量より多い（排水口が大きい，または蛇口の流れが弱い）場合，浴槽の水位は下がります。

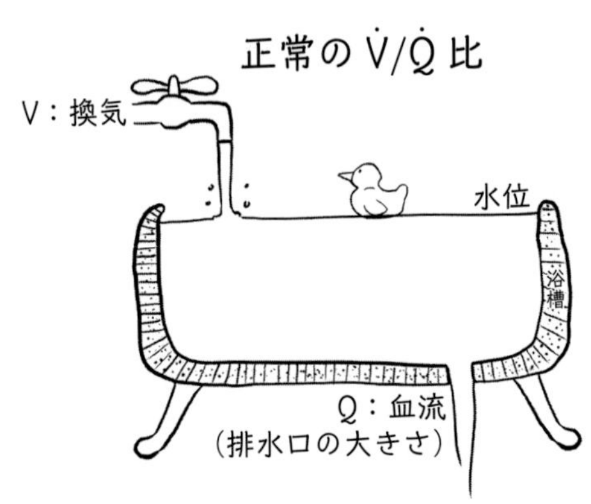

肺胞の酸素分圧を，浴槽の水位にたとえることができます。$\dot{V}/\dot{Q}$ 比は，肺胞から出ていく酸素と入ってくる酸素のバランスです。バランスがとれていれば，酸素分圧は十分で，肺胞で血液が適切に酸素化されます。

$\dot{V}/\dot{Q}$ 比は，換気と血流が一致して 1 になるのが理想的ですが，正常の肺でも完璧ではないので，実際には 0.8 くらいです。

●肺胞気式

肺胞気式は $\dot{V}/\dot{Q}$ 比の概念を式にしたもので，次のように表せます。

P_AO_2＝換気によって肺胞に入ってくる酸素－血流によって肺胞から出ていく酸素

この式はさらに次のように書くことができます。

$$P_AO_2 = F_IO_2 \times (大気圧 - 47\,mmHg) - PaCO_2/R$$

P_AO_2：肺胞気酸素分圧
F_IO_2：吸入酸素濃度
$PaCO_2$：動脈血二酸化炭素分圧〔肺胞気二酸化炭素分圧（P_ACO_2）と等しい〕
R：呼吸商（二酸化炭素一単位当たりに使用される酸素量。通常は約 0.8）

肺胞気式は以下の 2 つで構成されています。
肺胞に入ってくる酸素（式の前半）：大気圧から水蒸気圧（海抜 0 m では 47 mmHg）を引き，F_IO_2 をかけたもの
肺胞から出ていく酸素（式の後半）：$PaCO_2/R$ で概算される

●低い $\dot{V}/\dot{Q}$ 比とシャント

肺胞換気量が血流量に対して少なすぎると，血液を適切に酸素化できません。

肺胞の酸素分圧は，血流量に比して肺胞の換気量が少ないと低下します。それは，換気で供給されるよりも速く，血流が酸素を取ってしまうためです。

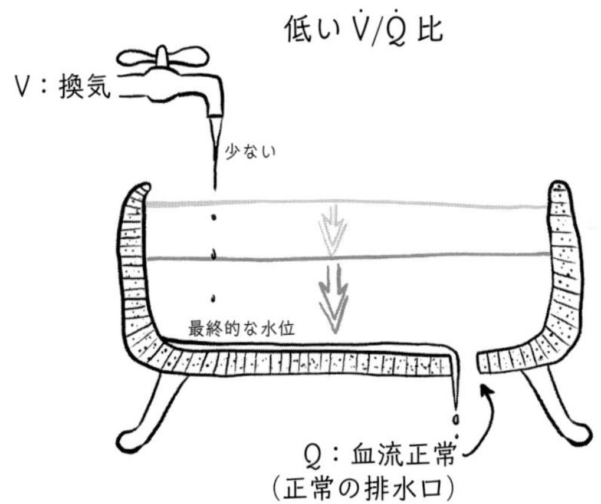

肺の一部で換気量が減る原因として，腫瘍，炎症，肺虚脱によって気流が阻害されることが挙げられます。

換気量が保たれていても，血流量がそれを上回ると $\dot{V}/\dot{Q}$ 比は低くなり，血液の酸素化は悪くなります。大事なのは**比率**なのです。

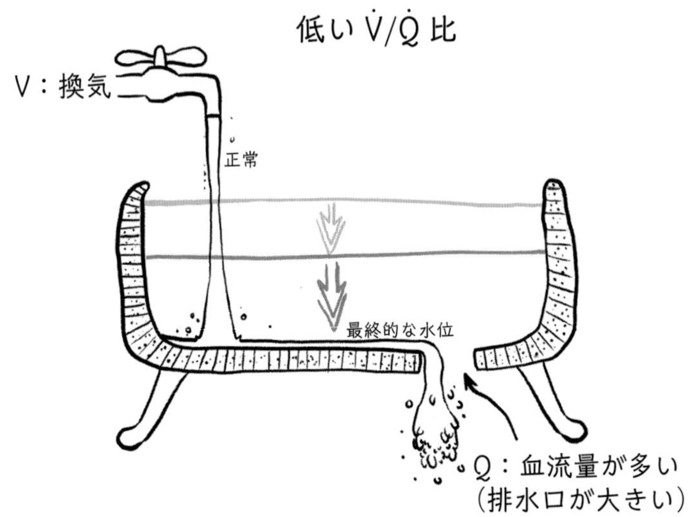

肺のある部分にまったく換気がなくなると，その部分の肺胞には酸素が入ってこなくなります。このような換気のない肺胞では，血液の酸素分圧は肺胞と平衡に達して，低酸素血症となります。これを**シャント**と呼びます。

シャントとは，$\dot{V}/\dot{Q}$ 比が極端に低くなった状態です。シャントには，肺内と肺外の２種類あります。**肺内シャント**とは，肺のある部分にまったく換気がなく，血流がある場合のことです。**肺外（心内）シャント**とは，肺の外で血液が肺を通らずに静脈から動脈へ流れることです。

肺外シャントの原因として多いのは，卵円孔開存（patent foramen ovale：PFO）です。PFO があると，右心（静脈）の血液が，肺を通らずに左心（動脈）へ流れます。処置によって右心圧が急に上がったり，肺高血圧症があったりして，右心圧が左心圧よりも高くなるとより流れやすくなります。

一方で，$\dot{V}/\dot{Q}$ 比が高い部分では，血流量に比して過剰な換気量があります。浴槽のたとえでいうと，溢れている状態です。蛇口からたくさん水が出てきても，浴槽の大きさを超えて水をためておくことはできません。血液が肺胞で酸素を受け取るのは酸素飽和度100％になるまでで，それ以上にはなりませんので，換気がいくら多くても無駄になってしまうのです。

$\dot{V}/\dot{Q}$ 比が高い部分では，血液の酸素飽和度は高くなります。このことはこの後で詳しく説明します。

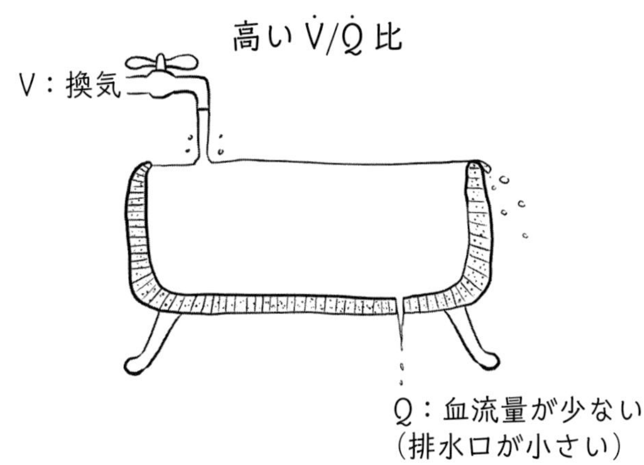

高い $\dot{V}/\dot{Q}$ 比

血流量に比して換気量の多い肺胞では，血液は十分に酸素化されます。

しかし，$\dot{V}/\dot{Q}$ 比の高い肺胞では，血液が受け取れる酸素の量がすぐに限界に達してしまいます。ヘモグロビンが飽和すると，血液はそれ以上酸素を運搬できません。酸素化については，ヘモグロビンが飽和する以上に換気があっても，無駄になるのです。

血流量が0で $\dot{V}/\dot{Q}$ 比が極端に高い状態を**死腔**と言います。死腔では換気はすべて無駄になってしまいます。

解剖学的死腔は気道に存在します。肺胞の（生理学的）死腔とは，$\dot{V}/\dot{Q}$ 比が非常に高い肺胞を指します。

死腔

肺には約3Lの空気が入っていて，そのほとんどはガス交換の場である細気管支と肺胞にあります。残りの空気は，ガス交換に関与しない気道にあります。1回の呼吸によって移動する空気の割合は小さく，量は約500mLです（これが1回換気量です）。

呼気で移動する空気はガス交換に関与する部分からも，気道からも来ます。息を吐くと，最初はガス交換を行わない気道から空気が出てきて，呼気を続けるにつれて，ガス交換に関与するさらに深い部分から空気が出てきます。

正常の呼吸では，呼気のほとんどは，ガス交換に関与する深い部分からの空気で，ガス交換に関与していない大気道からの空気はごく一部です。

死腔とは，空気は出入りするものの，ガス交換には関与しない部分のことです。死腔の一部は，ガス交換に関与しない大きな気道からなり，解剖学的死腔と呼びます。もう1つの死腔は，本来ガス交換を行うはずなのに，血流がないためにガス交換が行われていない肺胞のことです。肺胞の死腔は，疾患によって起こることもあれば，正常の生理学で起こることもあります。

私たちは，呼吸のたびに死腔を換気しますが，これにはエネルギーが必要です。死腔が多ければ多いほど，ガス交換を行うより深い部分に空気を送るため，より多くの空気を送らなければならなくなります。

死腔は $\dot{V}/\dot{Q}$ 比が極端に高くなった状態です。換気はあっても血流がないので，$\dot{V}/\dot{Q}$ 比は無限大になります。

部位による違い

私たちの肺は何億もの異なる肺胞から成ります。肺胞によって換気量と血流量が異なり，$\dot{V}/\dot{Q}$ 比が異なるので，酸素化した血液をどれほど肺静脈に送るかも異なります。

$\dot{V}/\dot{Q}$ 比が高い部分は低い部分を代償できない

肺のさまざまな部分を流れる血液の酸素飽和度を平均したのが，最終的な患者の酸素飽和度になります。これらの血液は混合して，肺静脈血となります。

$\dot{V}/\dot{Q}$ 比の高い部位は血液の酸素飽和度を 100% までしか上げられないので，$\dot{V}/\dot{Q}$ 比の低い部位を補うことは**できません**。何が起ころうと，酸素飽和度を 110% まで上げることはできないのです。そのため，$\dot{V}/\dot{Q}$ 比が高い部分が多くあっても，低い部分があれば低酸素血症になります。

低酸素性肺血管収縮

肺には $\dot{V}/\dot{Q}$ 比を改善するメカニズムがいくつかあります。**低酸素性肺血管収縮**（hypoxic pulmonary vasoconstriction：HPV）はその1つです。

ほかの血管とは異なり，肺血管は低酸素症に反応して血管収縮を起こします。その機序についてはいくつかの仮説があります。その1つとして，肺循環の中では一酸化窒素（NO）が産生されていて，常に血管拡張しているというものがあります。NO を産生する酵素には酸素が必要なので，肺のどこかで血流量に対して換気量が減って低酸素になると，その部分で産生される NO は減少します。すると，その部分の血管は拡張しなくなるので，収縮して血流量が減少します。換気量が少ない部分の血流量を減らすことで，**$\dot{V}/\dot{Q}$ ミスマッチ**を改善するのに役立ちます。

肺血管は高二酸化炭素血症やアシドーシスによっても収縮します。このような反応もまた，$\dot{V}/\dot{Q}$ ミスマッチの改善に一役買っていると思われます[4)]。

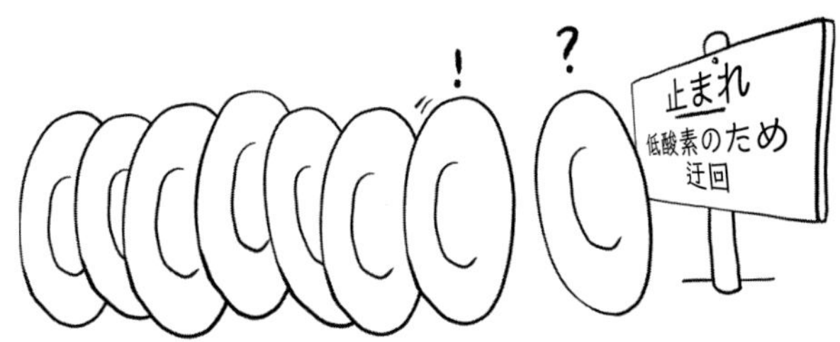

さまざまな刺激に対する血管収縮には，臨床的な意味があります。一般に使用されている薬物（例：ジルチアゼム）の中にも，血管拡張作用があり，

$\dot{V}/\dot{Q}$ 比を悪化させるものがあります。低酸素血症を改善するために酸素を投与すると，低酸素性肺血管収縮が緩和されて二酸化炭素交換が悪化するため，$\dot{V}/\dot{Q}$ ミスマッチが悪化します。右心不全の治療では，肺血管収縮に注意する必要があります〔Chapter 7 の「ARDS と右心不全」の項（p.271）を参照〕。

二酸化炭素のガス交換

二酸化炭素のガス交換は酸素と似ていますが，いくつか重要な違いがあります。

●$\dot{V}/\dot{Q}$ 比

酸素のガス交換同様に，二酸化炭素排出も $\dot{V}/\dot{Q}$ 比に影響されます。概念は酸素と同じですが，ガス交換の向きが反対です。

酸素の場合とは異なり，肺にどれだけの二酸化炭素が運ばれてくるかは血流量によって決まり，どれだけの二酸化炭素が排出されるかは換気量によって決まります。すでに述べたように，この過程は動的です。肺胞の中の二酸化炭素分圧は運ばれてくる二酸化炭素と排出される二酸化炭素の比で決まり，この二酸化炭素分圧によって肺胞から出ていく血液にどれだけの二酸化炭素が含まれるかが決まります。

低酸素血症について説明したときと同じたとえを用いて，二酸化炭素交換も説明できます。浴槽を想像してください。しかし，今回は，蛇口から血流によって二酸化炭素が注ぎ込まれていて，換気によって排水口から二酸化炭素が出ていきます。浴槽の水深を適切に保つためには，血流量と換気量が一致している必要があります。

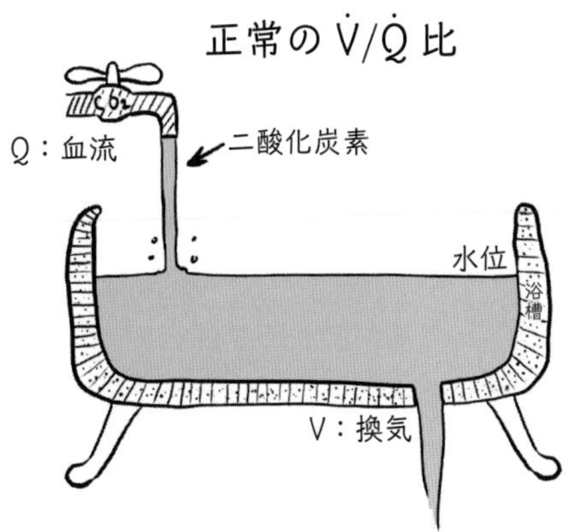

低い $\dot{V}/\dot{Q}$ 比

血流量に比して換気量の少ない（$\dot{V}/\dot{Q}$ 比が低い）肺胞では，二酸化炭素分圧が上昇します。

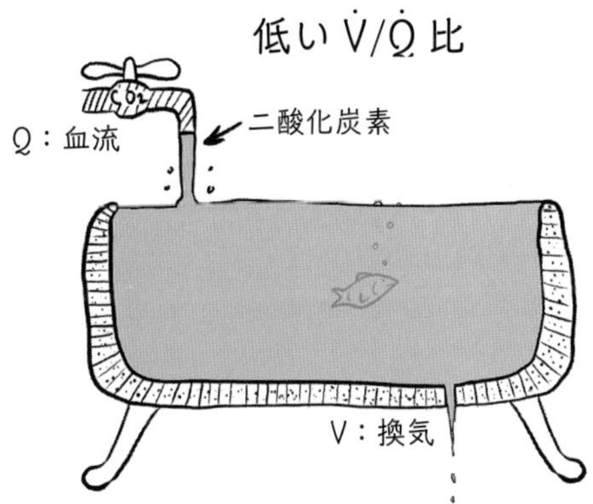

肺胞を流れる血液と，肺胞内の気体は平衡に達します。$\dot{V}/\dot{Q}$ 比の低い肺胞を流れる血液は，少しだけ二酸化炭素を除去すれば，肺胞内の気体と平衡に達することになります。血液中の二酸化炭素と肺胞内の気体が平衡に達すると，濃度勾配がなくなるので，それ以上のガス交換は起こりません。血流量に比して換気量が少ない肺胞を流れる血液からは，それほど二酸化炭素が除

去されないことになります。

高い $\dot{V}/\dot{Q}$ 比

血流量に比して換気量が多い肺胞では，二酸化炭素分圧が大気と近くなります。

酸素化と異なり，$\dot{V}/\dot{Q}$ 比の高い肺胞では除去できる二酸化炭素の限界になかなか達しません。換気量が多ければ，肺胞内の二酸化炭素分圧は大気に近くなるので，濃度勾配が保たれて，血液から二酸化炭素が排出されます。

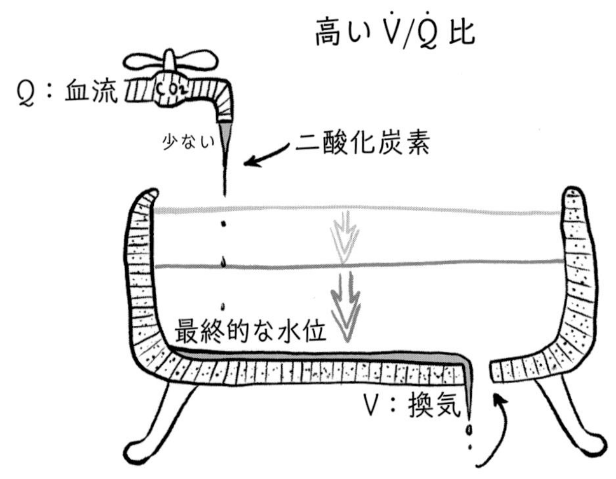

$\dot{V}/\dot{Q}$ 比が高い部分は低い部分を代償できる

二酸化炭素に関しては，$\dot{V}/\dot{Q}$ 比の高い部分が低い部分を補うことが**できます**。$\dot{V}/\dot{Q}$ 比が低い部分を流れる血液の二酸化炭素分圧は高くなるので，肺静脈血の二酸化炭素分圧は高くなります。しかし，$\dot{V}/\dot{Q}$ 比が高い部分が効率的に二酸化炭素を排出することができます。

$\dot{V}/\dot{Q}$ 比が高い部分が低い部分を補うことができるので，$\dot{V}/\dot{Q}$ ミスマッチでは $PaCO_2$ は変化しにくいのです。そのため，肺に疾患があっても，$\dot{V}/\dot{Q}$ 比が正常あるいは高い部分があれば，低酸素血症にはなっても高二酸化炭素血症にはなりにくいのです。

拡散

二酸化炭素は酸素と同じ経路で血液から肺胞へと拡散しますが（逆方向ではありますが），酸素よりも 20 倍も水に溶けやすいので，拡散障害は $PaCO_2$ にそれほど影響しません。拡散障害があれば，高二酸化炭素血症になるよりかなり前に低酸素血症になります。

これで構造と機能の章はおしまいです。次の章ではこの章で学んだことをもとにさらに話を進めます。それでは，一旦休憩にしましょう。

推薦図書

West, John Burnard. *Respiratory Physiology: The Essentials*. 7th edition. Lippincott Williams & Wilkins, 2005.
（訳注：原書第 10 版の邦訳に，桑平一郎訳. ウエスト呼吸生理学入門：正常肺編. 第 2 版. 東京：メディカル・サイエンス・インターナショナル，2017. がある）

問　題

1. 小気道と大気道の違いは径の大きさだけである。

A）正しい

B）誤り

2. 息を吐くとき，小気道はどのようになるか？

A）ピシャッと閉まる

B）パチパチ音を立てる

C）ポンと弾ける

D）縮む

3. 肺と胸壁をくっつけるのは？

A）粘性の高い胸水

B）陰圧

C）Kohn 孔と呼ばれる小さな穴

D）幸運

4. 大気圧と比べて胸腔内圧は

A）高い

B）低い

C）同じ

5. 重度の肥満になると，FRC は

A）大きくなる

B）小さくなる

C）変わらない

6. アスベストの入ったブランドものの鍋つかみを使っていたせいで，肺線維症になった。そのときの FRC は

A）大きくなる

B）小さくなる

C）変わらない

7. カッコよく見せてモテるために，タバコを吸っていたら，重度の肺気腫になってしまった。そのとき FRC は

A）大きくなる

C）変わらない

B）小さくなる　　D）もっとカッコよくなる

8. 休暇でジャングルの村を訪れたところ，怒ったウェイターにクラーレの付いた吹き矢で刺された。低酸素血症になるまでの時間は何で決まるか？
A）FRC　　C）天候
B）最後に食べたもの　　D）A～Cのすべて

9. 肺胞の毛細血管にある血液は，酸素飽和度が100%になるまで酸素を受け取り続ける。
A）正しい
B）誤り

10. 低い $\dot{V}/\dot{Q}$ 比による低酸素血症があっても，$\dot{V}/\dot{Q}$ 比が高い部分があれば低酸素血症を代償できる。
A）正しい
B）誤り

11. 低い $\dot{V}/\dot{Q}$ 比による高二酸化炭素血症があっても，$\dot{V}/\dot{Q}$ 比が高い部分があれば高二酸化炭素血症を代償できる。
A）正しい
B）誤り

12. 激しい運動をしているとき，赤血球が肺胞の毛細血管を通過する時間が短縮して，低酸素血症が悪化する原因は？
A）$\dot{V}/\dot{Q}$ ミスマッチ
B）拡散障害
C）どちらでもない。酸素化は赤血球の速度に無関係

13. 低酸素性肺血管収縮の作用は強いため，打ち消すことはできない。
A）正しい　　B）誤り

14. 血管拡張薬によって低酸素血症が悪化する原因は？

A）肺の低酸素性肺血管収縮を阻害するため

B）高二酸化炭素血症を起こすため

C）拡散能を障害するため

D）A～Cのすべて

15. $\dot{V}/\dot{Q}$ 比が低くても $PaCO_2$ が上昇しにくいのは，二酸化炭素が脂肪に溶けやすく効率的に除去されるからである。

A）正しい

B）誤り

16. auto-PEEPとは？

A）人工呼吸器の新しいモード

B）前立腺の問題を解決する方法

C）呼気に時間がかかるために，決まった時間で息を吐ききれなくて起こるもの

解　答

1. 小気道と大気道の違いは径の大きさだけである。

答え：B）誤り

小気道は大気道と径が異なるだけでなく，構造も違う。小気道には支持組織が少なく，周囲の組織が引っ張ることで開く。

2. 息を吐くとき，小気道はどのようになるか？

答え：D）縮む

肺が縮むにつれて周囲の組織は弛緩するので，小気道は支えを失い縮む。

3. 肺と胸壁をくっつけるのは？

答え：B）陰圧

肺と胸壁は胸腔内の陰圧によってくっついている。空気のように拡張するものが胸

腔内になければ，大気圧によって圧迫されるため肺と胸壁は離れない。

4. 大気圧と比べて胸腔内圧は

答え：B）低い

胸腔内圧は大気圧よりも低い（陰圧）。胸壁と肺は離れようとするが，間にある胸水は容積が増えないので，空気が胸腔内になければ陰圧になる。

5. 重度の肥満になると，FRC は

答え：B）小さくなる

重度の肥満では，胸壁周囲と腹部にある重い組織が胸壁と横隔膜を押すことになる。FRC は胸壁が広がろうとする力と，肺が縮もうとする力のバランスで決まるので，このように外から力がかかると小さくなる。

6. アスベストの入ったブランドものの鍋つかみを使っていたせいで，肺線維症になった。そのときの FRC は

答え：B）小さくなる

肺線維症では肺組織の瘢痕化が起こり，肺は収縮する。収縮した肺が胸壁を引っ張るので，FRC は小さくなる。

7. カッコよく見せてモテるために，タバコを吸っていたら，重度の肺気腫になってしまった。そのとき FRC は

答え：A）大きくなる

空気のとらえ込みと肺結合組織の破壊のために，肺気腫では FRC は大きくなる。

8. 休暇でジャングルの村を訪れたところ，怒ったウェイターにクラーレの付いた吹き矢で刺された。低酸素血症になるまでの時間は何で決まるか？

答え：A）FRC

どれだけ酸素の蓄えがあるかは FRC で決まる。FRC が小さければ小さいほど，低酸素血症になるまでの時間は短くなる。

9. 肺胞の毛細血管にある血液は，酸素飽和度が100％になるまで酸素を受け取り続ける。

答え：B）誤り

血液は平衡に達するまで酸素を受け取る。平衡に達する酸素飽和度は肺胞の酸素分圧で決まる。一旦平衡に達すると，時間が経ってもそれ以上には酸素飽和度は上昇しない。

10. 低い $\dot{V}/\dot{Q}$ 比による低酸素血症があっても，$\dot{V}/\dot{Q}$ 比が高い部分があれば低酸素血症を代償できる。

答え：B）誤り

$\dot{V}/\dot{Q}$ 比の高い部分は低い部分を代償できない。血液の酸素飽和度は最高でも100％なので，$\dot{V}/\dot{Q}$ 比の高い部分からの正常に酸素化された血液は，肺静脈に流れてくる低酸素の血液を代償することはできない。

11. 低い $\dot{V}/\dot{Q}$ 比による高二酸化炭素血症があっても，$\dot{V}/\dot{Q}$ 比が高い部分があれば高二酸化炭素血症を代償できる。

答え：A）正しい

低酸素血症の場合とは異なり，$\dot{V}/\dot{Q}$ 比の高い部分は高二酸化炭素血症を代償することができる。詳細は本文を参照。簡単に説明すると，二酸化炭素交換の仕組みによって，$\dot{V}/\dot{Q}$ 比が高い部分では肺胞からの二酸化炭素排出が増加する。

12. 激しい運動をしているとき，赤血球が肺胞の毛細血管を通過する時間が短縮して，低酸素血症が悪化する原因は？

答え：B）拡散障害

拡散障害が起こるような疾患では，酸素が平衡に達するのに要する時間が延びるため，赤血球が毛細血管を通過する速度がより重要になる。赤血球が毛細血管を通り過ぎるのが速すぎると，酸素分圧が平衡に達する前に通過することになる。

13. 低酸素性肺血管収縮の作用は強いため，打ち消すことはできない。

答え：B）誤り

肺血管には筋肉があまりないので，低酸素性肺血管収縮はそれほど強い力ではなく，体位や薬剤などによって打ち消すことができる。

14. 血管拡張薬によって低酸素血症が悪化する原因は？

答え：A）肺の低酸素性肺血管収縮を阻害するため

カルシウム拮抗薬のような血管拡張薬によって低酸素血症が悪化することがある。これは，カルシウム拮抗薬が低酸素性肺血管収縮に干渉し $\dot{V}/\dot{Q}$ ミスマッチから自らを守るという肺の仕組みを打ち消すためである。

15. $\dot{V}/\dot{Q}$ 比が低くても $PaCO_2$ が上昇しにくいのは，二酸化炭素が脂肪に溶けやすく効率的に除去されるからである。

答え：B）誤り

二酸化炭素は脂溶性なので，細胞壁を容易に通過して拡散しやすい。しかし，$\dot{V}/\dot{Q}$ 比が低くても $PaCO_2$ が上昇しにくい理由は，$\dot{V}/\dot{Q}$ 比が高い部分が低い部分を代償するためである。

16. auto-PEEP とは？

答え：C）呼気に時間がかかるために，決まった時間で息を吐ききれなくて起こるもの

呼気に時間がかかるために息を吐ききれなければ，患者はそこからさらに息を吸うことになる。このために，胸腔内に空気がたまり auto-PEEP を起こす。

Chapter 2 呼吸不全

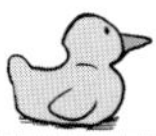

この章では，呼吸不全がどのように起こるのかを解説します。呼吸不全とは何かから始め，さまざまな疾患における低酸素血症の仕組みについて説明します。最後に，高二酸化炭素性呼吸不全が，低酸素性呼吸不全とそれほど違わない理由を話します。

この章を読めば，どのように呼吸不全が起こるのかよく理解でき，この後の章で呼吸不全をどのように治療すればよいか理解できるようになります。

呼吸不全

呼吸不全について説明する前に「不全（failure）」という単語の使い方を確認しておきましょう。臓器不全の定義は曖昧です。どうなると臓器不全なのでしょうか？　ここでは臓器不全を「必要とされる仕事を臓器が行えない状態」と定義することにします。

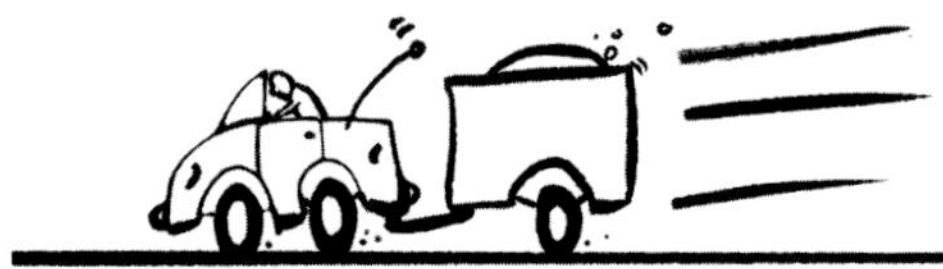

臓器の機能とは，トレーラーを牽引するトラックのようなものです。ここでは，トラックは荷物を積んだトレーラーを引っ張っています。荷物を積んだトレーラーを引っ張れない場合，トラックは「不全」の状態にあるといえます。トラック自体は比較的正常であっても，トレーラーに積んだ荷物が重

すぎれば引っ張れません。トラックが弱っていても，トレーラーが空であれば，引っ張ることができます。

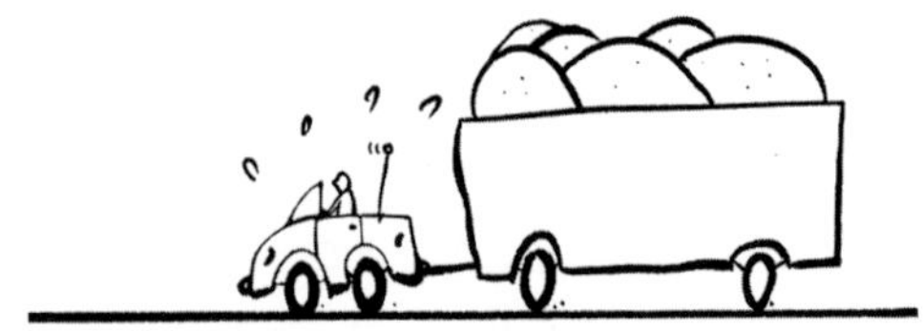

同じように，どの臓器でも臓器不全とは「そのときに必要とされる仕事を臓器が行えない状態」と定義することができます。心不全とは，必要な心拍出量を維持できず, 前負荷によって肺が水浸しになることです。腎不全とは，必要なだけ溶質や電解質を排泄できないことです。呼吸不全とは，呼吸器系が十分に酸素化や換気を行えないことです。

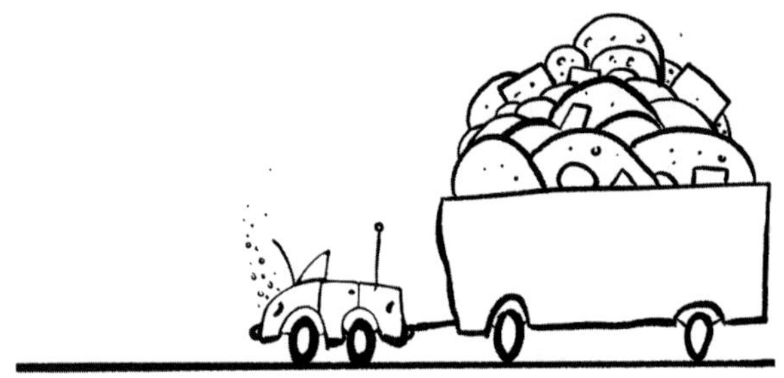

呼吸不全は，**低酸素性呼吸不全**と**高二酸化炭素性呼吸不全**の 2 つに分類されます。

低酸素性呼吸不全

低酸素性呼吸不全とは，呼吸器系が動脈血の酸素飽和度を十分に維持できないことです。

呼吸器系は，通常，酸素需要が大幅に増えても耐えられます。労作時に心拍出量は安静時の10倍にも増えます。酸素化しなければならない血液がこのように大幅に増えても，呼吸器系は動脈血の酸素飽和度を正常に保つことができます。

身体は低酸素血症にあまり耐えられないので，それを防ぐために代償機構を発達させてきました。低酸素性呼吸不全は，このような代償機構が破綻したときに起こります。

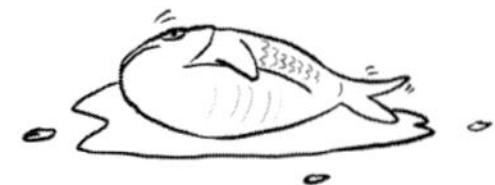

低酸素性呼吸不全の原因としては，換気血流比（$\dot{V}/\dot{Q}$）ミスマッチが最も多いですが，ときに拡散障害によって起こることもあります。

拡散障害による低酸素性呼吸不全

拡散障害が低酸素血症の原因になることは稀です。これは，血液の通過速度が速くなりすぎて酸素化できなくなる前に，心血管系が限界に達するためです。

拡散障害が起こりやすくなる疾患はあります。肺胞膜を障害して拡散を遅くするような疾患や，肺血管のリクルートメントを制限する疾患では，拡散障害から低酸素血症になりやすくなります。

肺胞膜を障害する疾患は数多くあります。間質性肺疾患のなかには，肺胞膜の肥厚や瘢痕形成を引き起こすものがあります。肺胞を充満させるような疾患も拡散を障害します。

肺動脈性肺高血圧症のように肺血管の予備能を低下させる疾患があると，肺血管をリクルートする能力が低下します。より多くの血液を限られた数の肺血管に送り込むため，まずは心拍出量が増える場合に血液の通過時間が短くなります。このような疾患が進行すると，さらに多くの血管が失われるため，やがて安静時でも血液の通過時間が短縮することになります。

これらの疾患では $\dot{V}/\dot{Q}$ ミスマッチも同時に起こるため，低酸素血症のどれくらいが拡散障害によるものなのか知るのは困難です[1]。

$\dot{V}/\dot{Q}$ ミスマッチとシャントによる低酸素性呼吸不全

すでに説明したように，重度の低酸素血症の原因が拡散障害であることは稀で，主な原因は **$\dot{V}/\dot{Q}$ ミスマッチ**と**シャント**です。

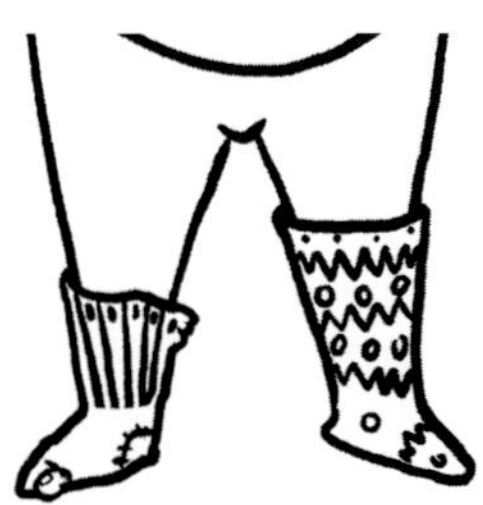

$\dot{V}/\dot{Q}$ 比と低酸素性肺血管収縮（hypoxic pulmonary vasoconstriction：HPV）の概念については Chapter 1 の「換気血流比（$\dot{V}/\dot{Q}$ 比）」（p.27），「低酸素性肺血管収縮」（p.33）の項で詳しく説明しました。まだ読んでいないのであれば，まずはそちらを読むようにしてください。

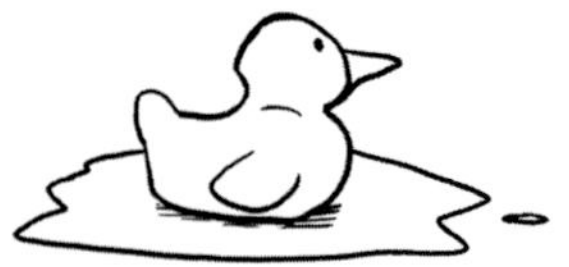

すでに読んだ方は，肺胞にどれだけ酸素があるかは，大気道から入ってくる酸素と，小気道から血流によって出ていく酸素の比によって決まるという基本概念を覚えておいてください。シャントは $\dot{V}/\dot{Q}$ ミスマッチの極端な形で，血液が肺を通らないか，換気のない肺を通ることで起こります。

疾患ごとの低酸素血症の仕組み

肺疾患は，さまざまな機序によって $\dot{V}/\dot{Q}$ ミスマッチやシャントを引き起こします。疾患の例を挙げて，どのような機序によって低酸素血症になるのかを説明するのが最もわかりやすいと思います。

肺に $\dot{V}/\dot{Q}$ 比が高い部分と低い部分がどれほどあるのか調べるには？

多種不活性ガス洗い出し法（multiple inert gas elimination technique：MIGET）によって，$\dot{V}/\dot{Q}$ 比の異なる部分がそれぞれどれくらいあるのか調べることができます。この検査は，それぞれの気体の血液への溶けやすさが異なるために，さまざまな $\dot{V}/\dot{Q}$ 比の部分からの排出が異なることを利用しています。

以前に筆者が作った $\dot{V}/\dot{Q}$ シミュレーターのサイトが面白い（と思います）ので，紹介します。シミュレーターを用いて，MIGET からわかるような $\dot{V}/\dot{Q}$ 比の分布が見られます。
https://kefernainy.github.io/vqsimulator/

●迂回する血流：肺塞栓症

肺塞栓症は，集中治療室（ICU）に入室する低酸素血症の原因として多く見られます。肺塞栓症は，肺動脈に流れてきた血栓が血管を閉塞させて起こります。

閉塞した肺動脈が血液を送っていた部分には，血液が供給されなくなります。肺のこの部分には換気はあっても血流がないために，ガス交換に関与しなくなって**死腔**となります（死腔については後で詳しく説明します）。

血栓が詰まった部分をくぐり抜けて，血流が途絶した部分の肺に流れる血液が少しあったとしたら，その血液は100％酸素化されます。$\dot{V}/\dot{Q}$ 比が高い部分を通ることになるからです。

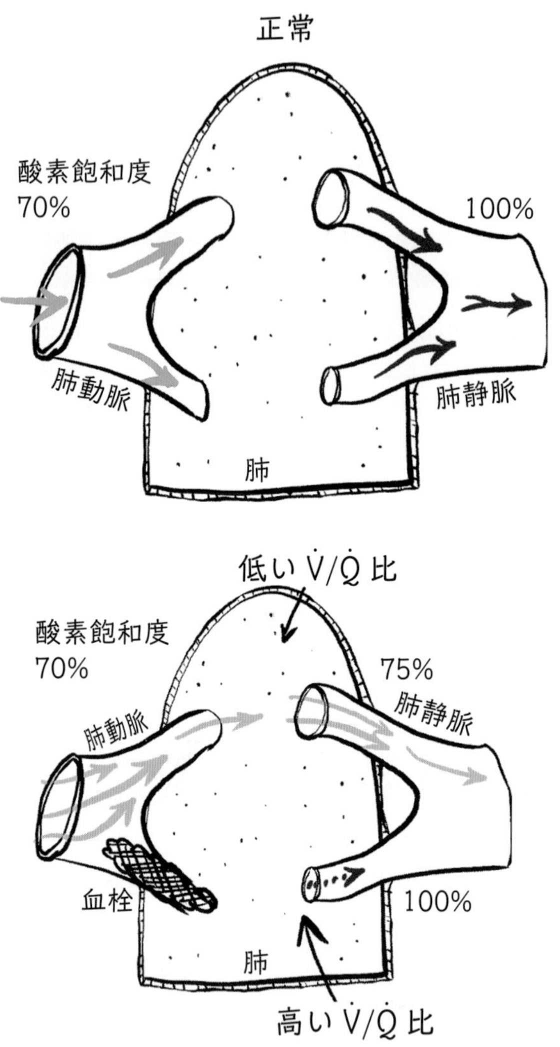

肺塞栓症で低酸素血症になるのはなぜでしょうか？　心拍出量のうち，閉塞した血管から迂回した血液は，ほかの開いている肺血管を流れます。このような血管が通る部分では，血流量が多くなりすぎるために，V̇/Q̇ 比が低下して低酸素血症になります。

$\dot{V}/\dot{Q}$ 比の低い部分を流れる血液があるために，酸素飽和度は低下します。

つまり，一般に考えられているのとは異なり，血栓で詰まった部分の肺が低酸素血症の原因になるのではなく，血栓のない部分が低酸素血症の原因なのです。

肺塞栓症によって $\dot{V}/\dot{Q}$ ミスマッチが起こる機序はほかにもあります。血栓によって誘発された炎症性物質が血管に作動し，加えて気管支痙攣も起こすことで，その部分の肺の血流量と換気量を低下させるのです。

●シャントと $\dot{V}/\dot{Q}$ ミスマッチ：肺炎・ARDS

肺炎や急性呼吸窮迫症候群（acute respiratory distress syndrome：ARDS）では肺傷害が起こり，肺胞が膿や残骸で埋まります。このような肺胞はガス交換にまったく関与できなくなるので，$\dot{V}/\dot{Q}$ 比が 0 の状態，すなわち，シャントになります。

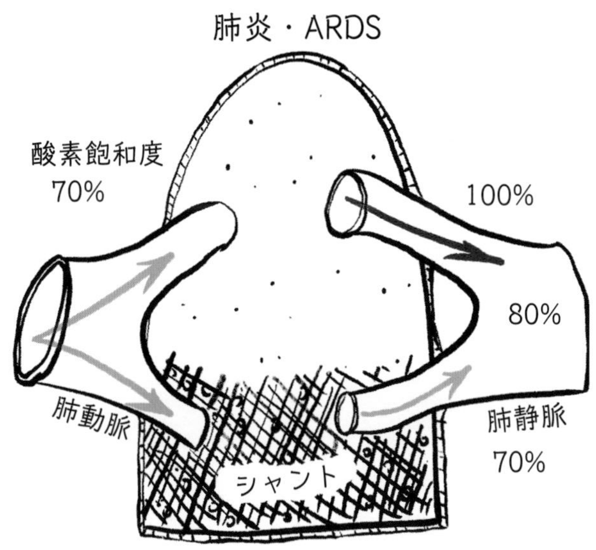

シャントの部分を流れる血液は低酸素です。肺でまったく酸素を受け取れ

ないので，酸素飽和度は肺動脈血と同じになります。

低酸素性肺血管収縮が起こって，シャントの部分や換気の悪い部分の血流が減少すれば，低酸素血症は改善します。

しかし，低酸素性肺血管収縮が常に起こるとは限りません。肺炎による炎症が強いときには起こりません[2)]。さらにARDSによって広範囲の肺傷害がある場合には，肺に血液を迂回させる健康な部分がないために，低酸素性肺血管収縮に効果がないことがあります。

肺炎を治療すれば炎症が治まり，低酸素性肺血管収縮が起こりやすくなります。肺炎の場合に，画像所見より先に低酸素血症が改善するのはこのためです。

●喘息と慢性閉塞性肺疾患（COPD）

閉塞性肺疾患は高二酸化炭素性呼吸不全を起こします。低酸素血症も同時に起こり，ときには重度の場合もあります。閉塞性肺疾患での低酸素血症は，主に $\dot{V}/\dot{Q}$ ミスマッチによるものです[3)]。

喘息や慢性閉塞性肺疾患（chronic obstructive pulmonary disease：COPD）のような閉塞性肺疾患では，小気道の炎症によって呼気での気道閉塞が起こり，換気量が減少します。

肺の閉塞のある部分では，換気量低下と同じ程度に血流量が減らなければ，$\dot{V}/\dot{Q}$ 比が低下して低酸素血症になります。これが，閉塞性肺疾患で低酸素血症になる機序です。

換気不全

高二酸化炭素性呼吸不全

高二酸化炭素性呼吸不全は**換気不全**と呼ばれていて「ガス交換に必要な換気がない状態」と定義されます。

高二酸化炭素性呼吸不全，すなわち，換気不全があると，動脈血二酸化炭素分圧（$PaCO_2$）が上昇します。換気量の低下は酸素にも二酸化炭素にも影響を与えるのに，なぜ換気不全を高二酸化炭素性呼吸不全として分類するのでしょうか？　換気不全があれば，$PaCO_2$ 上昇と PaO_2 低下の両方が起こるのではないでしょうか？　その通りです。

換気不全の副作用として，高二酸化炭素血症が最もよく知られているのには２つの理由があります。第一に，$\dot{V}/\dot{Q}$ ミスマッチでは，肺に換気を十分に行える部分がある場合は，$PaCO_2$ は変化しにくいことが挙げられます〔Chapter 1 の「$\dot{V}/\dot{Q}$ 比が高い部分は低い部分を代償できる」の項（p.36）を参照〕。２つ目に，換気不全による低酸素血症は酸素投与で容易に補正できますが，高二酸化炭素血症にはそのような簡単な治療法がないことが挙げられます。この２つの理由から，換気不全の最も顕著な臨床的影響は $PaCO_2$ 上昇であり，唯一の治療法は換気の改善なのです。このため「高二酸化炭素性呼吸不全」と「換気不全」を同義として扱います。

換気は二酸化炭素排出に特異的に影響するので，高二酸化炭素性呼吸不全とは「産生された二酸化炭素に見合うだけの換気がない状態」と定義されます。言い換えると「二酸化炭素の産生と排出のバランスが取れていない状態」です。

それでは，二酸化炭素の産生と排出の両方を見ていきましょう。

二酸化炭素産生量

二酸化炭素は代謝によって産生されます。二酸化炭素は血流によって肺へ運搬されて，そこで肺胞へ放出され，呼気によって排出されます。

二酸化炭素産生量は，代謝率と食生活によって決まります。激しい運動をしたり，発熱したりすると，二酸化炭素産生量は著しく増えます。また，炭水化物の多い食事も二酸化炭素産生量を増やします。

さらに，悪性高熱，高体温，中毒や離脱症状による興奮といった病的な状態でも，非常に多くの二酸化炭素が産生されます。

二酸化炭素排出量

二酸化炭素産生量が増えるだけで高二酸化炭素血症が起こることは稀です。代謝が増えて二酸化炭素産生量が増加しても，容易に処理されるからです。そのため換気不全の原因は通常，二酸化炭素排出量の減少です。

産生された二酸化炭素は排出されなければ蓄積していきます。二酸化炭素排出には，血液と肺胞との二酸化炭素濃度勾配と，十分な換気量が必要なのです。

●分時換気量を決める要因

$PaCO_2$ によって，呼吸制御システムは分時換気量を調節します。

換気不全が起こるのは，呼吸制御システムが分時換気量を適切に調節できていないか，呼吸制御システムが調節しようとしても患者が応じられない場合です。すなわち，呼吸ドライブが十分でないか，分時換気量を増やせないか，どちらかの原因があります。

次に，この 2 つの要因を説明します。

呼吸制御システムの不全

不十分な呼吸ドライブ

換気不全の原因の 1 つに不十分な**呼吸ドライブ**があります。通常，呼吸ドライブは，強く，素早く，また容赦ない刺激です（長時間息止めをしようとしたことのある人ならわかるでしょう）。$PaCO_2$ が上昇すると，脳幹は呼吸を最優先事項にしてしまうのです。

$PaCO_2$ が上昇しても呼吸ドライブが増えないのには理由があります。

薬物による呼吸中枢の抑制がその 1 つです。麻薬系薬物とベンゾジアゼピン系薬物が原因として特に多く見られます。

中枢神経系の重度の疾患もまた，呼吸ドライブを低下させます。頭蓋内圧上昇や脳灌流減少があると，呼吸ドライブが適切に調節されなくなることがあります。

アルカローシスは呼吸ドライブを低下させます。浅いところで溺水するのは，水に潜る前に意図的に過換気することで呼吸性アルカローシスになり，水の中で低酸素血症になって意識を失うためです。アルカローシスのために呼吸ドライブが低下して，低酸素血症のために意識を失うのです。もう1つの例は，癇癪を起こした子どもが過換気となり，息を止めて意識を失う場合です。

呼吸ドライブ低下の原因

- 薬物：鎮静薬，麻薬系薬物
- 脳血管障害
- 中枢神経腫瘍
- アルカローシス

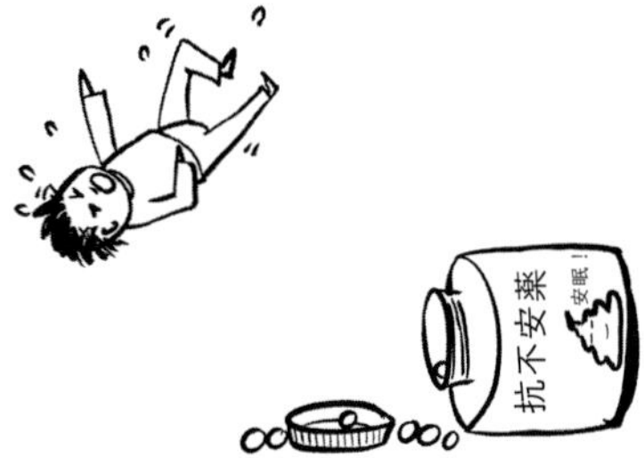

分時換気量を増やせない原因

必要なときに分時換気量を増やせるかどうかは，呼吸系ポンプが必要な仕事をできるかどうかにかかっています。必要な仕事をこなせるかどうかは，二酸化炭素排出の効率と，身体的な要因にかかっています。

二酸化炭素排出効率

二酸化炭素を排出するために必要な分時換気量は，死腔換気量と $\dot{V}/\dot{Q}$ ミスマッチによって変わります。

1 回の呼吸での二酸化炭素排出量：死腔を再度考える

死腔にある空気はガス交換に関与しません。1 回の呼吸において，解剖学的死腔と肺胞の死腔は，ガス交換に関与していないのです。

死腔も換気する（空気を出し入れする）必要はありますが，その換気は無駄になってしまいます。肺胞から二酸化炭素を除去するのには役に立たないのです。死腔が大きければ大きいほど，同じ量の二酸化炭素を排出するのに必要な換気量は増えることになります。死腔は，二酸化炭素排出に貢献することなく，換気の負荷を増やします。

仮に，死腔がない状態で分時換気量が 5L/分だったとすると，1L/分の死腔換気を補うためには，分時換気量が 6L/分必要になります（呼吸数が 20 回/分ならば，一呼吸当たりではわずか 50mL 余分に呼吸する計算です）。

●死腔率は呼吸の大きさによって変わる

解剖学的死腔が 100mL だったとしましょう。200mL の浅い呼吸をしていれば，50％が死腔になります。呼気の半分は気道からのもので，わずか 100mL がさらに深いところから来ることになります。一方，500mL の大きい呼吸をすれば，死腔は 20％しかなく，400mL がガス交換に参加することになります。

この例が示すように，分時換気量が同じく 5L/分であっても，深い呼吸をしているときと比べて，浅い呼吸をしているときには排出する二酸化炭素がかなり少なくなることがわかります。そのため，死腔の割合が増えると，同じ量の二酸化炭素を排出するのに，より多くの分時換気量が必要となります。

死腔とストロー

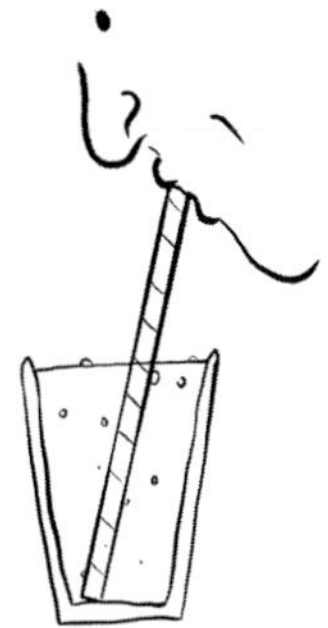

呼吸は, ストローで飲み物を飲むのにたとえることができます。飲み物を飲むには, ストローの中の空気をまず吸い上げて, さらに飲み物が口に入るまで吸わなければなりません。吸い上げた飲み物が, 呼吸器系でいうところの, ガス交換に関与した深い部分からの空気に相当します。ストローの中から吸い上げた空気は死腔からの空気に相当し, ガス交換には関与していません。

死腔が増えるというのは, 非常に長いストローから飲み物を飲むようなものです。同じ量の飲み物が口に入るまでに, より多くの空気を吸い上げなければなりません。

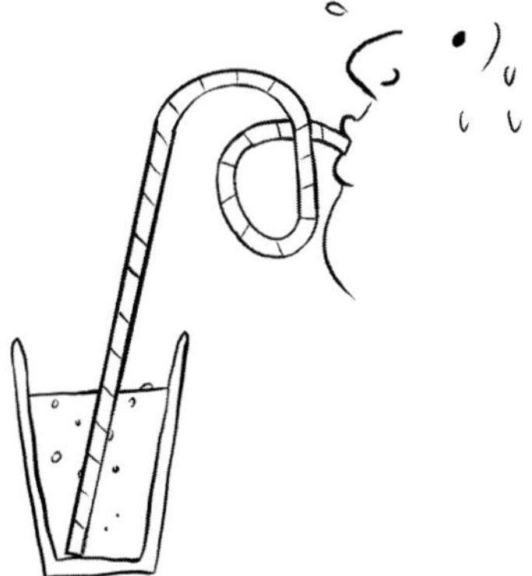

このように, 死腔が増えると呼吸の効率が低下します。ストローが長すぎると, 飲み物を飲むだけでも疲れてしまいます。

●$\dot{V}/\dot{Q}$ ミスマッチでの二酸化炭素排出

$\dot{V}/\dot{Q}$ ミスマッチがあると，二酸化炭素排出の効率が悪くなります。酸素化を悪化させるのと同様に，二酸化炭素排出を低下させるのです。しかし，$\dot{V}/\dot{Q}$ 比の高い部分が低い部分を補うことができるため，高二酸化炭素血症の原因としてはさほど重要ではありません。

肺には $\dot{V}/\dot{Q}$ 比の高いところと低いところが混在しています。$\dot{V}/\dot{Q}$ ミスマッチによる高二酸化炭素血症があったとしても，$\dot{V}/\dot{Q}$ 比の高い部分がより多くの二酸化炭素を排出できるので，分時換気量を増やすことで改善できます。$\dot{V}/\dot{Q}$ 比の高い部分がないか，またはその数が限られているときに，高二酸化炭素血症が起こります。

$\dot{V}/\dot{Q}$ 比の低い部分を補うだけの $\dot{V}/\dot{Q}$ 比が高い部分がない場合の例として，麻薬の過量摂取が挙げられます。呼吸数が非常に少なくなるため，すべての部分が低換気になるのです。ほかの例として，重度の閉塞性肺疾患（例：肺気腫）があります。分時換気量がすでに限界に達しているため，それ以上に増やせないのです。

$\dot{V}/\dot{Q}$ 比の低い部分がどれくらいあるかによって，産生した二酸化炭素を排出するのにどれくらいの分時換気量が必要か決まります。$\dot{V}/\dot{Q}$ 比の低い部分が多いほど，換気量はより多く必要になります。

身体的な制限

呼吸に必要な仕事を行えないときにも換気不全になります。これは基本的に「**ポンプ**」の障害です。「ポンプ」とは，肺に空気を出し入れするために圧較差を発生させる器官のすべてを指します。

胸壁と肺は通常，呼吸仕事量を最小限にするようにできています。サーファクタントによって肺胞の表面張力が低下するので，正常な肺はゴム風船の10 倍もコンプライアンスがよいのです（『ウエスト呼吸生理学入門』参照）。総断面積が大きいため，細気管支は空気が通りやすく，抵抗は最小限です。横隔膜は力学的に有利な位置になっています。

次のような状況では，呼吸のための仕事が制限されたり，妨げられたりします。

●閉塞

閉塞とは気流を制限するものすべてを含みます。吸気が制限されるもの，呼気が制限されるもの，さらに悪い場合として，両方とも制限されるものがあります。

閉塞によって，肺に入ってくる空気の流れだけが妨げられる場合には，**吸気のみ**の気流制限となります。このような閉塞は弁のようになっていて，**胸腔外**にあることが多いです。例として，可動性のある腫瘍や，胸腔外の軟化した気管が吸気にのみ内腔を閉塞する場合があります。

一方で，**吸気と呼気の両方**で空気の流れを妨げる閉塞もあります。これは閉塞が重度であるか（数ミリしか開いていない），呼吸周期によってほとんど変化しない（空気の流れで狭まったり広がったりしない）場合です。どちらの向きに空気が流れているにせよ，このような閉塞によって抵抗は著しく上昇します。このような閉塞の例として，気管の瘢痕狭窄，腫瘍，気管チューブの閉塞があります。

一方，**呼気時**の閉塞は，胸腔内圧が大気圧に対して陽圧になるときに起こります。**胸腔内**の気管に異常があり，支持構造が脆弱で可変性であると，胸腔内圧で押されて閉塞するのです。患者が息を吐こうと強くいきむと，その部分の気管が内側に押し込まれます。

呼気にのみ起こる気流制限のほうが頻度は高いです。これらは，胸腔内気管の可動性病変や腫瘍などによって大気道で起こる場合もありますが，通常は小気道で起こります。

Chapter 1の「薄い壁」の項（p.2）で説明したように，気管と異なり小気道には通常でも支持組織はほぼありません。壁が薄く，周囲の組織に引っ張られることで開いています。

呼気で肺の容量が減少すると，小気道を開いておくための引っ張る力が失われます。周囲から引っ張られなければ，小気道は虚脱して閉塞します。呼気では，周囲からの引っ張る力がなくなるのに加えて，胸腔内圧が高くなることでも小気道は圧迫され，閉塞を悪化させます。

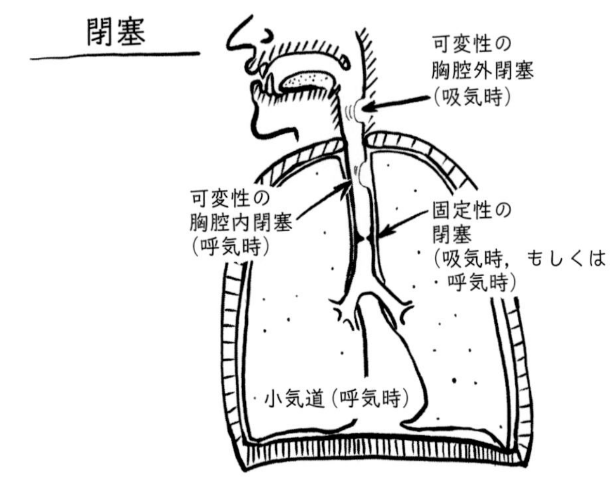

よく見かける疾患のなかには，呼気時の小気道の閉塞を悪化させるものがいくつかあります。肺気腫は，気道周囲の組織を破壊し，引っ張る力を失わせます。気管支喘息や気管支炎では，炎症や粘液のために気道が狭窄し，閉塞しやすくなります。

呼気時の気流制限が悪化するにつれて，その部分から空気を吐き出すのに必要な時間は延長します。息を吐くのに十分な時間がなければ，完全に息を吐ききれず，肺のその部分は過膨張します。さらに閉塞が進むと，その部分には空気が出入りしなくなります。

●肺・胸壁の拘束

健康な肺は非常に広がりやすく，換気しやすいです。一方で，肺が硬くなる要因はいくつかあります。

肺炎などの肺の炎症性疾患があると，サーファクタントが失われます。サーファクタントがなくなると，表面張力が増し，肺胞は虚脱しやすくなるため，肺は硬くなり換気しにくくなります。

肺線維症などで肺に傷がつくと，過剰な結合組織が沈着します。線維化した組織によって肺は硬くなります。

胸壁と筋肉は，呼吸仕事量を最小限にするようにできています。肋骨と脊椎との関節によって，胸郭は容易に動けるのです。横隔膜は，筋肉が力学的に最適になるように位置しています。

骨格の異常があると，胸壁は適切に機能しなくなります。脊柱後彎症があると，胸壁は適切に広がらなくなり，横隔膜は力学的に不利な状態に置かれます。疾患によって肋骨と脊椎との関節が障害されることがあり，その場合，胸壁は広がりにくくなります。

●筋力低下

呼吸には，横隔膜や呼吸補助筋など，さまざまな筋肉の働きが必要です。これらの筋肉や，それを支配する神経に影響を与える疾患は，呼吸に影響を及ぼすことになります。たとえば，ギラン・バレー症候群（Guillain-Barré syndrome：GBS）のような神経筋疾患では，進行する神経の変性によって換気を維持できなくなります。

●心血管系機能の制限

心血管系が呼吸器系に十分な酸素を供給できなければ，換気が制限されます。

心血管系は呼吸器系の動力源です。心血管系が限界に達し，呼吸器系に必要な酸素を供給できなくなれば，換気不全が起こります。

弁膜症，心筋症，冠動脈疾患などでは心拍出量が低下します。心血管系の基礎疾患があると，健康なときには心拍出量を維持できても，病気のときには維持できなくなることがあります。たとえば，敗血症になったり，負荷がかかったりすると，心血管系は需要を満たすだけの心拍出量を維持できなくなります。

奇異呼吸

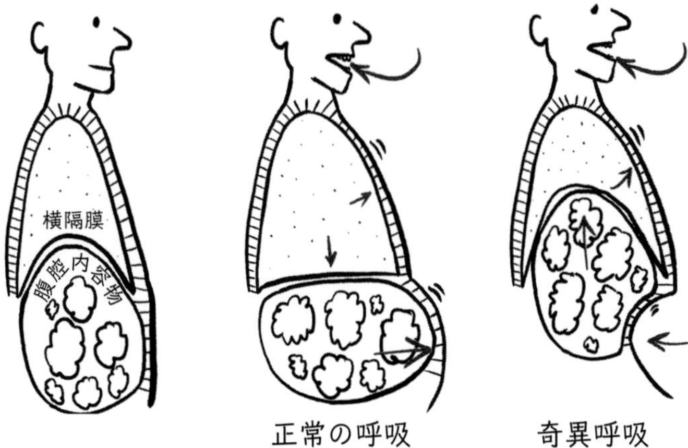

横隔膜の筋力が低下したり疲労したりして，呼吸補助筋が呼吸の仕事を補うようになると，**奇異呼吸**になることがあります。正常では，吸気で横隔膜は平坦になり，腹腔内容物を押し下げるので，腹壁は外に広がります。奇異呼吸では，横隔膜が十分に下がらないか，呼吸補助筋が胸腔を広げて胸腔内が陰圧になることで，横隔膜はむしろ胸腔に引き込まれます。すると，腹腔内容物が引っ張り上げられるので，腹壁はへこみます。

まとめると：二酸化炭素の産生と排出のバランス

どの患者にも換気能力の限界があります。この限界を超えるのが，換気不全です。

必要な換気量は，二酸化炭素産生量と二酸化炭素排出能率の組み合わせで決まります。上に挙げたような限界がある場合，呼吸仕事量を果たすことができなくなります。負荷に見合うだけの仕事ができなければ，換気不全になります。

基礎疾患がない例で限界に達するのは，正常を超えるような分時換気量が必要になり，それに見合うだけの呼吸仕事をできないときです。これは，悪性高熱症や悪性症候群で起こります。基礎疾患のある患者は，先に述べた要因のため，限界に達しやすくなります。

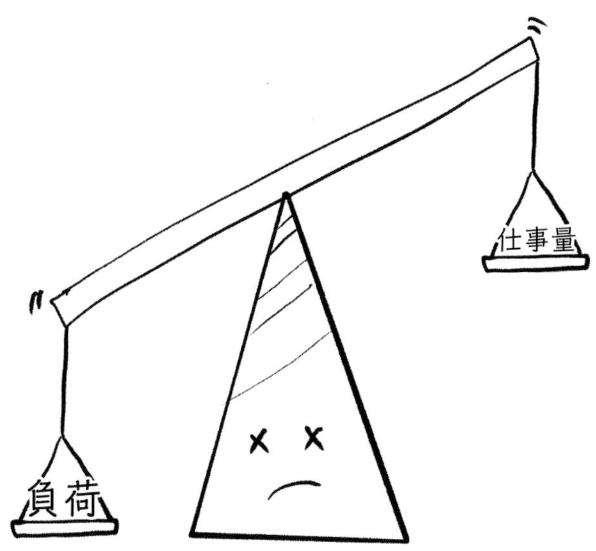

どのような患者でも，限界に達して換気不全になることがあります。身体が弱かったり，高齢であったり，基礎疾患があったりすると，限界に達しやすいので，換気不全はより起きやすくなります。

また，必要な換気量は状況によって異なります。安静時には必要な分時換気量が少ないため，患者の能力でまかなえていたとしても，発熱して必要な換気量が増えると限界を超えることもあります。

たとえば，このような場合があります。重度の脊柱後彎症のある患者が，分時換気量を最大で 5L/分まで増やせるとします。必要な換気量がこれを下回る場合には問題はありません。しかし，発熱して必要な換気量がこれを上回った場合（例：7L/分），換気不全になります。また，肺炎で肺が硬くなるなどして，分時換気量の最大量が減った場合にも，換気不全になります。

このように，分時換気量の限界は患者によって異なるので，重度の呼吸器疾患のある患者は，肺に関係のない問題が原因で呼吸不全を起こすこともあります。

急性換気不全と慢性換気不全

換気不全は急性のことも慢性のこともあります。ここまでに挙げたような換気制限の原因がゆっくりと進んだ場合，患者は適応することができます。慢性の強力な代償機序が働き，$PaCO_2$ が非常に高くても，腎臓で重炭酸を生成することにより pH を適切な範囲に維持することができます。

急性呼吸不全は短時間に起こるため，慢性の強力な代償機構が反応する時間的猶予がありません。すでに慢性呼吸不全のある患者では，通常，呼吸器系が限界かそれに近い状態で機能しているため，容易に急性呼吸不全に陥ります。

問　題

1. 正常な肺への血流量が過剰に増えると
   A）酸素化される血液の量が増える　C）拡散が遅くなる
   B）血液が低酸素になる　D）いずれでもない

2. 低酸素血症の原因として最も多いのは拡散障害である。
   A）正しい
   B）誤り

3. シャントとは
   A）$\dot{V}/\dot{Q}$ 比が極端に低い状態　C）$\dot{V}/\dot{Q}$ 比とは関係ない
   B）$\dot{V}/\dot{Q}$ 比が極端に高い状態　D）いずれでもない

4. ARDS での低酸素血症の主な原因は何か？
   A）拡散障害　C）$\dot{V}/\dot{Q}$ ミスマッチ
   B）肺内シャント　D）B と C

5. 肺塞栓症で酸素飽和度が低下するのは，閉塞した部分の肺への血流が不足するためである。
   A）正しい
   B）誤り

6. $\dot{V}/\dot{Q}$ ミスマッチは $PaCO_2$ に影響しない。
   A）正しい
   B）誤り

7. COPD で酸素飽和度が低下するのは，主に拡散障害のためである。
   A）正しい
   B）誤り

8. $PaCO_2$ が上昇するのは，通常二酸化炭素産生が過剰なためである。

A）正しい

B）誤り

9. 死腔とは $\dot{V}/\dot{Q}$ ミスマッチが極端になった状態である。

A）正しい

B）誤り

10. 重度の脊柱後彎症と慢性高二酸化炭素血症のある患者は

A）分時換気量を正常に維持できる

B）二酸化炭素産生が増加しても耐えられる

C）代謝率が上がっても耐えられる

D）腎機能のおかげで pH を正常に維持している

解　答

1. 正常な肺への血流量が過剰に増えると

答え：B）血液が低酸素になる

正常な肺への血流量が過剰に増えると（例：一方の肺の血流を止めた場合），$\dot{V}/\dot{Q}$ 比が低下するために血液は低酸素になる。

2. 低酸素血症の原因として最も多いのは拡散障害である。

答え：B）誤り

拡散障害から低酸素血症になることもあるが，低酸素血症の原因として最も多いのは $\dot{V}/\dot{Q}$ ミスマッチである。

3. シャントとは

答え：A）$\dot{V}/\dot{Q}$ 比が極端に低い状態

シャントとは，換気がなくなり $\dot{V}/\dot{Q}$ 比が極端に低くなった状態である。

4. ARDSでの低酸素血症の主な原因は何か？

答え：D）BとC

シャントと，$\dot{V}/\dot{Q}$ ミスマッチ，拡散障害のすべてがおそらく関与しているが，主な原因はシャント（$\dot{V}/\dot{Q}$ 比が極端に低い状態）である。

5. 肺塞栓症で酸素飽和度が低下するのは，閉塞した部分の肺への血流が不足するためである。

答え：B）誤り

肺塞栓症では，閉塞していない肺への血流が増えることで，$\dot{V}/\dot{Q}$ 比が低くなって低酸素血症となる。閉塞した肺は死腔となる。

6. $\dot{V}/\dot{Q}$ ミスマッチは $PaCO_2$ に影響しない。

答え：B）誤り

$\dot{V}/\dot{Q}$ ミスマッチは酸素にも二酸化炭素にも影響するが，二酸化炭素のほうが影響されにくい。原因は本文参照。

7. COPDで酸素飽和度が低下するのは，主に拡散障害のためである。

答え：B）誤り

COPDでは $\dot{V}/\dot{Q}$ ミスマッチによって低酸素血症になる。ちなみに「低酸素血症の原因は？」と質問されたとき「$\dot{V}/\dot{Q}$ ミスマッチ」と答えれば90%の確率で正解になる。

8. $PaCO_2$ が上昇するのは，通常二酸化炭素産生が過剰なためである。

答え：B）誤り

原因としてより多いのは低換気である。$\dot{V}/\dot{Q}$ 比の低い部分が多すぎて，代償できないことで起こる。

9. 死腔とは $\dot{V}/\dot{Q}$ ミスマッチが極端になった状態である。

答え：A）正しい

死腔とは $\dot{V}/\dot{Q}$ 比が極端に高い状態である。血流量が0なので，$\dot{V}/\dot{Q}$ 比は無限大になる。

10. 重度の脊柱後彎症と慢性高二酸化炭素血症のある患者は

答え：D）腎機能のおかげでpHを正常に維持している

脊柱後彎症のような拘束性肺疾患があると，慢性的に高二酸化炭素血症になることがある。腎臓が重炭酸を産生することによって，pHを正常近くに維持することができる。分時換気量を増やして代償することはできないので，腎臓が（腎不全などで）重炭酸を産生できなくなると，呼吸不全に陥る。

Chapter 3 人工呼吸の基本

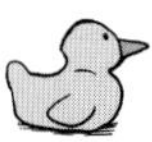

ついに，人工呼吸についてお話しします。ぐずぐずしている場合ではありません。ここまで生理学の基礎と呼吸不全の機序を学んできましたが，この知識が人工呼吸器を理解するのに役立つはずです。

Chapter 3 では，人工呼吸器と，その部品と機能について説明します。後半には，人工呼吸の基礎となる部分，つまり器械呼吸について説明します。器械呼吸の後はモードです。最後に，非同調とアラームでのトラブルシューティングについてお話しします。

人工呼吸とは

人工呼吸とは，器械を使って**器械呼吸**を供給して，酸素化と換気を行うことです。

最も多いのは，**陽圧呼吸**を使うタイプの人工呼吸器です。陽圧呼吸の人工呼吸器は，陽圧で器械呼吸を患者に送ります。ちょうど風船を膨らませるように，胸に空気を送り込むことで陽圧呼吸を行うのです。陽圧呼吸と呼ぶのは，陽圧（大気圧より高い圧）で呼吸を送り込むためです。

陰圧呼吸器は，患者の胸部を密閉した容器で囲み，そこから空気を抜きます。密閉した容器の中が陰圧になることで，患者の胸部が膨らみ，肺に空気を引き込みます。陰圧呼吸と呼ぶのは，胸部を取り囲む部分の圧を陰圧（大気圧よりも低い圧）にするためです。キュイラスや鉄の肺のような陰圧呼吸器は今でも存在し，人工呼吸の一翼を担っています。ただし，筆者はあまり使ったことがなく，集中治療室（ICU）でも日常的に使用されていないので，陰圧呼吸器についての説明はここまでにします。

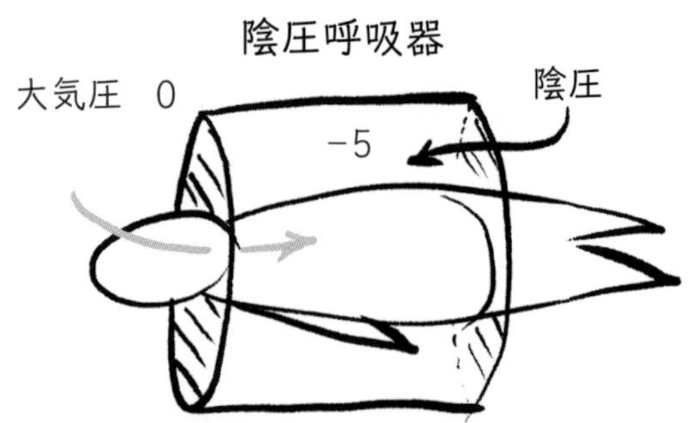

人工呼吸器の部品

最も単純な人工呼吸器は，単なる空気ポンプです。空気の入った袋を絞って空気を流すものがこれに相当します。

人工呼吸器が複雑なのは，自動化装置，安全装置，ガス調節器，モニター装置が付いているためです。この項では，多くの人工呼吸器に共通する基本的な部品について説明します。

ほとんどの人工呼吸器は少なくとも次の３つの部分で構成されています。

画面（ユーザーインターフェイス）：人工呼吸器を操作し，情報を読み取るための部分。最新の人工呼吸器はタッチパネル方式になっていますが，古いものではノブやボタンで操作します。

本体：ガスブレンダーとコンプレッサーを含んでいます。

回路：弁とセンサーの付いた柔軟なチューブで，気管チューブまたはマスクに接続し，患者に混合ガスを供給します。

人工呼吸器で最も目立つ部分は，さまざまなグラフィックが表示される画面です。ここには，データ，アラーム，数値が表示され，人工呼吸器を操作するためのユーザーインターフェイスになっています。

画面は本体と一体化しているものもあれば，取り外しできるものもあります。本体には，ガス供給源や大気から気体を取り込み，フィルターして，混合し，圧を調整するための部品が収められています。

本体には，空気が出ていく吸気ポートがあり，通常は空気が戻ってくる呼気ポートもあります。吸気ポートを通って空気が患者に向かって流れ，呼気ポートを通じて患者からの空気が人工呼吸器に戻ってきます。呼気ポートがない人工呼吸器では，空気は回路のどこかから出ていくことになります。

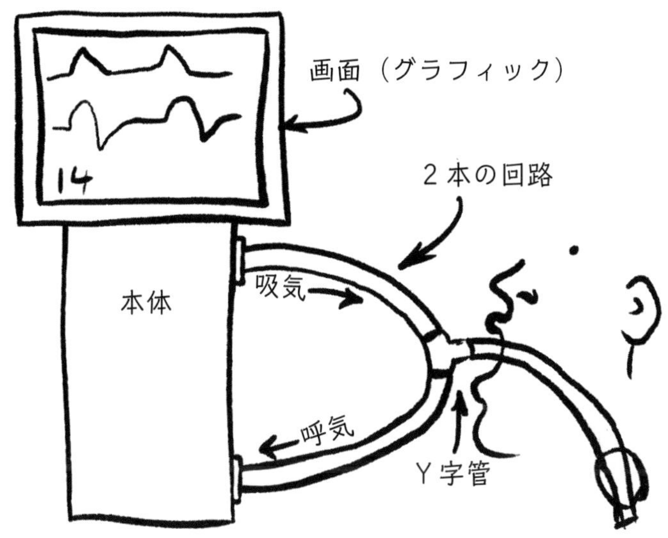

人工呼吸器には柔軟な蛇腹チューブがつながっています。空気が通るこのチューブを**回路**と呼んでいます。人工呼吸器には回路が2本のものと，1本のものがあります。

ICUで使用する人工呼吸器の回路は通常，**吸気**と**呼気**の2本です。先ほど説明した通り，吸気ポートに取り付けられたチューブを通して，人工呼吸器から患者へ空気が流れます。呼気ポートにつながった回路を通じて，患者から人工呼吸器へ空気が戻ってきます。

回路が1本の人工呼吸器では，患者が吐き出した空気は人工呼吸器に戻らず，回路から外へ排出されます。

回路が2本の場合，人工呼吸器はY型のコネクター（Y字管）を介して患者に接続されます。

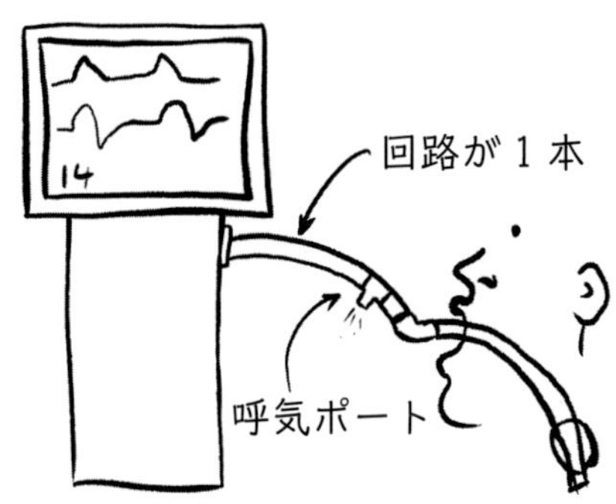

人工呼吸器の回路にはさまざまなデバイスが付いており，ガスの調整・フィルター・測定をしています。吸気回路に，空気を加湿するための加温加湿器を付けることがあります。加温加湿器の代わりに，Y字管に人工鼻を付けて，湿度が失われるのを防ぐこともあります。回路のさまざまな場所にネブライザーを取り付けることもできます。

人工呼吸器から出ていったり戻ってきたりする空気の流れは，弁がコントロールします。吸気回路の根元にある吸気弁は，呼吸の段階によってさまざまな流量で空気を供給します。呼気回路にある呼気弁は，呼吸の段階によって呼気の流れを制限します。

圧センサーと流量センサーは，空気の圧と流量を測定します。センサーは通常，人工呼吸器本体の中にありますが，人工呼吸器のモデルによっては，Y字管や回路に付いていることもあります。

死腔と人工呼吸器回路

人工呼吸器回路の構造上，回路内に死腔が生じることになります。死腔は呼吸の効率を下げます。回路のすべてが死腔になるわけではなく，回路の中で空気が完全に洗い流されない部分が死腔になります。

回路が２本の場合，Ｙ字管と患者の間の部分が死腔になります。Ｙ字管と人工呼吸器の間の回路には常に新鮮な空気が流れているのに対して，Ｙ字管と患者の間では，空気は呼吸のたびに行き来し，完全に洗い流されることがないためです。回路が１本の場合，患者と呼気ポートの間の部分が死腔になります。

患者の動脈血二酸化炭素分圧（$PaCO_2$）が非常に高いものの，人工呼吸器による換気に限界がある場合には，回路を調べて，死腔のうち不要な部分を短くするか取り除くと効果的な場合があります。

人工呼吸器の圧と換気量

人工呼吸器による呼吸の特徴とモードについて話す前に，人工呼吸器での**圧**と**換気量**の測定を見てみることにします。

圧の測定

人工呼吸器は，常に回路内の圧を測定しています。圧を測定することで安全性をモニターします（圧が高い場合，気道が閉塞していることがあります）。圧ターゲットのモードであれば，圧が流量を調節します。

人工呼吸器が測定するのは**回路内**の圧だけで，患者の肺の中の圧を直接測定することはできません。

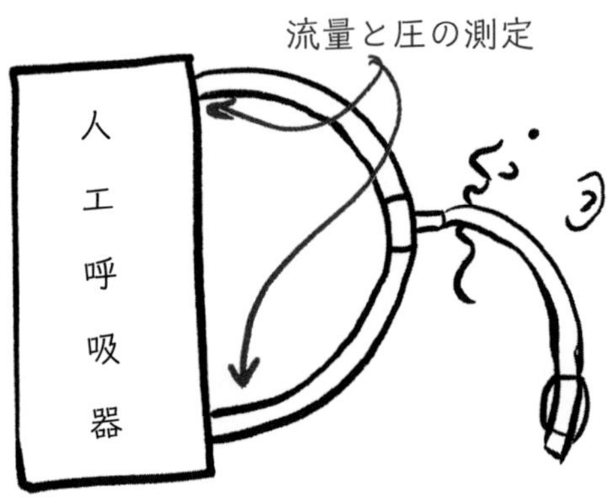

吸気の間に人工呼吸器によって回路内で測定される圧は，**動的圧**と**静的圧**の２つに分けると，概念として理解しやすいでしょう。

●動的圧

とても細いストローを通して息を吹いているところを想像してみてください。ストローで息を吹くには大きな力が必要で，ストローからの圧を感じて，頬が膨らみ，顔が赤くなることでしょう。しかし，ストローだけでは空気は流れませんし，吹くのを止めてしまっても，ストローから息が戻ってきたりはしません。空気の流れに対するストローの抵抗のために，あたかもストローから圧がかかっているかのように感じるのです。空気を流すのを止めれば，圧を感じることもなくなります。ストローが細かったり長かったりすれば，抵抗はさらに大きくなります。ストローに流れる空気の流量を増やそうとすれば，感じる圧も高くなります。

これと同じように，人工呼吸器は圧をかけて回路と気管チューブを通じて空気を流します。人工呼吸器の場合，吸気に対する抵抗の大部分は，気管チューブあるいは大気道によるものです。

動的圧という用語を使うのは，空気の流れが止まれば圧もなくなるためです。

●静的圧

回路内の圧は肺の弾性によっても上昇します。吸気で広がった呼吸器系は，機能的残気量（functional residual capacity：FRC）に戻るために縮もうとして圧を発生させます。

風船を膨らませたところを想像してみてください。膨らんだ風船は，圧で空気を押し出そうとします。圧の高さは，風船の大きさと硬さによります。風船を膨らませるのを止めても，これは続きます。

肺と胸壁の弾性による圧は，空気の流れがなくても続きます。そのため，**静的圧**という用語を，動的圧と対称的に使います。

●圧の合計

呼吸のどの段階でも，人工呼吸器によって測定される圧は，そのときの静的圧と動的圧の合計になります。人工呼吸器から患者に吸気が送られているときの圧は，静的圧と動的圧がさまざまな割合で合わさった合計です。吸気始めでは，肺にまだ空気が入っていないので，動的圧の割合のほうが大きいですが，肺が膨らむにつれて，静的圧の割合が大きくなります。

人工呼吸器と胸の組み合わせを，ストローの付いた風船にたとえて考えることができます。人工呼吸器が感知する圧は，ストローを通して風船を膨らませようとするときに感じる圧と言い換えることができます。まだ風船が膨らんでいないときに感じる圧はすべて，ストローを通して空気を流すときの抵抗によるものです。風船が膨らむにつれて，風船からの圧の割合が増えてきます。最終的に，風船が完全に膨らみきって，空気を送るのを止めると，ストローを通じて感じる圧はすべて風船の弾性によるものになります。

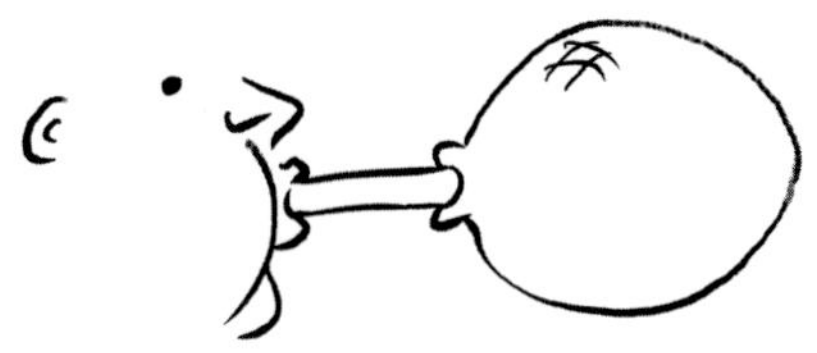

●ピーク圧

ピーク圧とは,吸気中の最高圧のことで,重要なパラメータとなります。ピーク圧が上昇していれば,何か問題が起こっていることがわかります。人工呼吸器は吸気中に測定したピーク圧を表示します。

ピーク圧は,すでに述べたように動的圧と静的圧を合わせたものです。ピーク圧が上昇している原因を見つけるのは重要な技術で,動的圧と静的圧のどちらが上昇しているのかを考える必要があります。

●プラトー圧

ピーク圧上昇の原因を調べるための方法に,**プラトー圧**の測定があります。プラトー圧とは**静的圧**のことです。吸気の終わりに,空気の流れを止めた状態で測定します。肺に空気を入れて,そこで空気の流れを止め（通常は 0.5 秒間）,人工呼吸器回路の圧が患者の肺の圧と**平衡**になるようにして圧を測定します。

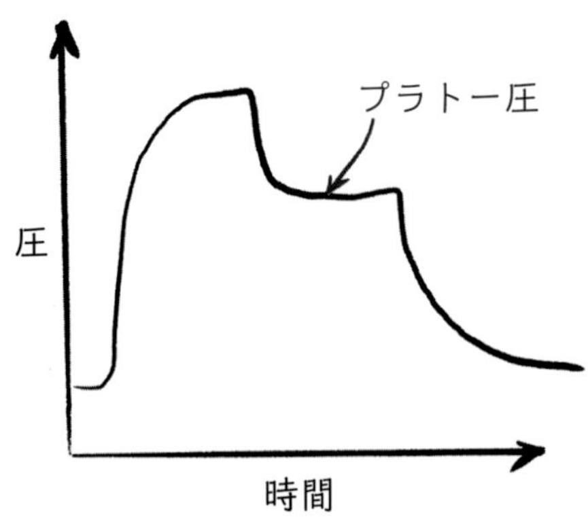

プラトー圧の測定は，ストローに付けた風船を膨らませてからストローの口を閉じ，中の圧を調べるようなものです。ストローの口で感知する圧が高ければ，風船を大きく膨らませすぎているか，あるいは風船が硬いことを示します。ピーク圧が上昇していてもプラトー圧が低ければ，風船に問題があるのではなく，ストローの抵抗が高すぎて空気が流れにくいということがわかります。

ピーク圧が高いときに，プラトー圧も高ければ，肺または胸壁の**コンプライアンス**が低いことを示しています。原因としては，肺疾患の増悪，気胸，粘液による肺の閉塞などがあります。

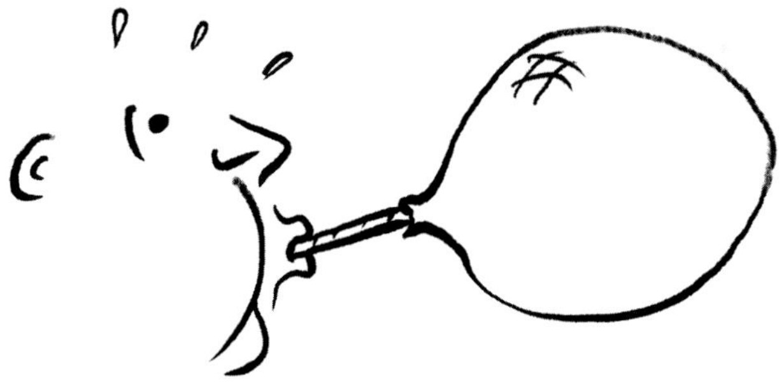

ピーク圧が高くて，プラトー圧は低ければ，**気道抵抗**が高くて空気が流れにくいことを示しています。原因には，チューブの折れ曲がり，チューブ内の粘液などがあります。

●測定するのは回路の中の圧

人工呼吸器が測定するのは回路の中の圧です。肺の中の圧を測るわけではありません。これは重要な考え方です。

ストローに風船が付いているのを想像してみてください。測定するのはストローの中の圧です。ここで風船を膨らませてから，ゆっくりとしぼませます。風船がしぼんでいく間，ストローの中で測った圧は，常に風船の中の圧よりも低くなります。実際，風船の中の圧が非常に高くても，ストローの中で測っているとそれがわからないことがあります。

換気量の測定

人工呼吸器はフローセンサーで換気量を測定します（換気量＝流量×時間）。通常，呼気ポートと吸気ポートにフローセンサーがありますが，機種によっては患者により近いところに付いているものもあります。

換気量は，人工呼吸器から出ていくときと，人工呼吸器に戻ってくるときとでそれぞれ測定します。この２つの換気量の測定が一致しなければ，問題が起こっていることがわかります。

その他のパラメータ

圧と換気量以外にも人工呼吸器から得られるパラメータがあります[1]。これらのパラメータから，肺と回路に関する情報がさらに得られたり，同じ情報でも異なる形で見たりすることができます。

気道閉塞圧（$P_{0.1}$）

患者の呼吸努力を計る方法として，患者を「診る」というものがあります。過剰に呼吸努力をしている場合，鼻翼呼吸，呼吸補助筋の使用，冷汗，不穏などが起こります。人工呼吸器を使って呼吸努力を定量化する方法には，気道閉塞圧（$P_{0.1}$）を測るというものがあります。

$P_{0.1}$とは，吸気始めの0.1秒間に圧がどれくらい低下するかを示すものです[2]。元来$P_{0.1}$は，気道を閉塞させて空気が流れないようにして測定していました。呼吸筋による吸気努力を測定するもので，空気の流れや肺・胸壁の弾性の影響は受けません。吸気始めの0.1秒間に流れる空気の量は非常に少なく，肺・胸壁は呼気終末の状態にあり，反射が起こる時間もないので，測定される圧は患者の呼吸筋による吸気努力のみを反映します。

現在の人工呼吸器は，患者が人工呼吸器をトリガーしたときの圧の低下か

ら $P_{0.1}$ を推定し，実際には気道を閉塞させていません。

正常の $P_{0.1}$ はおよそ2cmH_2Oです。人工呼吸器を装着した患者の $P_{0.1}$ が3.5cmH_2Oを超えていれば，吸気努力が亢進しているので，人工呼吸器による補助を増やす必要があるかもしれません。もし，同時に酸素化も悪化しているのであれば，鎮静を深くすることも考慮します。

食道内圧

肺傷害を起こす重要な要因の1つに**経肺圧**があります〔Chapter 7の「圧傷害」の項（p.241）を参照〕。経肺圧は，人工呼吸器からの圧と胸腔内圧によって決まります。胸腔内圧は，肺を圧迫したり引っ張ったりします。

胸腔内圧は測定するのが難しく，正確に測定するには胸腔内に圧センサーを挿入する必要があり，現実的には困難です。

胸腔内圧を推定する方法の1つに，**食道内圧**の測定があります。そのためには，バルーンの付いた食道カテーテルを遠位食道に挿入します。

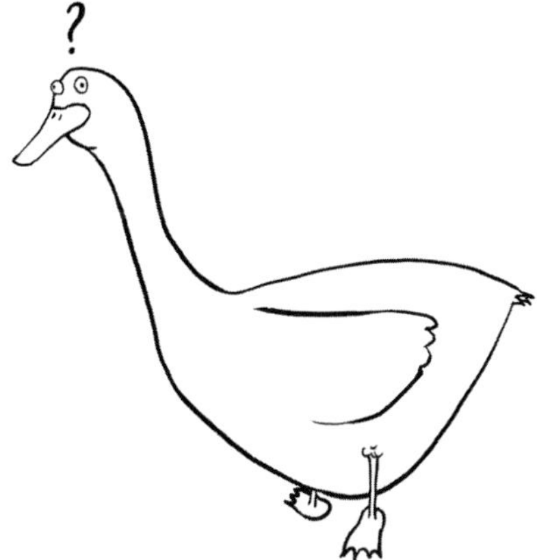

食道内圧は，胸腔内圧が極端に高い患者の人工呼吸管理に有用な場合があります。重度の肥満がその例です。肥満の患者では，プラトー圧が高く，呼気終末陽圧（positive end expiratory pressure：PEEP）が高くても，経肺圧は

低いことがあります。このような場合には，通常の PEEP 設定では不十分で，無気肺になる可能性があります。胸腔内圧を測定しない限り，経肺圧が低いことはわかりません。

通常の ICU 診療では（少なくとも筆者の経験では），食道内圧は測定しません。しかし，複雑な手技を要するわけではなく，下部食道にチューブを挿入するだけです。最近の人工呼吸器には食道内圧を測定する機能が付いています。今後，技術的な障壁が低くなれば，患者によっては，より一般的になっていくのではないかと期待しています。

計算で得られるパラメータ

コンプライアンス

コンプライアンスとは，肺・胸壁がどれだけ膨らみやすいかを測定したもので，単位は mL/cmH_2O です。ある容量の空気を肺に送り込み，そのときの圧の上昇を測定することで静的に測定することができます。正常のコンプライアンスはおよそ 50～60 mL/cmH_2O です。これは，1 cmH_2O の圧をかけると肺がおよそ 50～60 mL 膨らむことを示します。

コンプライアンス ＝ 肺が膨らんだ容量 ÷ 肺にかけた圧

肺が硬かったり，胸壁に拘束があったりすると，コンプライアンスは低くなります。コンプライアンスが低下する主な原因として急性呼吸窮迫症候群（acute respiratory distress syndrome：ARDS）や肺炎があります。

静的コンプライアンスを測定するために，一定量の空気を肺に送って，圧の変化を測るというのは ICU では実践的ではありません。そのためには，患者を深く鎮静して筋弛緩した状態で，肺に一定量の空気を入れて，プラトー圧を測定しなければならないからです。

最近の人工呼吸器には，回路内の圧を持続的に測定するものがあります。

回路内の圧は，1回換気量，コンプライアンス，気道抵抗，流量，PEEP，auto-PEEP，患者の呼吸努力などの要因に左右されます。

回路内の圧＝1回換気量÷コンプライアンス＋気道抵抗×流量
＋ PEEP＋ auto-PEEP＋患者の呼吸努力

1回換気量と流量，PEEPがわかっていて，重回帰分析を用いれば（呼吸器内科医には難しすぎる数学ですが），人工呼吸器はそれ以外のパラメータを推測することができます。患者の呼吸努力だけは正確に推定できないため，患者があまり呼吸努力をしていない場合にのみ，これらのパラメータを正確に推測できます。

このような方法で，最近の人工呼吸器のなかには，コンプライアンスを比較的正確に測定するものがあります[3)]。

ただし，この方法による人工呼吸器の測定はいつも正確とは限りません。プレッシャーサポートを使っていて，圧の設定が低く，患者の吸気努力が大きい場合，コンプライアンスは過大評価されます。これは，患者の吸気圧が考慮されていないためです。理想的には，測定時には患者を深く鎮静するか，場合によっては筋弛緩する必要があります。

コンプライアンスは深く鎮静された患者でのみ参考にし，離脱を試みている患者では無視します。

気道抵抗

気道抵抗とは，流量が変わったときに圧がどれほど変化するかを指します。気道抵抗が高かったり，上昇しつつあるときには，問題が起こりつつあるか，気管チューブが折れ曲がったりしていることがあります。

すでに述べたコンプライアンス測定と同じく，人工呼吸器のなかには気道抵抗を自動的に測定するものがあります。

ドライビングプレッシャー

ドライビングプレッシャー（駆動圧）とは，人工呼吸器が1回換気量を送るのに必要な圧のことです。ドライビングプレッシャーが同じであれば，肺が硬くなると1回換気量は小さくなります。1回換気量が同じであれば，リクルートされて換気に関与している肺がどれくらいあるかによって，ドライビングプレッシャーは変化します。

ARDSのように浸潤がある肺では，ガス交換に関与しない部分があります。それ以外の部分（"baby lung"と呼ばれています）に空気がすべて送られ，圧がかかることになります。肺の中でリクルートされて呼吸に関与する部分が増えれば，ドライビングプレッシャーは低下します。

ドライビングプレッシャー＝プラトー圧－PEEP
＝1回換気量÷コンプライアンス

ドライビングプレッシャーをモニターして，ドライビングプレッシャーが下がるように人工呼吸器の設定を変えます。ある研究[4)]によると，低いドライビングプレッシャーが死亡率低下と相関するとされています。

グラフィック

最近のほとんどの人工呼吸器ではグラフィックが表示されます。グラフィックは，人工呼吸器の動作状況を確認し，トラブルシューティングを行い，アラームの原因を検索するのに有用です。

ここでは基本的なグラフィックの見方を解説します。

圧波形

圧波形は時間を横軸に，回路内の圧を縦軸に表示します。圧波形を見れば，ピーク圧がどれくらいなのか，いつ吸気が行われているのかがすぐにわかります。換気量ターゲットのモードでのフローによる非同調を見つけるのにも有用です。また，圧波形で人工呼吸器がトリガーされる前に圧が極端に低下していれば，呼吸仕事量が上昇していることがわかります。

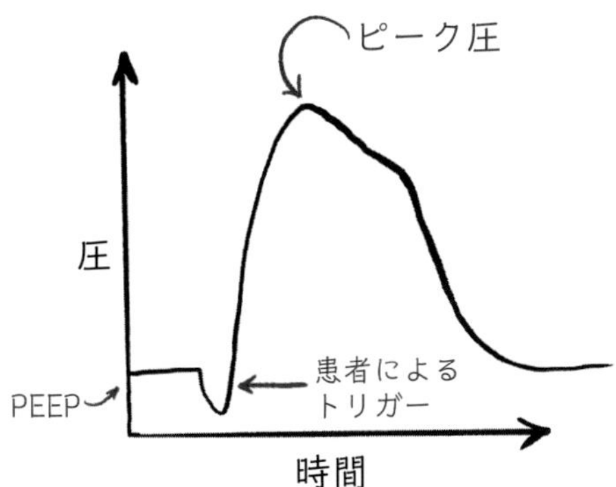

ここで測定している圧は**回路内の圧**だという点が重要です。肺の中の圧は圧波形からはわからず，調べるには特別な操作（「ポーズ」と呼ばれます。後で説明します）が必要になります。

換気量波形

換気量波形には，人工呼吸器が測定した**吸気**の１回換気量と**呼気**の１回換気量が表示されます。換気量波形を見ればリーク（空気の漏れ）がわかり，またプレッシャーサポートを使っていれば１回ごとの呼吸の変動もわかります。換気量波形から２段呼吸のような非同調を調べることもできます。呼気に要する時間から気道閉塞の程度を知ることもできます。

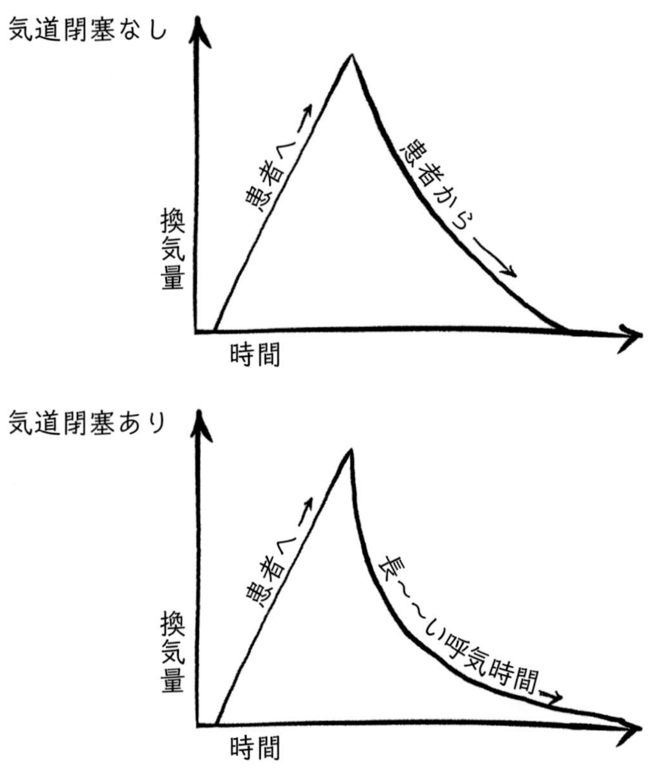

人工呼吸器は患者へ送られる空気の量と患者から戻ってくる空気の量を別々に測定しているので，この２つが一致していなければ**リーク**があることがわかります。

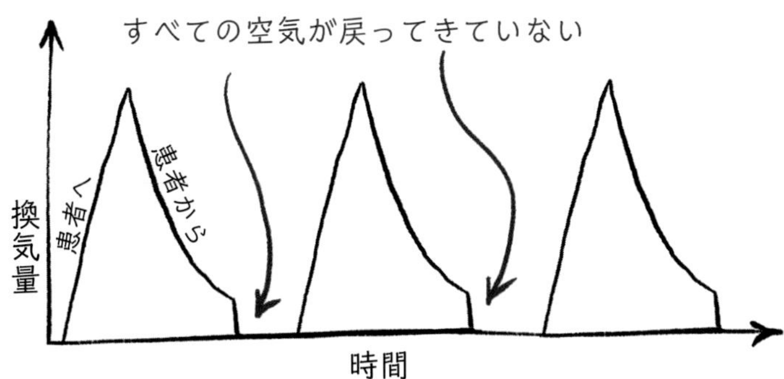

流量波形

流量波形は，患者へ送られる空気の流れと患者から戻ってくる空気の流れを示します。流量波形を見れば，2段呼吸をしていたり，回路の外から空気が流れてきていたり，患者の呼吸努力によって空気が逆に流れたりするのがわかります。患者の肺から出てくる呼気の流量やパターンから，気道抵抗が上昇しているのか，さらに治療することでそれがよくなったのかがわかります。

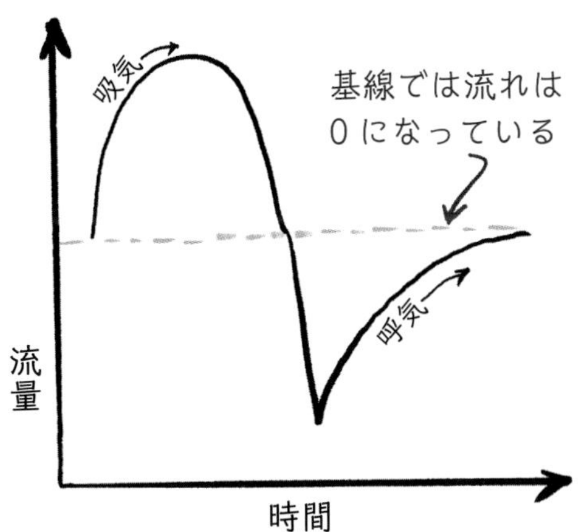

圧-換気量曲線

圧-換気量曲線からは，肺コンプライアンスが低いことや，PEEPが肺胞を開いておくのに十分かどうかがわかります。圧-換気量曲線が示すのは空気の流れている状態での**動的圧**なので，肺を膨らませた後に空気の流れを止めて測定する**静的**圧 - 換気量曲線とは得られる情報が異なります。それでも，有用な情報であり，胸壁や肺のコンプライアンス低下を疑う根拠にもなります。

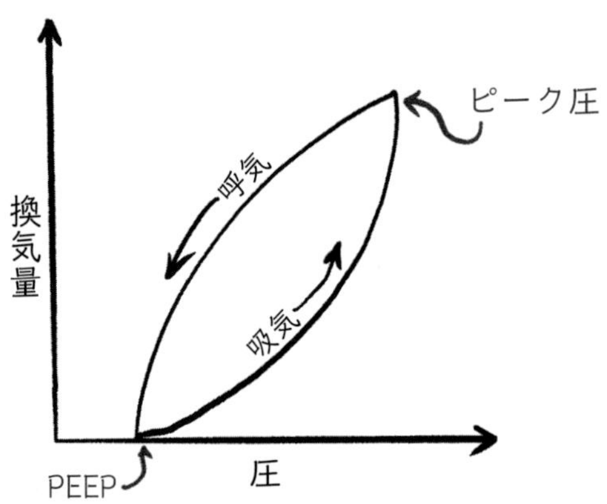

流量 - 換気量曲線

流量 - 換気量曲線は，換気量に対する流量を示します。しかし，強制呼気ではないので，Chapter 1 で説明した肺機能検査でのフローボリューム曲線とは異なります。とはいえ, 呼気波形が凹んでいれば閉塞があることがわかり，治療によって改善したか見ることができます。

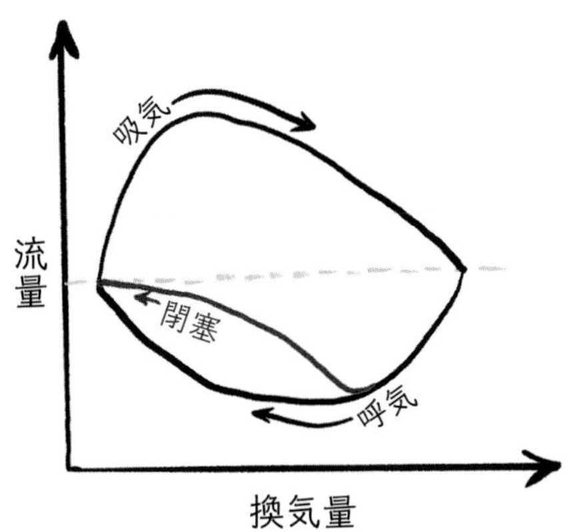

器械呼吸

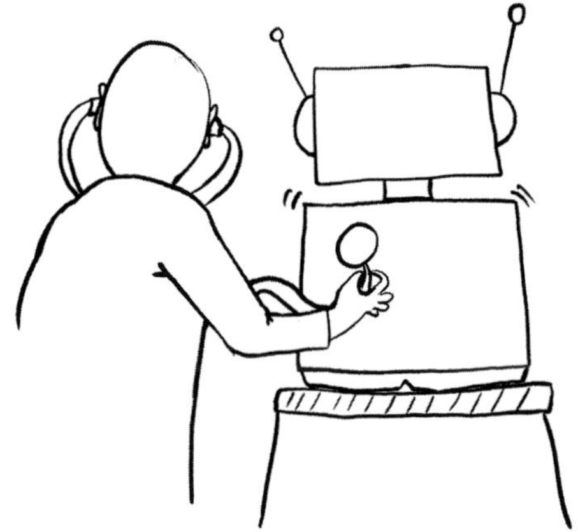

器械呼吸とは，人工呼吸器が肺を膨らませることです。簡単に言うと，ふいごで空気を送るようなものです。ごく簡単な器械呼吸について理解することが，人工呼吸器を理解する第一歩です。

器械呼吸は，吸気と呼気という２つの要素から成ります。人工呼吸器が制御するのは**吸気だけ**で，後で説明するように，**呼気は受動的**に行われ，人工呼吸器が行うわけではありません。

人工呼吸器は器械呼吸の吸気だけを制御するので，「器械吸気」と「器械呼吸」は実質同じものと言えます。

吸気

器械呼吸の基本特性３つ

器械呼吸には基本特性が３つあります。人工呼吸器には多くのモードがあるために最初は混乱しがちなのですが，モードの違いを３つの基本特性の違いで説明します。

３つの基本特性とは**ターゲット**，**吸気時間**，**トリガー**です。

特性	定義
ターゲット	人工呼吸器が制御するパラメータ
吸気時間	吸気を行っている時間
トリガー	人工呼吸器の吸気を始めるもの

ターゲット

ターゲットとは人工呼吸器に設定する値で，人工呼吸器はこれを達成するように吸気を送ります。人工呼吸器で制御するパラメータです。

ターゲットとして主に使われるのは**換気量**と**圧**の２つです。換気量をターゲットにした器械呼吸では，人工呼吸器は設定された換気量を送ります。圧をターゲットにした器械呼吸では，人工呼吸器は回路の中を設定された圧にするように吸気を送ります。このほかに，デュアル・ターゲットの器械呼吸もありますが，これについてはまた後ほど説明します。

ターゲットの種類

●換気量ターゲット

換気量ターゲットの器械呼吸では，人工呼吸器は設定された**1回換気量**を吸気弁を通して回路に送り込みます。

設定された量の空気が送られた後に呼気弁が開き，患者は息を吐くことができます。

●圧ターゲット

換気量ターゲットの器械呼吸とは異なり，圧ターゲットの器械呼吸では換気量は設定しません。その代わり，**ドライビングプレッシャー**を設定します。吸気が始まると，人工呼吸器は回路の中の圧が設定された圧になるまで流量を送り込みます。設定した吸気時間の間，吸気弁を通して送る流量を変化させることで回路内の圧を一定に保つようにします。

圧ターゲットの器械呼吸では，回路内の圧がフィードバックループで維持されます。回路内の圧が低下すれば，回路に空気が追加され，回路内の圧が上昇すれば，回路内の空気が減らされます。

たとえば，患者が吸気を行うと，回路内の空気が減り，圧は低下します。人工呼吸器は回路内の圧を維持するために，吸気弁を通じて回路に空気を追加します。患者の吸気がゆっくりになるにつれ，回路から出ていく空気は減っていくので，吸気弁を通じて送られる空気の量も減ります。

●ターゲットが異なれば保証されるものが異なる

換気量ターゲットの器械呼吸では，人工呼吸器は毎回設定された1回換気量を回路に送り出します。1回換気量は設定された吸気流量で送られ，患者の状態や回路の特性によって**回路内の圧は変動**します。

圧ターゲットの器械呼吸では，人工呼吸器は毎回，回路の中を設定された圧にします。この圧によって肺が膨らみ，患者の状態によって**1回換気量は変動**します。

このように，保証されるパラメータが異なることが，換気量ターゲットと圧ターゲットのそれぞれの利点と欠点につながります。

ターゲットの選択

どちらのターゲットを選択するかは通常は施設ごとの習慣や，各自が受けてきた教育で決まります。どちらのターゲットを使ったからといって生存率が向上するというようなことは証明されていません。どちらのターゲットを選んでも，それぞれに利点と欠点があります。

●換気量ターゲットの利点と欠点

換気量ターゲットでは，肺に送られる１回換気量が保証されているという利点があります。ただし，設定された１回換気量を送るのにどれだけの圧が必要かは決まっていない点に注意が必要です。肺に高い圧がかかることもありうるからです。

また，換気量ターゲットの器械呼吸では，流量の非同調が問題になることがあります。換気量ターゲットは，設定された吸気流量で１回換気量を送ります。この流量が患者自身の吸気の流量と合わなければ，非同調になり，患者にとっては不快な呼吸となります。

●圧ターゲットの利点と欠点

圧ターゲットでは，回路の中は設定された圧に維持されますが，肺に送られる換気量は決まっていません。肺に過剰な圧がかからないというのは利点ですが，１回換気量が肺コンプライアンスや患者の吸気努力によって変動し，保証されないというのは欠点です。１回換気量が小さくなったり大きくなったりして，小さすぎれば換気が不十分になったり，逆に大きすぎて肺を傷つけたりすることがあります。

●デュアル・ターゲット

デュアル・ターゲットとはハイブリットの器械換気で，換気量ターゲットと圧ターゲットの両方の利点を併せ持っています。基本的には圧ターゲットですが，1回換気量も保証されます。1回換気量を設定すれば，人工呼吸器が圧を調節して設定した1回換気量を保つようにするのです。

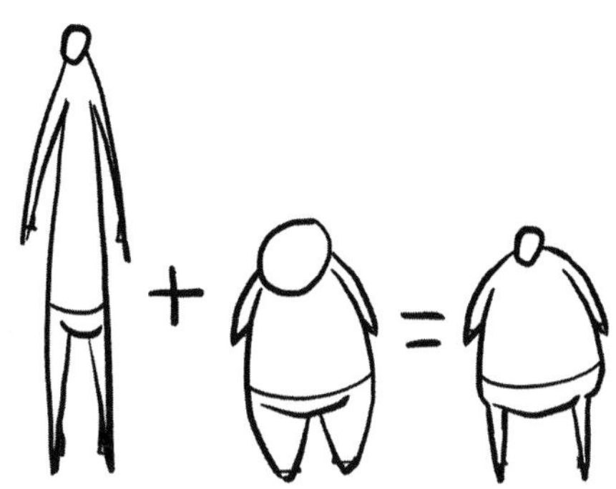

直前の呼吸のデータに応じて，人工呼吸器は圧の設定を常に変化させ，設定した1回換気量を保つようにします。圧の設定は呼吸ごと，あるいは1回の呼吸のなかで変化します。

●デュアル・ターゲットの利点と欠点

デュアル・ターゲットの器械呼吸は従圧式なので，圧ターゲットと同じ利点があります。それと同時に，1回換気量を保証するという利点も併せ持っています。いいことばかりに聞こえますね？

デュアル・ターゲットの欠点は，空気飢餓感の強い患者で見られます。空気飢餓感があるために強い吸気努力をしている患者では，1回換気量が大きくなり，設定した1回換気量を上回ることになります。これを人工呼吸器が感知して圧を減らすので，患者への補助が少なくなります。空気飢餓感のある患者では，人工呼吸器はどんどんサポートを下げていってしまい，患者はさらに強く吸気努力をしなければならなくなります。これでは，疲れている呼吸器系を肩代わりして手助けするという人工呼吸器の目的が失われることになります。さらに，空気飢餓感のある患者に圧ターゲットの器械呼吸を使うことで，大きすぎる１回換気量が供給されて，肺傷害が起こることもあります。

このような欠点は，急性疾患の病初期に，空気飢餓感の強い患者で原因を治療する前に見られます。それ以外のほとんどの状況では，デュアル・ターゲットは不快感が少なく，同調性がよいです。

吸気時間（とサイクル）

人工呼吸管理において，吸気時間とは，患者がどれだけ長く息を吸うか決めるものです。人工呼吸器が吸気を送り始めてから止めるまでの時間で，吸気時間が終わると患者は息を吐けるようになります。

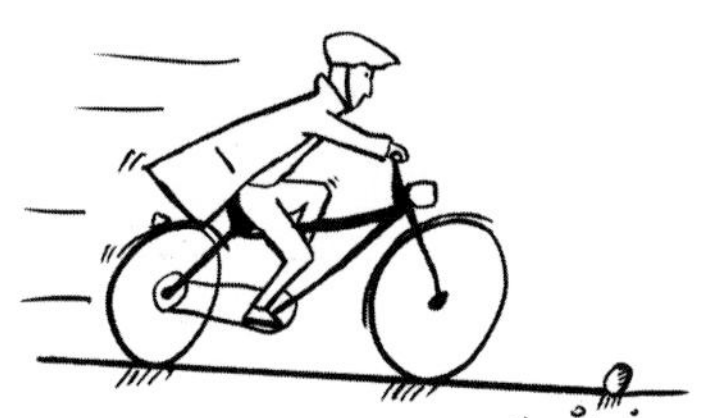

呼吸を終えることを**サイクル**と呼びます。人工呼吸器が「サイクル」することも，患者が「サイクル」することもあります。

人工呼吸器は，設定されたパラメータに基づいて呼吸を終えます。患者がサイクルする場合，人工呼吸器と患者の両者の作用によって吸気が終了します。

人工呼吸器によるサイクル（換気量サイクル，時間サイクル）

●換気量サイクル

換気量ターゲットでは，設定された１回換気量が供給された時点で吸気が終わります。吸気にどれくらいの時間がかかるかは，肺へ空気が送り込まれる速度，すなわち吸気流量によって決まります。同じ１回換気量であっても，吸気流量が大きければより短い時間で吸気が終わります。

吸気流量を大きくすればそれだけ吸気は早く終わりますが，不利な点もあります。空気を送るのにより高い圧が必要になる点です。速度が速ければ抵抗はより高くなるので，吸気流量が大きければ動的圧が高くなります（「動的圧」と「静的圧」の項を参照）。吸気流量を小さくすれば吸気を終えるまでにかかる時間は長くなりますが，気道にかかる圧は低くなります。

吸気が終わるのが早いと同調性に問題が生じる場合があります。患者が人工呼吸器からの吸気よりも長く息を吸いたいような場合です。吸気が終わるのが早すぎると，患者は器械呼吸が終わっても息を吸い続けて，次の呼吸をトリガーすることになります。

流量のパターンは変えることができます。最もよく使われるパターンは，**矩形波**と**漸減波**の２種類です。矩形波では，設定した１回換気量を供給し終えるまで一定の流量で空気が流れます。漸減波では，吸気が終わりに近づくにつれ次第に流量が小さくなります。

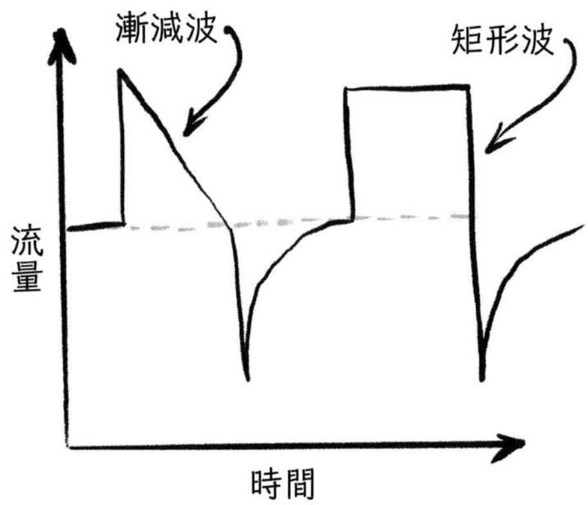

双方のパターンに利点があります。矩形波は，１回換気量を供給する時間

を短くできます。漸減波は，肺が膨らむにつれて流量が次第に小さくなる点で普段の（人工呼吸器を使わない）呼吸に似ていて，より快適です。

●時間サイクル

換気量ターゲットとは異なり，**圧ターゲット**では通常，時間サイクルを使います。設定された時間になると吸気を終了するのです。吸気時間を直接設定することもあれば，機種によってはI：E比（後述）と呼吸数から人工呼吸器が計算するものもあります。

I：E比

人工呼吸器で呼吸数を設定するというのは，**1回の呼吸当たりの時間**を決めることです。たとえば，呼吸数を10回/分に設定すれば，1回の呼吸当たり6秒になります。この6秒のうち，人工呼吸器で調節するのは吸気にかかる時間です。それ以外の時間を呼気に使うことができます。吸気に要する時間と呼気に使うことのできる時間の比をI：E比と呼びます。

通常，吸気は呼気よりも短く，正常のI：E比は1：2です。状況によってこの比を変えることができます。慢性閉塞性肺疾患（chronic obstructive pulmonary disease：COPD）のように呼気に要する時間が長い場合は，吸気時間を短く設定します。低酸素血症のために，平均気道内圧を高くして肺をリクルートしたければ，吸気時間を長く設定します。平均気道内圧をさらに高くするために，I：E比を1：1にしたり，「逆比」にして1.5：1にしたりすることもあります（逆比換気）。

人工呼吸器によっては，I：E比を直接設定する機種もあります。このような人工呼吸器では，吸気時間と呼気時間は自動的に計算されます。たとえば，I：E比を1：2にしたとします。呼吸数が20回/分であれば，1回当たりの呼吸は3秒になるので，I：E比が1：2ならば，吸気時間が1秒，呼気時間は残りの2秒になります。

I：E比を設定すれば**呼気に使える**時間が決まりますが，これは**呼気に要す**

る時間と同じではありません。患者が呼気に要する時間のほうが呼気に使える時間（人工呼吸器設定から決まる）よりも短ければ，次の吸気が始まる前に呼気を終えます。反対に，呼気に要する時間が呼気に使えるよりも長い場合，息を吐き終える前に次の吸気が始まることになります（「auto-PEEP」の項を参照）。

●患者によるサイクル（流量サイクル）

患者によるサイクルとは患者が吸気の終わりを決めるもので，通常，**流量サイクル**です。流量サイクルは流量の変化に基づくので，圧ターゲットのモードでのみ使われます。

流量サイクルでは，患者が吸気努力を行っている間だけ人工呼吸器は回路に圧をかけます。患者の吸気努力を手助けするには，人工呼吸器は患者が息を吸っている間にのみ吸気を送り，患者が息を吸い終われば終了する必要があります。

●患者が息を吸い終わるのを，人工呼吸器はどのように感知するのか？

患者が息を吸い始めると，吸気流量は大きくなり，ピーク（最大吸気流量）に達した後，肺が膨らんで吸気が終わりに近づくにつれて小さくなります。流量が最大吸気流量の 20% にまで減少した時点で，人工呼吸器は吸気を終了して圧をかけるのを止めます。

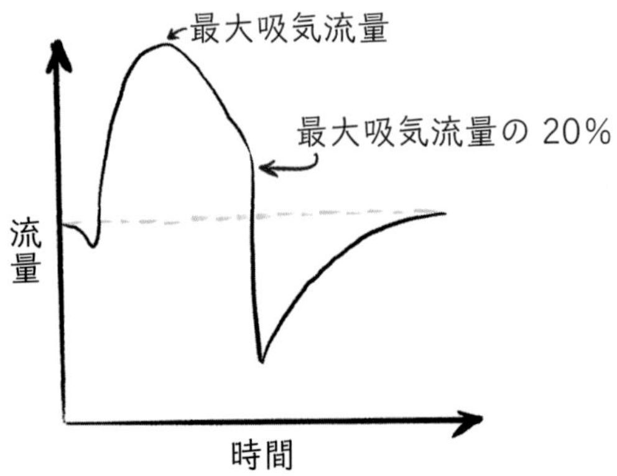

流量サイクルは呼吸の変動に対応することができ，患者は息を長く吸うことも短く吸うこともできます。これは患者にとって快適ではありますが，一方で，後の「非同調」の項で述べるように，呼吸筋疲労につながることもあります。

トリガー

トリガーとは，人工呼吸器の吸気が始まる合図です。

患者がトリガーすることも，人工呼吸器がトリガーすることもあります。患者がトリガーする場合は，患者と人工呼吸器の両方の作用によってトリガーされます。人工呼吸器がトリガーする場合は，設定に従って行われます。

一般的なトリガーには次のようなものがあります。

・時間トリガー（人工呼吸器によるトリガー）

・フロー（流量）トリガー

・圧トリガー

時間トリガー（人工呼吸器によるトリガー）

トリガーのなかで最も単純なものは時間トリガー，すなわち人工呼吸器によるトリガーで，何秒かに1回トリガーされるような設定にします。このタイプのトリガーでは，最低限の呼吸数を設定します。鎮静されていたり筋弛緩されていたりする患者には必ず必要です。重度のショックのように，呼吸ドライブが不安定な場合にも，バックアップとして時間トリガーを使います。

このほかのタイプのトリガーでは，患者と人工呼吸器の両方が作用します。

患者によるトリガー

●フロートリガーと圧トリガー

患者によるトリガーで最もよく使われるのは**フロートリガー**と**圧トリガー**です。

フロートリガーは，患者が人工呼吸器回路内の空気を吸うことで始まります。回路に流れる空気の流量が減少するのを人工呼吸器が感知して，器械呼吸を始めるのです。

圧トリガーは，回路内の圧の低下を人工呼吸器が感知して始まります。

フロートリガー・圧トリガーでは，感度を人工呼吸器で設定します。

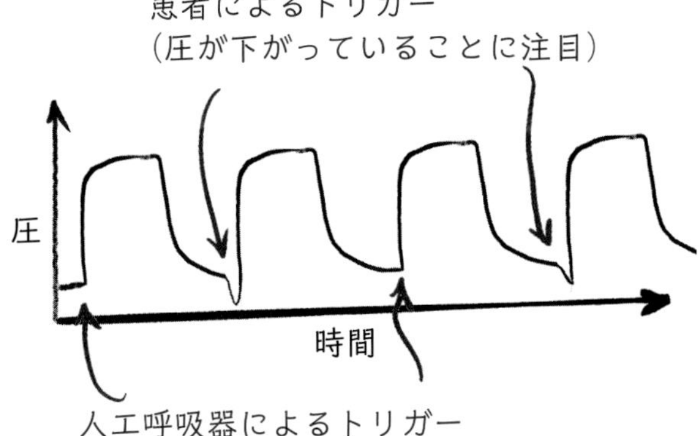

フロートリガーと圧トリガーの間にほとんど違いはありません。以前には，圧トリガーのほうが始まるのに時間がかかり，患者が不快に感じたり空気飢

餓感が悪化したりすることがあったため，大きく異なるとされていました。現在の人工呼吸器では，圧トリガーであっても非常に素早く反応するので，設定が適切であれば違いはほとんどありません。

神経調節補助換気（NAVA）

あまり使われることはありませんが，特別な電極を食道に挿入して，横隔膜の活動電位を感知することで呼吸をトリガーする神経調節補助換気（neurally adjusted ventilatory assist：NAVA）という方法があります。非常に興味深いのですが，筆者はほとんど使ったことがないため，ここまでにしておきます。

酸素化についてのパラメータ

酸素化についてのパラメータとは，人工呼吸器の混合気の**吸入酸素濃度（F_IO_2）**を上げるか，あるいは**PEEP**を上げる設定のことです。初期設定についてはChapter 5で詳しく説明します。

F_IO_2とは，混合気の酸素の割合のことで，通常は30～100%に設定します。

PEEPとは，吸気と吸気の間に回路の中で保たれる圧のことです。

呼吸の種類

呼吸の種類は，これまでに述べた3つの基本特性を組み合わせて表すことができます。どのように組み合わさっているかによって，呼吸の種類を分類できるのです。

自発呼吸と強制呼吸

器械呼吸は**自発呼吸**と**強制呼吸**の2種類に分けられます。この2つは患者と人工呼吸器のどちらが呼吸を制御しているかによって決まり，モードについて話す際に重要になります。

自発呼吸では，いつ息を吸い始めるか，どれだけ長く息を吸うかを患者が決めます。すなわち，患者が呼吸をトリガーしてサイクル（通常は流量サイクル）する呼吸です。

強制呼吸では，必ず人工呼吸器がサイクルします（換気量サイクルまたは時間サイクル）。トリガーは患者によることも人工呼吸器によることもあります。

器械呼吸の種類

	自発呼吸	強制呼吸
トリガー	患者	患者または人工呼吸器
サイクル	患者	人工呼吸器

人工呼吸器では，強制呼吸をさらに分類するのに補助（assist）呼吸と調節（control）呼吸という用語をよく使います。**補助呼吸**とは，強制呼吸のうち患者がトリガーするものを指します。**調節呼吸**とは，強制呼吸のうち人工呼吸器がトリガーするものです。

呼気と auto-PEEP

呼気

ICU で一般的に使われている人工呼吸器は，**呼気を手助けしません**。呼気は患者の状態によって決まります。これは重要です。呼気については Chapter 1 の「呼気」の項（p.10）を参照してください。

患者の状態によって人工呼吸器の限度が決まることがあり，多くの場合は呼気に関連します。このような限度のために，患者に大きなリスクが及ぶこともよくあります。

auto-PEEP

人工呼吸器の限度となる主な原因に **auto-PEEP** があります。auto-PEEP は，呼気のための時間が十分ではなく，患者が息を吐き終わらないうちに次の吸気が入ってくることで起こります。

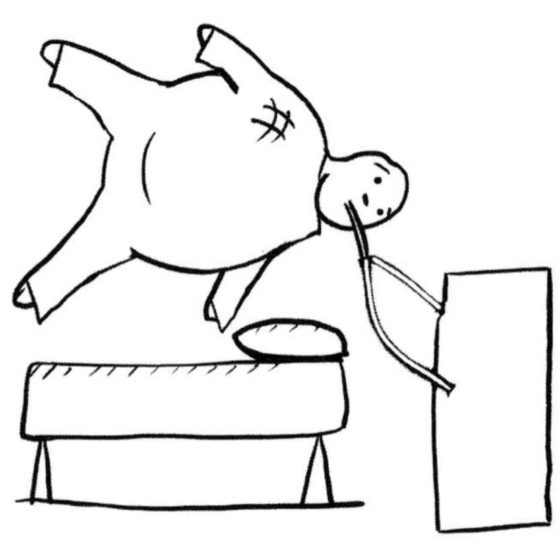

このような状態が続くと，吸気のたびに患者の肺の中の空気が増えていくことになり，次第に肺は FRC よりも大きくなっていきます。肺が大きくなればなるほど，息を吐き出す力は大きくなり，気道は開くので，呼気に要する時間は短縮します。最終的には，呼気に要する時間が設定の時間まで短縮するので，新たな平衡状態となります。auto-PEEP とは，肺にたまった余分な空気による圧のことです。

人工呼吸器で呼吸数の設定を高くすれば，どの患者でも auto-PEEP を起こしえます。人工呼吸器を装着した COPD 患者はみな，ある程度の auto-PEEP を起こしています[5)]。気道閉塞がある場合，呼吸数が比較的少なくても auto-PEEP が起こりがちです。

auto-PEEP が低ければ大きな問題にはなりませんが，胸腔内圧が非常に高くなることもあります。胸腔内圧のために不快に感じたり，肺が破裂したり，閉塞性ショックから死に至ることもあります。

特に気道閉塞のある患者を人工呼吸管理するときには，auto-PEEP を考慮して対応しなければ，死亡することもあるのです。

同様に，人工呼吸器ではなくバッグ換気をしているときにも auto-PEEP を考慮する必要があります。呼気時間を考慮せずにバッグ換気しすぎると，auto-PEEP から合併症を起こすことになります。心肺停止の場面で医療者のアドレナリンが過剰になっているときや，緊急挿管のときなどは特に注意が必要です。

人工呼吸器による auto-PEEP の検知・測定

auto-PEEP による合併症は深刻なので，見つけるのが非常に重要です。auto-PEEP を見つける方法はいくつかあります。まず簡単なのは，患者を見て聞くことです。次の吸気が始まるときにまだ息を吐いている音が聞こえたら，auto-PEEP があることがわかります。人工呼吸器のグラフィックも手がかりになります。呼気の流量波形が 0 に戻っていなければ，auto-PEEP の存在を示唆します。

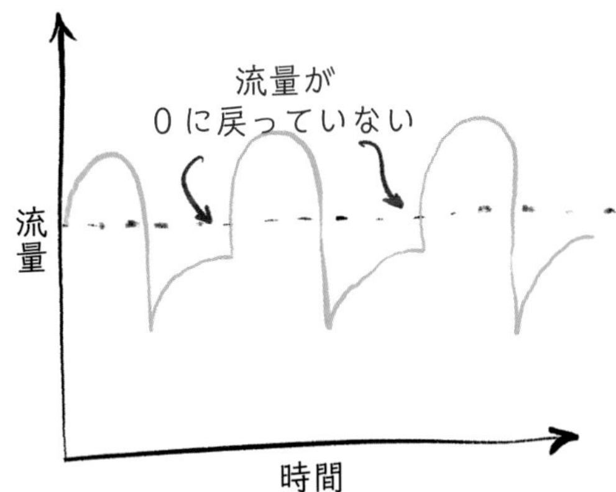

呼気ポーズ

呼気ポーズは auto-PEEP を検知するためによく使う方法です。どの人工呼吸器にも呼気ポーズを行う機能があります。

auto-PEEP がある場合，呼気時間が終わる時点（次の吸気が始まる直前）で，肺の中の圧が回路の圧よりも高くなっています。このように本来よりも高くなっている圧を，人工呼吸器で測定することができます。auto-PEEP のない正常な場合には，空気の流れがなければ患者の肺の中の圧は回路の圧と同じになります。

人工呼吸器の圧センサーが測定するのは，回路の中の圧です。auto-PEEP が生じているのは患者の肺の中なので，単に人工呼吸器の圧センサーを見るだけではわかりません。

auto-PEEP が起こる場所で，圧センサーが圧を直接測ることはできません。閉塞性肺疾患での呼気抵抗は通常小気道で起こり，auto-PEEP はそれよりも遠位で生じます。そのような直接測定できない部分の圧をどうすれば測定できるのでしょうか？

ストローに付けた風船がしぼんでいくところを想像してみてください。風船の中にセンサーを入れたりせずに，風船の中の圧を測るにはどうすればよいでしょうか？　ストローから空気が流れ出ている限り，ストローの中の圧は大気圧よりは高く，風船の中の圧よりは低くなります。風船の中の圧を正確に測定するには，空気の流れを止めて，風船の中の圧とストローの圧が等しくなるようにして，ストローの中の圧を測ります。

患者の肺の中の圧を測定するには，空気の流れを止めて，患者の肺の中と人工呼吸器の回路の中の圧が**等しくなる**ようにします。患者の肺の中の圧と人工呼吸器回路内の圧が等しくなれば，人工呼吸器の圧センサーで測った圧が患者の肺の中の圧になります。

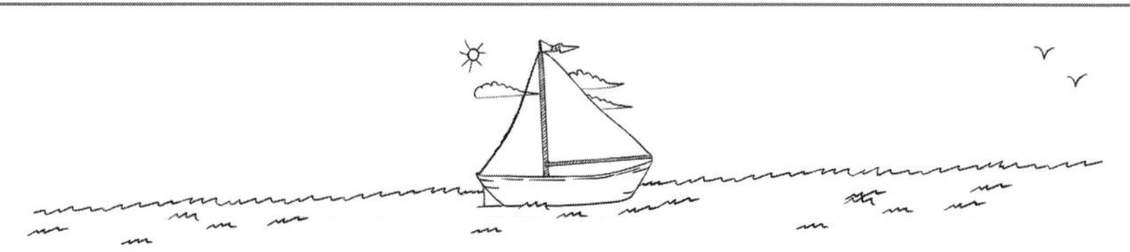

直接は測定できない箇所の圧を測定するために，測定できる箇所と圧が平衡になるようにするという原理は重要です。今回は，auto-PEEP を測るのにこの原理を使いましたが，**プラトー圧**も同様に測定します。**スワン・ガンツカテーテル**による測定も同じ原理です。理解できるまでゆっくり考えてみましょう。

呼気終末に肺の中の圧（auto-PEEP）を測定する方法を**呼気ポーズ**と呼びます。次の吸気が始まる直前に回路内の空気の流れを止め，圧が平衡に達するまで 3～5 秒待って，回路内の圧を測定します。この圧が auto-PEEP です。

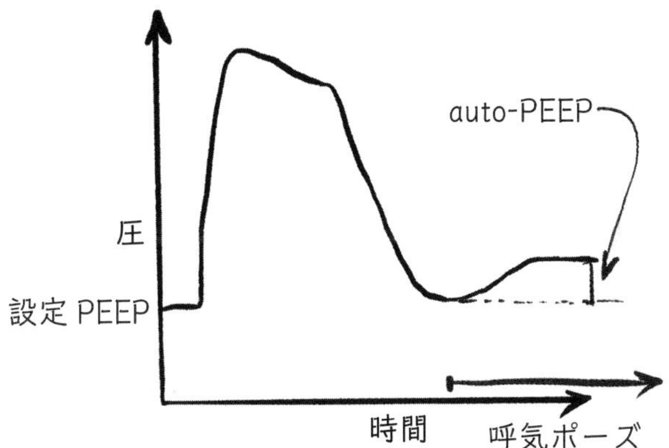

auto-PEEP への対応

auto-PEEP が原因でショック状態になっているのであれば，人工呼吸器を一旦外し，息を吐かせるようにします。これで患者の血行動態は改善しますが，人工呼吸器につなぐとまた同じことが起こってしまうので，少しの時間を稼いでいるにすぎません。一時しのぎではない解決法が必要になります。

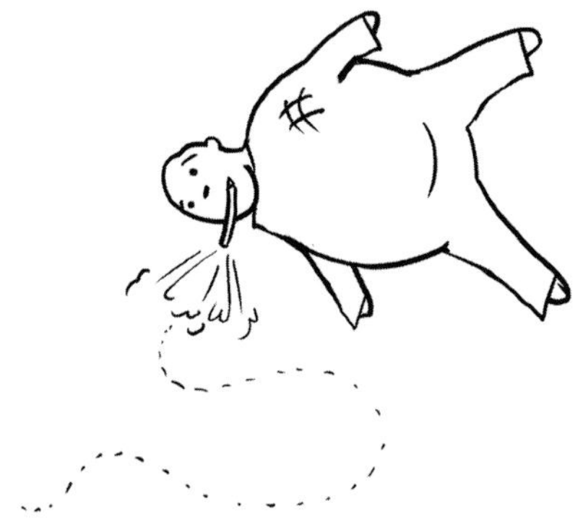

auto-PEEPに対処するには，呼気に使える時間（呼気時間）よりも患者が呼気に要する時間のほうが長くなっていることを理解するのが重要です。対処としては，呼気に使える時間を延ばすか，呼気に要する時間を短くします。

●呼気時間を長くする

吸気時間を短くする

換気量ターゲットでは，吸気流量を大きくするか，吸気の波形を矩形波にすることで吸気時間を短くすることができます。圧ターゲットでは，吸気時間の設定を短くします。

ただし，この方法による呼気時間への影響はわずかです。流量を60～70L/秒から100L/秒に大きくしても，呼気のための時間を1秒の何分の1か長くするだけです。

流量を大きくすることで起こる問題がいくつかあります。まず，流量を大きくすると，患者自身の呼吸数が増えることがあります[6)]。これでは，呼気のための時間が短くなってしまうので逆効果です。次に，吸気流量を大きくすると，動的圧が高くなるため吸気圧が高くなります。吸気圧が高くなりすぎると，人工呼吸器のアラームが鳴り，設定した1回換気量が供給されなくなります。

auto-PEEPに対処するために吸気時間を短くするのは，一般的にそれほど効果的ではありません。

呼吸数を減らす

呼吸数を減らすのも呼気時間を長くする方法です。しかし，「言うは易く行うは難し」です。

覚醒している患者が2段呼吸するのは，多くの場合，興奮していて，不快に感じており，呼吸ドライブが亢進しているときです。このような状況では鎮静・鎮痛が役立ちます。呼吸数をコントロールできず，患者の状態が重篤な場合には，鎮静してから筋弛緩薬を急性期に使うこともあります。筋弛緩は最後の手段なので，auto-PEEPの原因が解決するまでの間，必要なときにのみ行います。十分に鎮静することなく筋弛緩をしてはいけません。

1回換気量を減らす

1回換気量が小さければ，吐かなければならない空気の量がそれだけ減ります。酸-塩基平衡を保つのに必要な分時換気量との兼ね合いで検討します。

●呼気に要する時間を短くする

気道抵抗を下げる

気道抵抗が大気道のレベルで起こっている場合，径の大きな気管チューブを使ったり，気道分泌物を吸引したりすることで解決することがあります。COPDや喘息のように，気道抵抗が細気管支のレベルで生じている場合，気管支攣縮や炎症を治療することが解決法です。そのためには，気管支拡張薬やステロイドを使用します。

人工呼吸器設定では呼気時間を考慮する

すでに述べたように，人工呼吸では吸気よりも呼気のほうが問題になるのがわかると思います。呼気はほとんどコントロールできないので，注意して人工呼吸器を設定する必要があります。患者の呼気の性質は変化することがあるので，それに応じて人工呼吸器の設定を柔軟に変更します。

人工呼吸器を設定するときには呼気時間を考慮に入れます。呼気に使える時間は容易に計算できます。たとえば，呼吸数が10回/分なら，1回の呼吸は6秒になります。このうち，吸気が2秒なら，呼気に使える時間は4秒です。

息を吐ききるのに呼気時間すべてが常に必要とは限りませんが，呼気に要する時間が呼気時間よりも長ければ，息を吐ききる前に次の吸気が入ってくることになります。軽度であればそれほど大きな問題にならず，設定したよりも少し高いPEEPがかかるだけですが，重度の場合にはすでに述べたように重大な影響が及びます。

モード

モードとは，人工呼吸器が吸気を送るときのルールのことです。モードによって，呼吸の特徴やタイプが異なります。

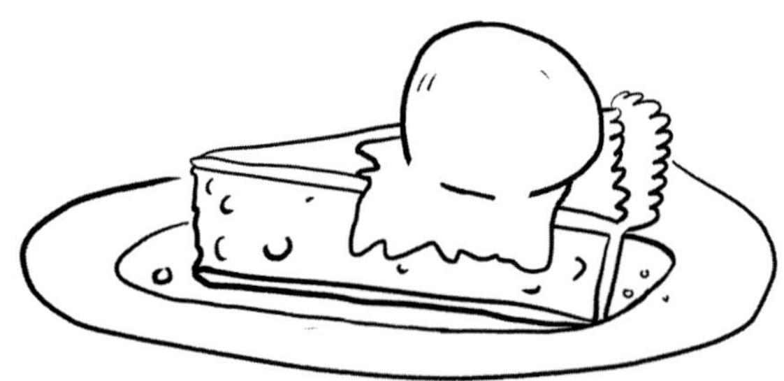

持続的強制換気（CMV）

持続的強制換気（continuous mandatory ventilation：CMV）とは，強制呼吸（「自発呼吸と強制呼吸」の項を参照）のみのモードです。時間トリガーを設定しますが，患者がトリガーすることもできます。呼吸のターゲットには圧，換気量，デュアルのいずれを選ぶこともできますが，**サイクルは必ず人工呼吸器**が行います。患者が吸気をトリガーしても，人工呼吸器から送られるのは常に強制呼吸で，自発呼吸であることはありません。

強制呼吸には**補助（assist）呼吸**と**調節（control）呼吸**という２種類があるため，CMV は**アシスト・コントロール**（A/C）とも呼ばれます。補助呼吸とは患者がトリガーする強制呼吸で，調節呼吸とは人工呼吸器がトリガーする強制呼吸です。調節呼吸のみを用いた昔のモードとは異なります。

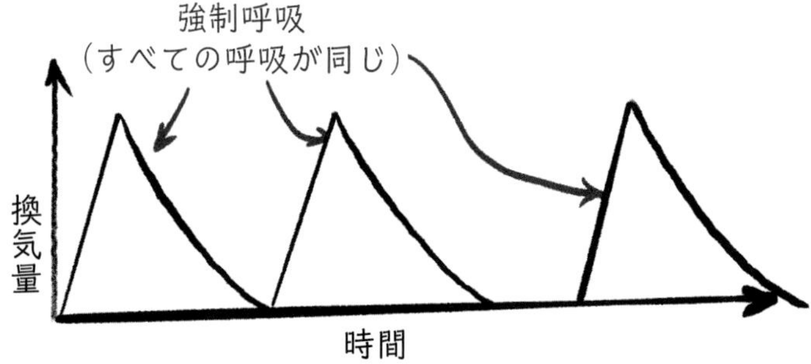

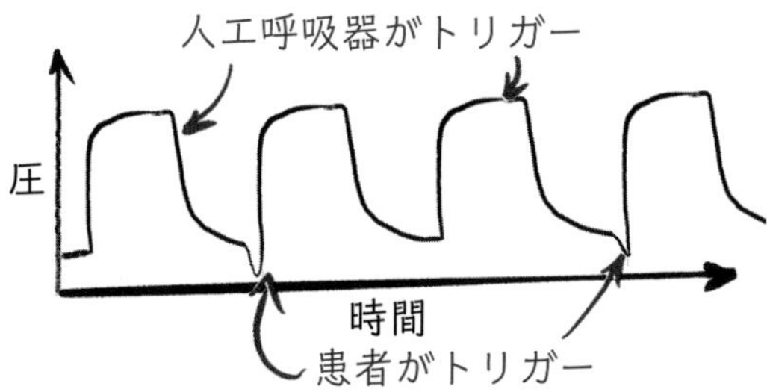

換気量ターゲットの CMV を**従量式**，圧ターゲットの CMV を**従圧式**と呼

びます。呼び方は違っても，これらはどちらもCMVです（呼吸器内科医は話をややこしくするのが好きなのです。試しに間質性肺疾患について聞いてみてください。眠くなるような話を聞かされる羽目になります）。

間欠的強制換気（IMV）

間欠的強制換気（intermittent mandatory ventilation：IMV）でも，人工呼吸器と患者の両方が呼吸をトリガーできる点はCMVと同じです。CMVと異なる点は，患者がトリガーしたときには強制呼吸にならないことです。IMVでは患者が吸気を始めた場合，自発呼吸（プレッシャーサポートを付加することも可能）になります（患者トリガー，患者サイクル）。

IMVでは，患者が吸気をトリガーすると，自発呼吸になります。患者が吸気をトリガーしなければ，次に人工呼吸器がトリガーしたときに強制呼吸が送られることになります。

IMVは自発呼吸と強制呼吸が同期（synchronize）して，干渉し合うことがないため，SIMV（synchronized IMV）と呼ばれます。強制呼吸のタイミングに近ければ，もし患者が吸気をトリガーしても，強制呼吸が送られることになります。

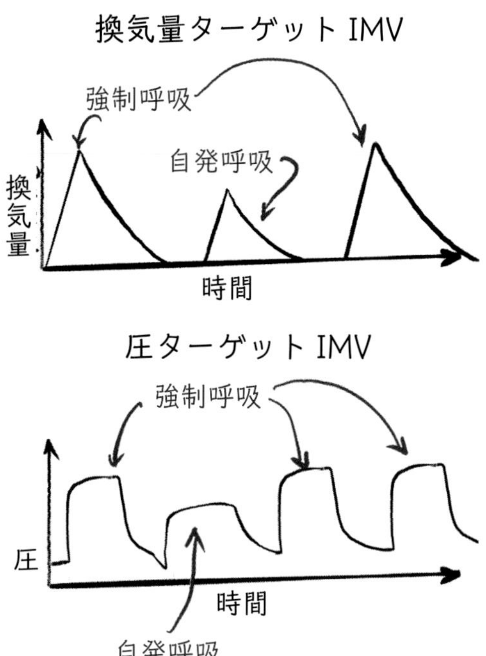

かつては，SIMV が人工呼吸器ウィーニングに使われていました。人工呼吸器の呼吸数設定をゆっくりと下げていって，最終的に自発呼吸のみになるようにしたのです。しかし，この方法では人工呼吸器から離脱するのに時間がかかることが証明されたため，現在 ICU では使われていません。長期療養施設では，ゆっくりとウィーニングするのに SIMV が使われることがあります。

神経 ICU では，患者の呼吸パターンに変調があることが多く，頻呼吸と無呼吸の間を行ったり来たりすることがあるので，そのような場合には SIMV を使います。SIMV を使うことで，分時換気量を保証しながら，頻呼吸のときに過度な非同調が起こるのを避けることができます。

持続的自発換気（自発換気モード）——continuous spontaneous ventilation：CSV

自発換気モードは自発呼吸のみなので，強制呼吸が行われることはありません。圧ターゲットであれば，**プレッシャーサポート換気**（pressure support ventilation：PSV）と呼ばれます。これは人工呼吸器ウィーニングでよく使われるモードです。

自発換気モードでは，患者は自らの呼吸数と換気量で呼吸することができます。自発呼吸では，好きなだけ大きく，長く深呼吸をすることができます。このモードは患者にとって快適なモードで，呼吸が安定している患者に使うことができます。

自発換気モードでは呼吸の回数，大きさ，長さは患者次第なので，患者が人工呼吸器の助けなしに呼吸できるかを試すのに適しています。

人工呼吸器から離脱できるか試すのに，自発換気モードにして低いプレッシャーサポートを使うことがよくあります。呼吸筋疲労を起こしてしまうと，呼吸が浅く速くなります。呼吸ドライブが安定していない患者では，無呼吸になることがあります。

自発換気モードを使ったウィーニングについては後で詳しく説明します。

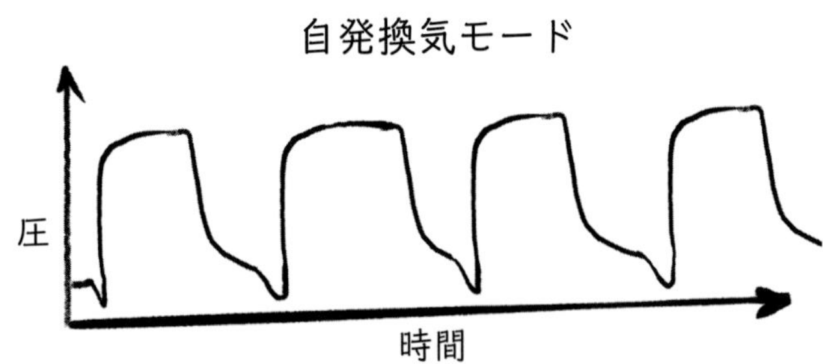

新しいモード

日常的に使うわけではありませんが，人工呼吸器の新しいモードが数多くあります。人工呼吸器の原則をよく理解していれば，新しいモードを理解するのもそれほど難しくないでしょう。

気道圧開放換気（APRV）

気道圧開放換気（airway pressure release ventilation：APRV）は自発換気モードの１つですが，１つ変わった点があります。PEEP が高い相（P high）と短時間の低い相（P low）が入れ替わるのです。P high が肺胞をリクルートし〔Chapter 4 の「肺リクルートメント」の項（p.149）を参照〕，P low は圧を開放して換気を助けます。P low の時間（T low）を非常に短く（1 秒未満）設定することで auto-PEEP が起こるようにし，肺が虚脱しないようにします。P high の時間（T high）がほとんどを占めます。患者はいつでも自発呼吸をすることができるので，快適性が増すと同時に，換気を助けることにもなります。平均気道内圧を高く保つことで，肺をリクルートして虚脱させないようにします。

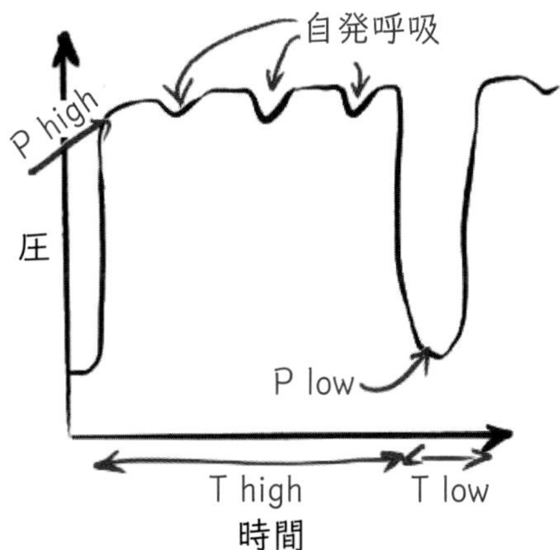

筆者は，リクルートメント手技の１つとして APRV を使います。APRV を使うことで人工呼吸器を必要する日数と気管切開が減ると示した研究が１つあります[7]が，死亡率を低下させることを示すものはありません。治療不応性の低酸素血症に APRV を使用する ICU もありますので，設定についても簡

単に説明します。

●APRVの設定[8)]

APRVではP highを通常30 cmH_2O程度に設定します。P highはプラトー圧に相当するので，30 cmH_2OにすればARDS Networkが推奨する範囲内になります。P lowは肺をしぼませるもので，0 cmH_2Oにすることもあります。P lowの設定を0 cmH_2Oにしても，患者の肺の中のPEEPが実際に0 cmH_2Oまで下がるわけではありません。患者の肺の中のPEEPがどれくらいになるかは，呼気の時間（T low）によって決まります。PEEPを0 cmH_2Oにすると，患者の肺から空気が出て行きやすくなりますが，低酸素血症になったり肺が虚脱したりするので，それより高く（5 cmH_2O程度）することがあります。

P highの時間（T high）が長くなるように設定します。短時間，圧を「開放」して肺から空気を逃すことで換気します。T lowはT highよりもかなり短く，通常は0.5秒程度にします。T highの5秒間は圧を高く，T lowの0.5秒は圧を開放して低くします。このように圧が上下するどのタイミングでも，患者は自発呼吸を行うことができます。

APRVでは，**肺リクルートメント**によって酸素化が改善します。肺リクルートメントを行うということは，平均気道内圧を高くすることです。呼気の1回換気量が大きかったり（>8 mL/kg），呼気終末流量が最大呼気流量の75%未満だったりすると，P lowの間に肺が虚脱するかもしれません。P lowの間の肺虚脱が問題であれば，T lowを少しずつ（0.05～0.1秒）短くします。P lowの問題でなければ，T lowを短くしても解決しないので，T highを少しずつ（0.5～1秒）長くします。それでも解決しなければ，P highを少しずつ上げるか（30 cmH_2Oを超えない範囲で），P lowを上げるかして，肺をリクルートします。

重度の高二酸化炭素血症が問題であれば，肺リクルートメントによって二酸化炭素排出も改善できます。肺リクルートメントのための設定を適切に行った後，換気を改善するようにします。APRVでは2通りの換気が行われます。自発呼吸と，圧の開放による呼気です。まず，患者の不快感を取り除きつつ，呼吸ドライブを抑制しないように鎮静することで，自発呼吸を維持します。次に，圧を開放して呼気量を増やすことで二酸化炭素排出を助けます。ただし，呼気量を増やすように設定すると，肺の虚脱が起こるかもしれません。P high を短くして圧を開放する頻度を上げることで換気量を増やすことができます。それ以外にも，T low を長くしたり，P low を下げたりして呼気量を増やすこともできます。二酸化炭素を排出するために肺リクルートメントをしたほうがよいのか，換気を増やしたほうがよいのかは患者次第なので，試行錯誤が必要になります。

●APRV でのウィーニング

APRV からのウィーニングでは，最終的に持続気道陽圧（continuous positive airway pressure：CPAP）と同じになるように設定を下げていきます。P high を下げながら T high を長くするのです。P high が 20 cmH_2O 程度に，T high が 20 秒程度になれば，モードをプレッシャーサポート換気か CPAP に変更し，さらにサポート圧を下げていくか，自発呼吸トライアル〔Chapter 7 の「自発呼吸トライアル（SBT）」の項（p.251）で説明します〕を行います。

ASV

ハミルトン社の人工呼吸器で使用可能なモードです。

調整補助換気（adaptive support ventilation：ASV）[9] では，**分時換気量**を（正常と比較したパーセンテージで）設定すると，目標に到達するよう人工呼吸器が自動的に呼吸数と 1 回換気量を調節します。呼気の時定数を計算することができ，また死腔と 1 回換気量の比率（死腔率）がわかるので，人工呼吸器は最適な 1 回換気量と呼吸数を導き出すことができます。閉塞性肺疾患のある患者では呼吸数を少なくし，拘束性肺疾患のある患者では呼吸数を多くして，1 回換気量を小さくします。

患者に十分な自発呼吸があれば，人工呼吸器はモードをプレッシャーサポート換気にして分時換気量を維持します。十分な自発呼吸がなければ，人工呼吸器はモードをデュアル・ターゲットに変更して，設定の分時換気量になるように圧と呼吸数を調節します。

ASV は汎用性のあるモードで，疾患のさまざまな段階に使うことができ，医療者が人工呼吸器設定を変更する回数を最小限にします。ただし，患者の転帰を改善させるとは証明されていません。

●ASV の設定

ASV の設定は，ほかのほとんどのモードよりもシンプルです[10)]。分時換気量を設定するのは簡単です。患者の身長と性別から，人工呼吸器が正常の分時換気量を計算します。分時換気量を 100％にすると，予測体重当たり 100 mL/kg になります。分時換気量の何％を保証する必要があるか決めます。術後の患者で肺疾患がなければ 100％に設定します。ARDS で肺傷害があれば 120％といった高い値に設定します。

酸素化の設定もシンプルです。PEEP と F_IO_2 を患者の状態に応じて設定します。

その他の設定に，圧リミットと呼気トリガー感度があります。圧リミットとは人工呼吸器で供給する最高圧のことで，呼気トリガー感度は最大吸気流量の何％でサイクルするかの設定です（「患者が息を吸い終わるのを，人工呼吸器はどのように感知するのか？」の項を参照）。

ASV は自発換気モードと CMV を使い分け，自発換気ではプレッシャーサポートを調節し，ARDS Network のパラメータの範囲内で分時換気量を維持します。

●ASV でのウィーニング

ASV のウィーニングでは，保証する分時換気量を減らしていきます。人工呼吸器で保証する分時換気量が十分小さく（25％），酸素化が許容範囲内であれば，抜管するか自発呼吸トライアルを行います。

PAV

PAV（proportional assist ventilation）では，患者の吸気努力に応じて人工呼吸器からのサポートが決まります。人工呼吸器からのサポートはパーセンテージで設定します。患者が吸気努力をすると，人工呼吸器がサポートします。

PAVでは，人工呼吸器が患者の吸気努力に応じたサポートをすることで，同調性を向上させます。デュアル・ターゲットのモードとは異なり，PAVでは患者の吸気努力が増えれば人工呼吸器からのサポートも増えます。このモードが患者の転帰を変えるとする根拠はありません。

さらなる新しいモード

新しい人工呼吸器モードが出てきても，基礎がわかっていれば理解するのはそれほど難しくありません。

非同調

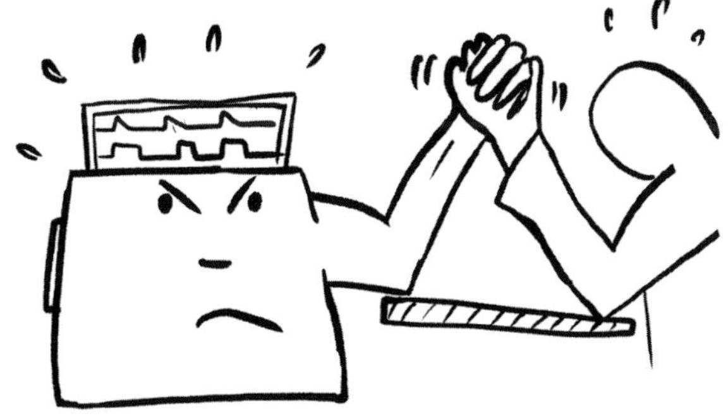

理想的には，人工呼吸器は患者が息を吸いたいときに，吸いたいだけの大きさと長さで呼吸を送るべきです。このような**同調**を達成するには，人工呼吸器は患者が息を吸い始めたら直ちに，患者が息を吸いたいスピードで呼吸

を送り，患者が吸気を終えた途端に止める必要があります。

このような理想的な状況から外れると，患者が呼吸をトリガーできなかったり，吸いたいスピードで吸えなかったり，呼吸が短すぎたり長すぎたりという**非同調**が起こります。

非同調は有害で，死亡率を上昇させることがあります[11)]。患者が不穏になったり不快に感じたりするため，鎮静をより深くする必要があります。患者が息を吐いているときに人工呼吸器がトリガーされたり，2段呼吸が起こったりすると，肺に過度のストレスがかかることになります。これによって，人工呼吸器を必要とする期間が長くなるのは望ましくありません。

幸い，非同調について理解すればこのような状況に対処できます。

患者自身の呼吸ドライブと人工呼吸器設定が合っていないと非同調が起こります。1回換気量が大きすぎたり，気道内圧が高すぎたりしないようにするために，非同調が避けられないこともときにはあります。しかし，多くの場合，人工呼吸器設定を調節することで患者の呼吸によりよく合わせて改善することができます。

非同調の種類

非同調は，**トリガーの非同調**，**流量の非同調**，**吸気時間の非同調**，**オートトリガー**に分けられます。

非同調	ミスマッチの種類
トリガーの非同調	人工呼吸器をトリガーできない
流量の非同調	吸気流量が十分ではない
吸気時間の非同調	吸気時間が短すぎるか長すぎる
オートトリガー	息を吸いたくないときに人工呼吸器が吸気を送る

トリガーの非同調

トリガーの非同調はよくある非同調です。患者が人工呼吸器をトリガーできなかったり，トリガーするのに大きな吸気努力をしなければならなかったりするときに起こります。患者にとっては非常に不快な状況です。

トリガーの非同調の原因はほとんどが **auto-PEEP** で，筋力低下ではありません。

人工呼吸器をトリガーするためには，患者は設定したトリガー感度の圧や流量（フロー）に達するまで吸気努力をしなければなりません。

圧トリガーの場合，回路内の圧をトリガー感度の分だけ PEEP よりも低くする必要があります。auto-PEEP がある場合，患者の肺の中はその分だけ設定した PEEP よりも高くなっています。患者が人工呼吸器をトリガーするためには，auto-PEEP に打ち勝つだけ圧を下げ，さらに圧トリガー感度に達するまで圧を下げなければなりません。

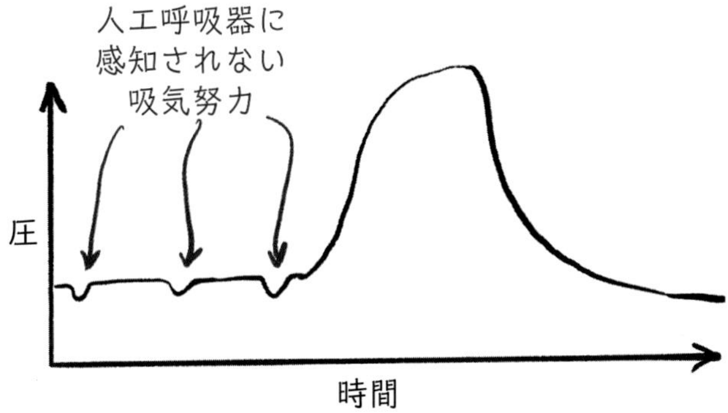

フロートリガーの場合でも同様に，呼気終末に auto-PEEP があると，それに打ち勝ってフロートリガー感度に達するまで息を吸い，人工呼吸器をトリガーする必要があります。

このように auto-PEEP があると回路内の圧を下げたり，フローを起こしたりするのには過剰な仕事量が必要になります。特に，肺過膨張からすでに横隔膜が平坦になっているときには呼吸仕事量が増大します。

auto-PEEP によるトリガーの非同調に対処するには，呼気に使える時間を十分長くして auto-PEEP を下げるようにします。そのためには，呼気を遅くしている閉塞性肺疾患を治療し，1 回換気量と呼吸数を減らし，可能であれば吸気流量を大きくします。

PEEP の設定を上げることで，人工呼吸器が患者の吸気努力を感知しやすくなります。人工呼吸器をトリガーするために，患者は auto-PEEP と設定 PEEP の分だけ余分に吸気努力をしなければなりませんが，PEEP の設定を上げることで，必要な吸気努力が小さくなります。

auto-PEEP を超えない限り，PEEP の設定は auto-PEEP に影響しません。PEEP を高く設定しすぎると，余分な圧が呼気の流れを妨げて auto-PEEP を悪化させることになります〔Chapter 7 の「PEEP と滝」の項（p.275）を参照〕。

PEEP を上げるときには注意して，患者の反応を観察しながらゆっくりと調節します。一般に，推定される auto-PEEP のおよそ 4 分の 3 まで PEEP 設定を上げることができます。

流量の非同調

流量の非同調は，人工呼吸器の流量が患者の必要とする吸気流量に合っていないときに起こります。この非同調は，流量を設定するタイプのモード（従量式の CMV）で，吸気流量とパターンが決められているときにのみ起こります。

流量の非同調が重度になると，息を吐かずに吸気を続けて行う **2 段呼吸**が起こります。これでは，設定の 2 倍の 1 回換気量が肺に送られることになるので危険です。2 段呼吸にならなかったとしても，患者の吸気努力によって肺組織が引っ張られることになります。横隔膜が肺底部をより大きく引っ張る一方で，無気肺や肺疾患がある部分は広がりにくいため，肺が**部分的に過膨張**になります[12)]。強い吸気努力によって肺の中が陰圧になることによって，経肺圧が大きくなり，血管が漏れやすくなって，肺水腫の原因になります[13)]。

吸気努力の大きい患者に流量の非同調は起こりがちです。疼痛，不穏，アシデミア，貧血は呼吸ドライブを大きくするので，流量の非同調が起こりやすくなります。

流量の非同調では，患者は人工呼吸器が供給するよりも大きい流量で回路から息を吸おうとします。そのために，回路内の圧が低下します。このような回路から患者への空気の流れと圧の低下が大きければ，次の呼吸がトリガーされることになります。流量の非同調は不快なので不穏の原因となり，息を吸おうと努力するので呼吸仕事量が増加します（鼻が詰まっているときに息を吸うことを考えてみてください）。

流量の非同調があると**圧波形が凹みます**。患者が吸おうとする吸気流量に人工呼吸器が供給する流量が追いつかないため，圧が下がるのです。

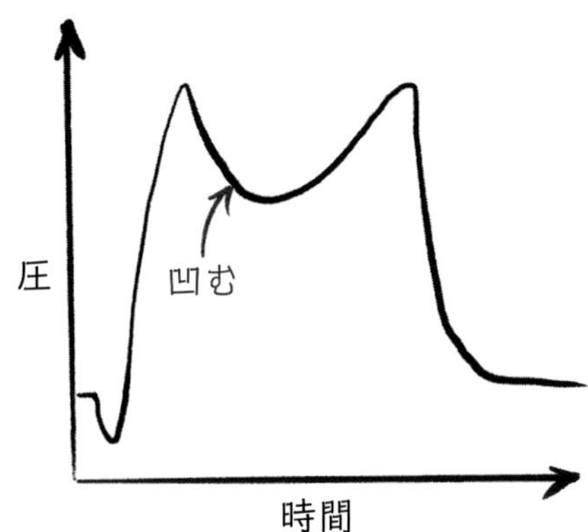

流量の非同調に対処するには，患者と人工呼吸器の双方からアプローチします。

患者については，呼吸ドライブが亢進する原因に対処します。アシデミアの原因を治療し，疼痛や不安があれば，抗不安薬や鎮痛薬を投与します。発熱や貧血などのほかの原因にも対処します。

人工呼吸器については，設定で変更できることがあります。

モードによっては**流量を大きくする**ことができます。その代わりに吸気は短くなります。ただし，患者自身の吸気が終わる前に人工呼吸器の吸気が終わると逆効果になり，２段呼吸を助長することになります。流量パターンを変更して，同調性が改善するか試します。

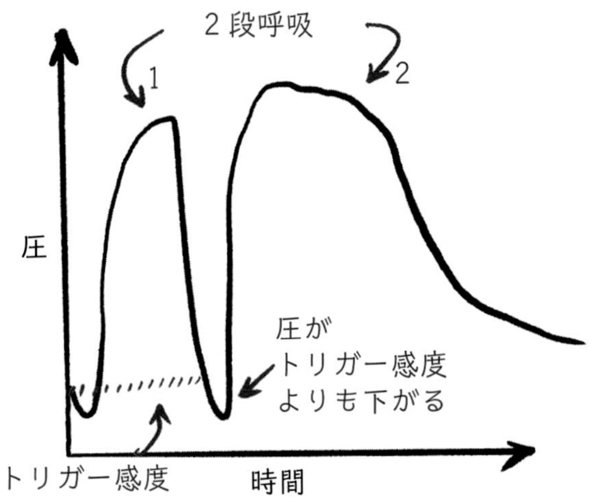

流量の非同調へのもう１つの対処法として，**圧ターゲット**のような流量を制限しないモードに変更するというものがあります。しかし，圧ターゲットの重大な欠点として，患者が非常に大きく息を吸っている場合には，肺傷害を起こすリスクとなることが挙げられます。デュアル・ターゲットを使いたくなるかもしれません。しかし，このモードでは，人工呼吸器は１回換気量を低く保つために吸気圧を下げてしまうので，空気飢餓感のある患者の呼吸仕事量をさらに増やしてしまいます。

流量の非同調と２段呼吸が重度の場合には，少なくとも空気飢餓感の原因がコントロールできるまで，少し大きめの１回換気量を許容することもあります。

吸気時間の非同調

吸気時間の非同調は，患者自身の呼吸ドライブに対して人工呼吸器の吸気時間が長すぎるか短すぎるときに起こります。吸気時間の設定が短すぎると，人工呼吸器からの吸気が終わった後も患者は息を吸い続けることになります。これによって，息を吐くことなく続けて吸気をトリガーするので，2段呼吸になります。逆に，吸気時間の設定が長すぎると，人工呼吸器からの吸気が終わる前に患者は息を吐き始めることになるので，気道内圧が上昇します。

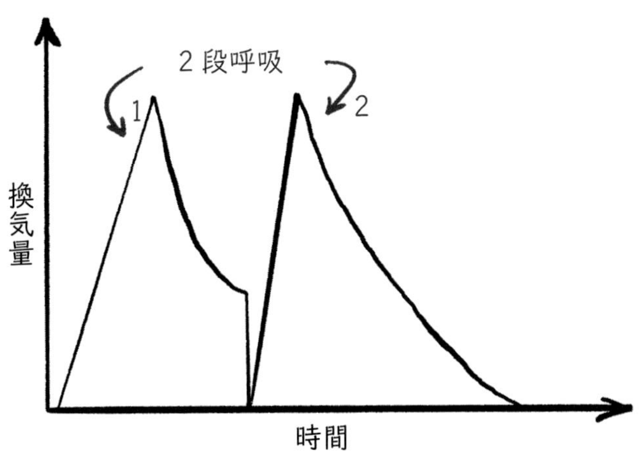

人工呼吸器のグラフィックを使えば，吸気時間の非同調は容易に見つけることができます。吸気時間の設定が短すぎる場合，流量波形は吸気が終わっても呼気を示す下向きにならないか，少し下向きになるだけです。圧波形では，1回目の吸気の後に波形が0よりも下になることがあります。2段呼吸が見られることもあります。吸気時間の設定が長すぎる場合，人工呼吸器からの吸気が終わる前に患者が息を吐き始めるので，圧波形は吸気終末に高くなります。

吸気時間の非同調へ対処するには，患者の呼吸に吸気時間設定を合わせます。従量式のCMVの場合，吸気流量か流量パターンを変えることになります。従圧式のCMVの場合，吸気時間を調節します。吸気時間の非同調が重度の場合に，患者の呼吸に合わせる最も簡単な方法は，プレッシャーサポート換気のような流量サイクルの自発換気モードに変更することです。プレッシャーサポート換気では患者自身が吸気時間を決めます。

空気飢餓感は，患者が長く息を吸う原因の１つで，長くて大きな息になります。アシドーシス，発熱，疼痛のような空気飢餓感を起こす可逆的な病態があれば，治療します。

オートトリガー

患者は息を吸おうとしていないのに，人工呼吸器が患者が息を吸おうとしていると感知するとオートトリガーが起こります。現代の人工呼吸器のトリガーは非常に鋭敏です。患者に不快感を与えず，かつ呼吸努力を最小限にするため，回路内の流量や圧が少し変わっただけで人工呼吸器をトリガーできるようになっています。しかし同時に，ほかの原因で回路内の流量が変わった場合にも敏感に反応します。

トリガーするのに十分なだけ回路内の流量を変える原因は数多くあります。しゃっくりや振戦，場合によっては強い心拍といった，呼吸以外のものが原因になることがあります。オートトリガーの原因として最も多いのは，人工呼吸器回路からの**リーク**によって圧が下がったり流量が失われたりして，患者は息を吸おうとしていないのにトリガーされることです。

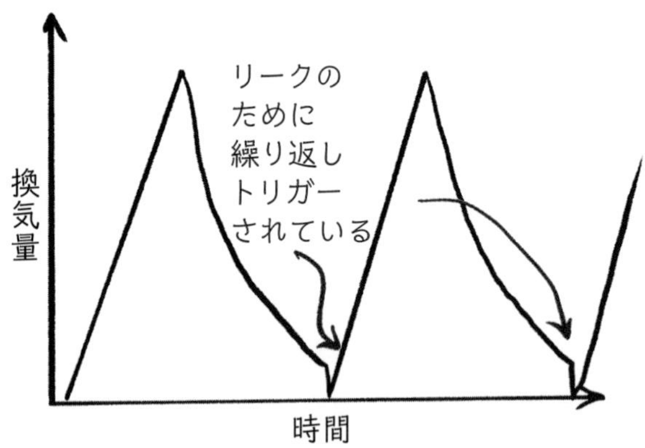

オートトリガーは過換気や呼吸性アルカローシスの原因になります。呼吸

性アルカローシスは，筋痙縮，痙攣，不整脈などさまざまな問題を起こすことがあります。

患者は呼吸努力をしていないのに呼吸数が設定よりも多ければオートトリガーがあるとわかります。人工呼吸器を装着した患者に呼吸性アルカローシスがあれば，オートトリガーがないか常に確認します。

アラームのトラブルシューティング

人工呼吸器アラームが，患者の家族や医療者を不安にさせることがよくあります。ここでは，主なアラームとその対処法について説明します。

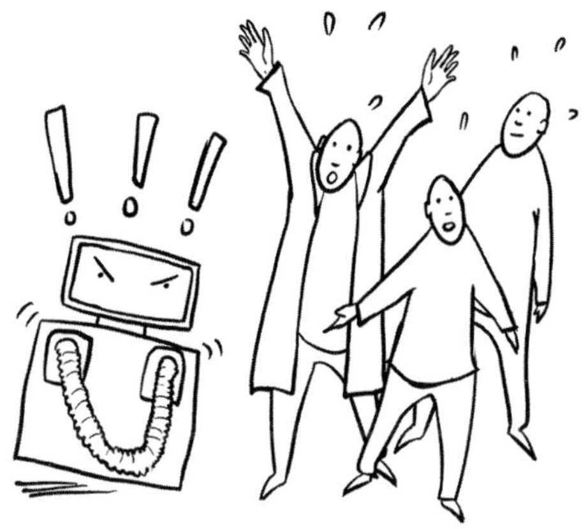

> 患者の状態が急変しているときやアラームの原因をすぐには見つけられないとき，最善の対処法は患者を人工呼吸器から外してバッグ換気することです。

主な人工呼吸器アラーム
・気道内圧上限
・リーク
・気道内圧下限
・回路外れ
・呼気１回換気量下限
・分時換気量上限
・呼気１回換気量上限
・無呼吸

気道内圧上限アラーム

人工呼吸器が回路内圧の上昇を感知したときに鳴るアラームです。最も多いのは，患者が咳をして回路内の圧が上がるときです。それよりも深刻なのは，動的圧や静的圧が上昇するために鳴るときで，原因を調べて解決する必要があります。

気管チューブが折れ曲がっていたり，患者が噛んでいたりといった，明らかな原因がないか確認します。気管チューブに吸引カテーテルを通して，閉塞がないか確認し，多量の痰があれば手早く吸引します。呼吸音が左右対称であるか，胸部を聴診します。胸部Ｘ線か超音波で気胸がないか調べます。人工呼吸器を装着した患者に気胸が起こると，短時間のうちに緊張性気胸になることがあるので，緊急に治療する必要があります。鎮静（あるいは筋弛緩）されている患者であれば，プラトー圧を測定することで，気道内圧上昇の原因が気道抵抗上昇（例：気管チューブの閉塞）なのか，胸部コンプライアンス低下なのかがわかります。

リークアラーム

人工呼吸器が回路からの空気の漏れを感知したときに鳴るアラームです。人工呼吸器は，人工呼吸器から回路に送られる空気の量と，回路から人工呼吸器に戻ってくる空気の量を別々に測定しています。両者の量が一致しなければ，回路内のどこかから空気が失われていることがわかります。主な原因には，リークと回路の外れがあります。

回路を調べてリークがないか確認します。リークがあれば，音が聞こえたり，触れると空気の漏れを感じたりします。患者の口から泡が出ていたり，ゴロゴロと音が聞こえたりしていれば，気管チューブが抜けて声帯の上に来ていたり，カフが破れていたりしないか確認します。

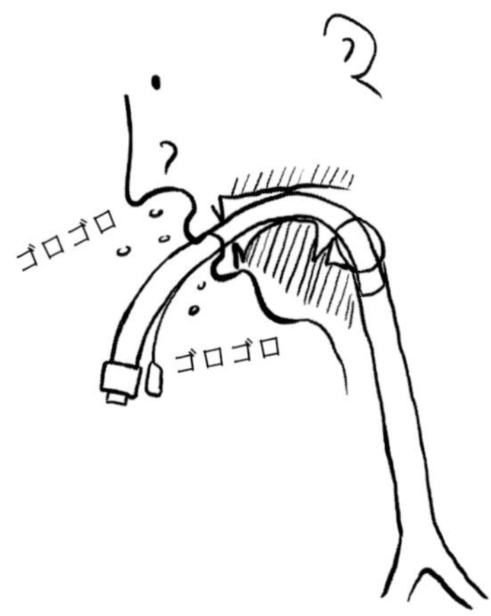

気管チューブが抜けてしまっていれば緊急事態であり，気道が確保されていないことを意味します。気管チューブが意図せず引っ張られたり，患者の体位が変わったりすることで起こります。

気管チューブは患者の頭位によっても動きます。上を向くと気管チューブは上に上がり，下を向くと気管チューブも下に下がります。要は，気管チューブは鼻の向きと同じ方向に動くわけです。胸部X線で，気管チューブの先端が気管分岐部より2～4cm上，鎖骨の胸骨端よりも下に位置していることを確認します。

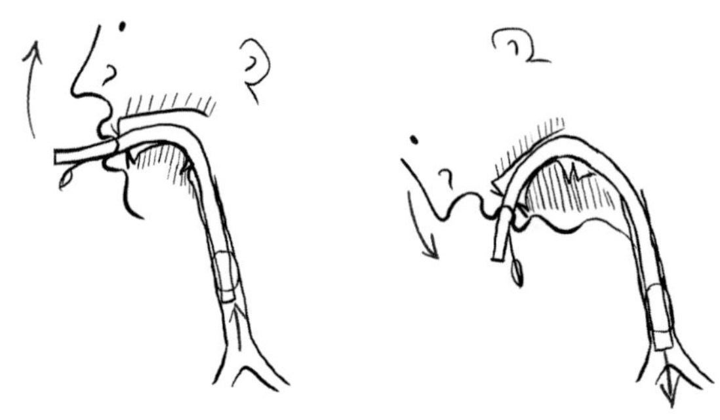

気管チューブが抜けてしまっている場合，緊急で再挿管が必要になる可能性がありますので，すぐに助けを呼びます。

人工呼吸器回路からのリークはグラフィックでもわかります。人工呼吸器は，回路に送られる空気の量と回路から戻ってくる空気の量の両方を測定しています。回路に送られる空気の量よりも回路から戻ってくる空気の量のほうが少なければ，換気量波形の呼気の部分が 0 に戻らないのでわかります。「オートトリガー」の項で説明したように，リークはオートトリガーの原因になることがよくあります。

気道内圧下限アラーム

リークがさらに極端に増え，回路内の圧が低下しているのを人工呼吸器が感知したときに鳴るアラームです。リーク量が多いときだけでなく，従量式の CMV を使っていて，患者の吸気努力が非常に強いために回路内の圧が下がるときにも鳴ります。対処の方法はリークの場合と同じです。

回路外れアラーム

気道内圧低下がさらに極端になると，回路外れアラームが鳴ります。気道抵抗が著しく低下するか，回路内の圧が極端に低下したままの状態を人工呼吸器が感知したときに鳴るアラームです。回路が外れているか，気管チューブが抜けてしまっている場合に鳴ります。

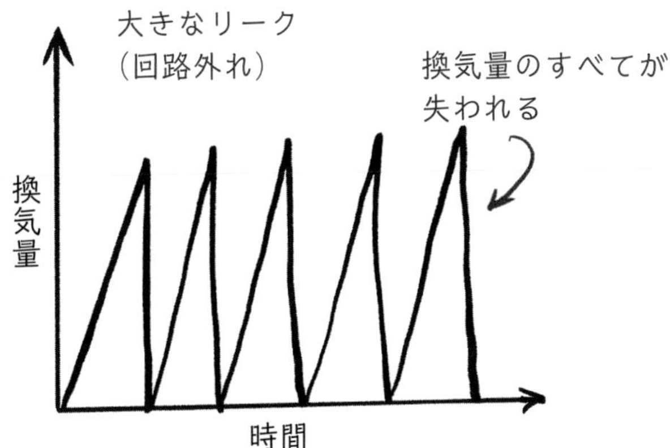

呼気 1 回換気量下限アラーム，分時換気量下限アラーム

人工呼吸器は，呼気ポートの流量を測定することで呼気の 1 回換気量を測定します。人工呼吸器に戻ってくる 1 回換気量がアラーム設定よりも小さければ，呼気 1 回換気量下限アラームが鳴ります。

分時換気量下限アラームは，1 分間（あるいは 10 回の呼吸での平均。機種によって異なります）での推定呼気 1 回換気量の合計がアラーム設定よりも低いときに鳴ります。

1 回換気量低下や分時換気量低下があれば，原因を検索します。

圧ターゲットは換気量を保証しないので，これらのアラームが特に有用です。圧ターゲットで 1 回換気量が低下すれば，患者の吸気努力が弱いか，患者の肺コンプライアンスに対してドライビングプレッシャーが低いことを示します。ウィーニングをしているときに起これば，患者が疲れていることを示します。

換気量ターゲットのモードを使っているときに，このようなアラームが，特に気道内圧上限アラームと同時に鳴ったときには，非常に重大な問題が起こっています。この場合，高確率で，気道内圧が**気道内圧上限アラームの設定に達してしまっているために**，人工呼吸器が吸気を送れなくなっています。

分時換気量上限アラーム

分時換気量がアラーム設定よりも大きくなっていることを人工呼吸器が感知したときに鳴るアラームです。疼痛，不安，代謝性アシドーシスなどによる頻呼吸が原因になることがあります。その他の原因として，人工呼吸器のオートトリガーがあります（「オートトリガー」の項を参照）。

呼気１回換気量上限アラーム

呼気ポートにあるセンサーで測定した１回換気量の増大を，人工呼吸器が感知したときに鳴るアラームです。直前に２段呼吸をしたために呼気が大きくなることもありますが，回路の外から空気が入ってきていることもあります。ネブライザーの外し忘れなど，外から回路に空気が入ってきていないことを確認します。

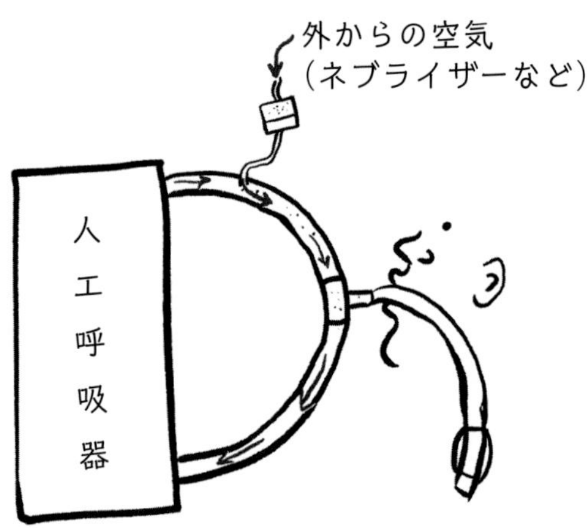

呼気１回換気量が大きくなっていれば，換気量波形のグラフィックで呼気の部分が０を通り越すのでわかります。

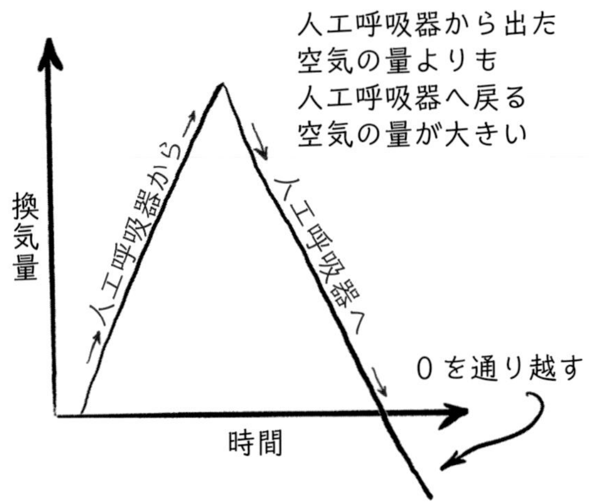

無呼吸アラーム

無呼吸アラームは，一定時間経過しても患者が人工呼吸器をトリガーしないときに鳴ります。ウィーニングをしているときのように，**自発換気モード**を使っているときにのみ鳴るアラームです。

無呼吸の原因としては，その直前に使っていたモードで過呼吸にしていたり，鎮静が深すぎたり，重大な神経疾患が起こっていたりすることがあります。無呼吸があれば，原因を調べて，可能であれば治療します。

問　題

1. 患者はY字管を通じて人工呼吸器に接続される。
   A）正しい
   B）誤り

2. 人工呼吸器の回路は空気の流れをコントロールする。
   A）正しい
   B）誤り

3. 人工呼吸器はどの部分の圧を測定するか？
   A）人工呼吸器回路の中
   B）患者の胸の中
   C）AとB両方
   D）どちらでもない

4. プラトー圧は呼気終末で測定する。
   A）正しい
   B）誤り

5. 人工呼吸器を装着した患者での死腔とは？
   A）人工呼吸器回路をすべて含む
   B）Y字管より患者側を含む
   C）気管チューブは含まない
   D）1回換気量が小さいときにはそれほど重要ではない

6. この人工呼吸器の波形が示すのは？

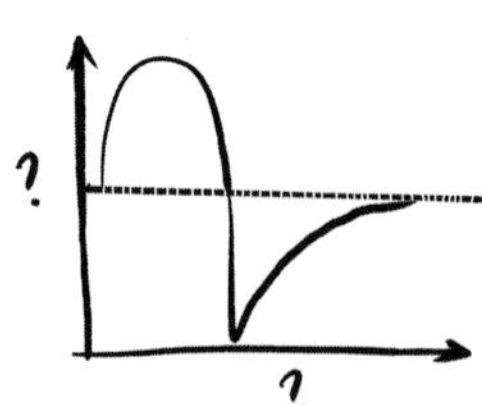

7. 従量式の CMV で吸気にかかる時間を決めるのは？
   A）吸気時間
   B）吸気流量
   C）流量パターン
   D）A～C のすべて

8. デュアル・ターゲットの適応として最適なのは？
   A）気管挿管されたばかりの糖尿病性ケトアシドーシス
   B）敗血症性ショック
   C）状態が安定した肺炎
   D）Biot（ビオー）呼吸のある脳損傷

9. 強制呼吸は常に人工呼吸器がトリガーする。
   A）正しい
   B）誤り

10. 自発呼吸は常に患者がトリガーする。
   A）正しい
   B）誤り

11. 圧ターゲットを使っていて肺コンプライアンスが低下すると，1 回換気量はどのように変化するか？
   A）増える
   B）減る
   C）変わらない

12. 換気量ターゲットを使っていて肺コンプライアンスが低下すると，1 回換気量はどのように変化するか？
   A）増える
   B）減る
   C）変わらない

13. CMV を使うべきで**ない**のは
   A）気管挿管されたばかりで筋弛緩されている患者

B）脳卒中のために無呼吸がある患者

C）抜管できるか評価中の患者

D）臓器移植を待つ脳死患者

14. CMV では，1 回換気量は常に一定である。

A）正しい

B）誤り

15. IMV では，自発呼吸は常に人工呼吸器がトリガーする。

A）正しい

B）誤り

16. 自発換気モードで，人工呼吸器のサイクルが行われるのは？

A）回路内の圧が低下したとき

B）吸気時間が終わったとき

C）吸気流量が減少したとき

D）患者が気管チューブを噛んだとき

17. 呼気時間は人工呼吸器の吸気時間設定に影響される。

A）正しい

B）誤り

18. 呼気に必要な時間は患者の病状によって変わる。

A）正しい

B）誤り

19. 分時換気量をどれだけ増やせるかは，呼気に必要な時間によって決まる。

A）正しい

B）誤り

20. COPD では auto-PEEP がよく起こる。

A）正しい

B）誤り

21. 従量式のCMVで2段呼吸が起こる原因は？
A）吸気時間が十分でない
B）1回換気量が十分でない
C）人工呼吸器回路からリークしている
D）AとBの両方

22. 人工呼吸器を装着した患者に呼吸性アルカローシスがあるときに考えるべきなのは？
A）疼痛
B）不穏
C）人工呼吸器回路からのリーク
D）A～Cのすべて

23. 気道内圧上限アラームの原因として考えられるのは？
A）気管チューブの折れ曲がり
B）咳嗽
C）気胸
D）A～Cのいずれでもない
E）A～Cのすべて

24. 最もよい人工呼吸器シミュレーターを作るのは？
A）Khaled Fernainy
B）Khaled Fernainyではない

25. 患者の鼻が上を向くと，気管チューブはどのように動くか？
A）上に上がる
B）下に下がる（奥に入る）
C）横に動く
D）動かない

26. 疲労困憊した大柄なインターンが，鎮静・筋弛緩されて従量式のCMVモードで人工呼吸されている患者にもたれかかっている。どのようなアラームが鳴ると考えられるか？
A）リーク
B）気道内圧上限
C）回路外れ
D）呼気1回換気量下限

27. 看護師が患者の顔を清拭しているときに，誤って気管チューブのパイロットバルーンを切ってしまった。どのようなアラームが鳴ると考えられるか？

A）リーク
B）気道内圧上限
C）呼気 1 回換気量下限
D）A と C

28. 人工呼吸器のアラームが鳴っている。画面を見ると，小さい 1 回換気量と大きい 1 回換気量が交互に起こっていることがわかった。1 回換気量の設定は 400 mL だが，実際には交互に小さいほうが 10〜15 mL，大きいほうが 800 mL になっている。何が起こっていると考えられるか？

A）大きなリークがある
B）患者が気管チューブを噛んでいて，人工呼吸器から吸気が送られない
C）流量の非同調のために 2 段呼吸になっている
D）人工呼吸器が誤作動している

29. 人工呼吸器を装着した喘息の患者が低血圧になった。血液ガスで軽度の呼吸性アシドーシスがあったため，呼吸数の設定を上げたばかりである。低血圧の原因として考えられるのは？

A）auto-PEEP
B）気胸
C）auto-PEEP
D）しつこいけど，auto-PEEP

30. 前問の患者がさらに低血圧になった。auto-PEEP が原因なのかまだ判断できずにいる。今すべきなのは？

A）人工呼吸器から一旦，患者を外して息を吐かせて，状態が改善するか見る
B）人工呼吸器を蹴飛ばして，「人生は不公平だ！」と叫ぶ
C）看護師を指さして，「何をやらかしたんだ！？」と叫ぶ
D）A〜C のすべて

解　答

1. 患者はＹ字管を通じて人工呼吸器に接続される。

答え：A）正しい

正しい

2. 人工呼吸器の回路は空気の流れをコントロールする。

答え：B）誤り

回路は，人工呼吸器からの空気と人工呼吸器へ戻る空気が流れる通り道である。

3. 人工呼吸器はどの部分の圧を測定するか？

答え：A）人工呼吸器回路の中

人工呼吸器が測定するのは回路の中の圧のみである。患者の肺の中の圧は，吸気ポーズや呼気ポーズと呼ばれる特定の測定方法をとらない限り測ることができない。

4. プラトー圧は呼気終末で測定する。

答え：B）誤り

プラトー圧は吸気終末に測定する。プラトー圧を測定する目的は，胸部・肺の静的圧を調べることである。吸気終末に空気の流れを止め，流れによる圧への影響を取り除き，人工呼吸器回路と胸の中で圧が平衡に達するようにすることで測定する。

5. 人工呼吸器を装着した患者での死腔とは？

答え：B）Ｙ字管より患者側を含む

人工呼吸器での死腔には，Ｙ字管から患者側が含まれる。Ｙ字管よりも人工呼吸器側にある吸気・呼気回路には常に空気が流れていて，二酸化炭素は洗い流されるので，死腔には含まれない。Ｙ字管より患者側の部分の二酸化炭素は洗い流されておらず，毎回の呼吸で取り除く必要がある。人工呼吸器の回路が１本だけの場合には，患者近くに呼気弁があり，そこよりも患者側が死腔となる。

6. この人工呼吸器の波形が示すのは？

答え：流量波形

上向きと下向きの２つの方向があることに注目する。0より上の部分は吸気で，0より下は呼気の曲線である。

7. 従量式のCMVで吸気にかかる時間を決めるのは？

答え：D）A～Cのすべて

吸気時間は吸気流量と流量パターンによって決まる。人工呼吸器によっては吸気時間を設定して，それによって吸気流量が変わるものもある。従量式では，これらのパラメータすべてが吸気時間に影響する。

8. デュアル・ターゲットの適応として最適なのは？

答え：C）状態が安定した肺炎

デュアル・ターゲットが最適なのは，患者の呼吸パターンが安定していて，空気飢餓感がないときである。選択肢のなかでは，Cのみがこれに当てはまる。

9. 強制呼吸は常に人工呼吸器がトリガーする。

答え：B）誤り

CMVでは，患者が強制呼吸をトリガーすることもできる。

10. 自発呼吸は常に患者がトリガーする。

答え：A）正しい

自発呼吸は必ず患者がトリガーする。

11. 圧ターゲットを使っていて肺コンプライアンスが低下すると，1回換気量はどのように変化するか？

答え：B）減る

圧ターゲットでは，肺コンプライアンスが低下すると，1回換気量が低下する。人工呼吸器が制御するのは回路内の圧で，1回換気量は肺と胸壁のコンプライアンス，患者が吸気努力をしているか否かによって決まる。

12. 換気量ターゲットを使っていて肺コンプライアンスが低下すると，1 回換気量はどのように変化するか？

答え：C）変わらない

圧ターゲットと異なり，換気量ターゲットでは，人工呼吸器は圧ではなく 1 回換気量を制御する。圧は状態によって変わる。肺コンプライアンスが低下すると，同じ 1 回換気量でも気道内圧は上昇する。気道内圧上限アラームの設定（医療者が設定する）に達して人工呼吸器が空気を送るのを止めない限り，設定した 1 回換気量が供給される。

13. CMV を使うべきで**ない**のは

答え：C）抜管できるか評価中の患者

CMV はどの患者にも使えるが，ウィーニングには適していない。患者が呼吸仕事量を補えるのか，十分な呼吸ドライブがあるのかといった情報を得ることはできない。選択肢のなかでは，抜管できるか評価中の患者は，ほかのモードを使ったほうがよいであろう。

14. CMV では，1 回換気量は常に一定である。

答え：B）誤り

CMV では，ターゲットを圧にすることも換気量にすることもできる。圧ターゲットにすれば 1 回換気量は状態によって変わり，換気量ターゲットにすれば 1 回換気量は一定になる。

15. IMV では，自発呼吸は常に人工呼吸器がトリガーする。

答え：B）誤り

IMV では，強制呼吸と自発呼吸の両方がある。自発呼吸は患者がトリガーする。

16. 自発換気モードで，人工呼吸器のサイクルが行われるのは？

答え：C）吸気流量が減少したとき

自発呼吸は流量サイクルである。人工呼吸器は，吸気流量が最大吸気流量の決まった割合（通常は 20 ～ 25％だが，人工呼吸器によっては変更することもできる。

呼気トリガー感度と呼ばれる）にまで減少したときに吸気を終える。患者が気管チューブを噛んでも人工呼吸器は吸気を終えるだろうが，ここで求める正解ではない。（でも，D を選択しても半分正解とする。）

17. 呼気時間は人工呼吸器の吸気時間設定に影響される。

答え：A）正しい

呼気に使える時間は，吸気にどれだけ時間を要するかに影響される。毎回の呼吸には，吸気時間と呼気時間がある。吸気時間が短ければ，それだけ呼気に使える時間が長くなる。ただし，息を吐くのにどれだけ時間がかかるかは，患者次第である。

18. 呼気に必要な時間は患者の病状によって変わる。

答え：A）正しい

呼気に要する時間は，患者の病状によって変化する。気管支攣縮，気管･気管チューブ内の分泌物，肺コンプライアンスはどれも呼気に要する時間に影響する。

19. 分時換気量をどれだけ増やせるかは，呼気に必要な時間によって決まる。

答え：A）正しい

分時換気量をどれだけ増やせるかは，呼気時間にかかっている。呼気にかかる時間が長ければ長いほど，分時換気量は少なくなる。限界を超えて分時換気量を増やすと，患者は息を吐ききれなくなり，最終的には重大な auto-PEEP が生じることになる。

20. COPD では auto-PEEP がよく起こる。

答え：A）正しい

auto-PEEP は COPD でよく起こる。COPD 患者のほとんどに，ある程度の auto-PEEP がある。

21. 従量式の CMV で 2 段呼吸が起こる原因は？

答え：D）A と B の両方

流量の非同調があれば，1 回換気量か吸気時間が患者にとって十分でないことを意味する。患者が息を吸い続けるため，人工呼吸器と患者の吸気流量が釣り合わなくなる。このために，吸気の最中や直後にもう一度吸気をトリガーすることになり，2段呼吸が起こる（ひどい場合には3段呼吸も）。

22. 人工呼吸器を装着した患者に呼吸性アルカローシスがあるときに考えるべきなのは？

答え：D）A～Cのすべて

呼吸性アルカローシスとは，$PaCO_2$が低下して，pHが正常よりも高くなることである。簡単に言うと，患者の分時換気量が必要以上に増えているのである。選択肢のすべて（ほかにも原因がある）が呼吸性アルカローシスを起こす。

23. 気道内圧上限アラームの原因として考えられるのは？

答え：E）A～Cのすべて

A～Cのすべてが気道内圧上昇の原因になる。気管チューブが折れ曲がると，空気の流れに対する抵抗が大きくなり気道内圧が上昇する（プラトー圧は正常）。気胸になると，胸腔内を空気が占め，肺が広がりにくくなる（プラトー圧は上昇）。咳嗽は気道内圧上限アラームの原因として多い。これは，患者が吐き出す空気が急に回路に送り込まれるためである。

24. 最もよい人工呼吸器シミュレーターを作るのは？

愚問だ。誰がこんな問題を出したんだ？　クビにしろ！　えっ？

25. 患者の鼻が上を向くと，気管チューブはどのように動くか？

答え：A）上に上がる

気管チューブは鼻の向きと同じ方向に動く。

26. 疲労困憊した大柄なインターンが，鎮静・筋弛緩されて従量式のCMVモードで人工呼吸されている患者にもたれかかっている。どのようなアラームが鳴ると考えられるか？

答え：B）気道内圧上限

胸部と腹部の圧が上がると肺を圧迫する。換気量ターゲットでは，設定の 1 回換気量を供給するために人工呼吸器は圧を高くしなければならなくなる。圧ターゲットでは，圧が決まっているために 1 回換気量が低下し，呼気 1 回換気量下限アラームが鳴るだろう。

27. 看護師が患者の顔を清拭しているときに，誤って気管チューブのパイロットバルーンを切ってしまった。どのようなアラームが鳴ると考えられるか？

答え：D）A と C

パイロットバルーンを切ってしまうと，気管チューブのカフがしぼむ。患者の肺にある空気はカフ周囲からリークして，人工呼吸器に戻ってこなくなる。人工呼吸器から送られる空気の量と，戻ってくる空気の量が合わなくなるので，リークアラームが鳴る。リーク量が大きければ，呼気 1 回換気量下限アラームが鳴ることもある。

28. 人工呼吸器のアラームが鳴っている。画面を見ると，小さい 1 回換気量と大きい 1 回換気量が交互に起こっていることがわかった。1 回換気量の設定は 400 mL だが，実際には交互に小さいほうが 10～15 mL，大きいほうが 800 mL になっている。何が起こっていると考えられるか？

答え：C）流量の非同調のために 2 段呼吸になっている

2 段呼吸が起こっているようだ。小さい呼気 1 回換気量は最初の（吐き出されない）呼吸で，大きな呼気 1 回換気量は 2 回分の呼吸が合わさった大きな呼吸だ。

29. 人工呼吸器を装着した喘息の患者が低血圧になった。血液ガスで軽度の呼吸性アシドーシスがあったため，呼吸数の設定を上げたばかりである。低血圧の原因として考えられるのは？

答え：すべて

この問題のポイントは，喘息での auto-PEEP の重要性を認識することだ。もちろん，どの選択肢も正解である。

30. 前問の患者がさらに低血圧になった。auto-PEEP が原因なのかまだ判断できずにいる。今すべきなのは？

答え：A）人工呼吸器から一旦，患者を外して息を吐かせて，状態が改善するか見る

auto-PEEPが低血圧の原因であれば，患者を人工呼吸器回路から外して，息を吐かせれば改善する。人工呼吸器を蹴るのは間違いで，看護師に叫ぶのは大間違いだ。

Chapter 4 呼吸不全の治療

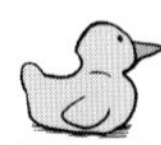

Chapter 1 で説明した生理学を踏まえて，ここでは呼吸不全をどのように治療するか説明します。この Chapter はそれほど長くありません。というのは，難しい部分，すなわち生理学についてはすでに説明してあるからです。あとはそれをまとめるだけです。

低酸素血症の治療

身体は重度の低酸素血症には耐えられないので，これは緊急事態です。幸いなことに，低酸素血症を治療するのは通常は簡単で，いくつか選択肢があります。ここでは，人工呼吸器による治療の前に，酸素療法による治療をいくつか説明します。

非侵襲的酸素療法

吸入気に酸素を加えると，換気の悪い肺胞での酸素分圧を高めることで，**換気血流比（$\dot{V}/\dot{Q}$）ミスマッチ**による低酸素血症を改善することができます。

酸素療法は，**拡散障害**のある肺胞の酸素化も改善します。肺胞気の酸素濃度を上げることで，酸素の拡散勾配が大きくなり，赤血球に酸素を与える速度が速くなるためです。

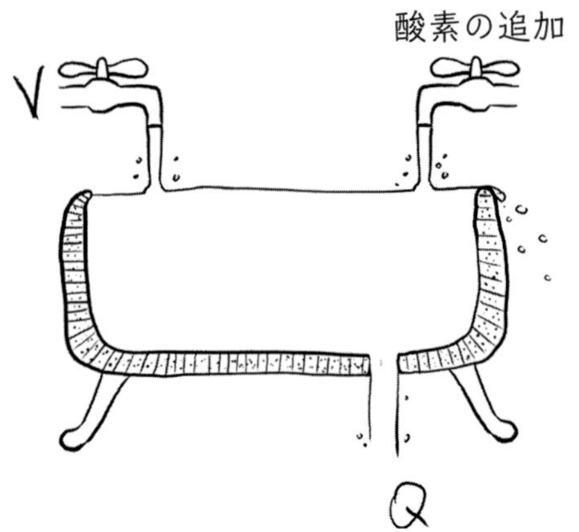

しかし，**シャント**による低酸素血症は酸素療法で改善することはできません。肺のシャントになっている部分にはまったく換気がないので，酸素を投与してもその部分を流れる血液には行き渡らないためです。

> 酸素療法は $\dot{V}/\dot{Q}$ ミスマッチによる低酸素血症を改善しますが，$\dot{V}/\dot{Q}$ ミスマッチ自体を改善するわけではないことは理解しておかなければなりません。実際，酸素療法は $\dot{V}/\dot{Q}$ ミスマッチを**悪化させる**ことがあります。
>
> 酸素が $\dot{V}/\dot{Q}$ 比の低い肺胞に到達すると，肺胞内の酸素分圧を上昇させます。低酸素性肺血管収縮（hypoxic pulmonary vasoconstriction：HPV）によって $\dot{V}/\dot{Q}$ ミスマッチを補正しようとしているところで，このように酸素分圧が上昇すると，低酸素性肺血管収縮が減弱してしまいます。
>
> このような $\dot{V}/\dot{Q}$ ミスマッチの悪化は，高二酸化炭素血症のある患者にも起こります。酸素療法によって低酸素血症は改善しますが，低酸素性肺血管収縮が減弱することで $\dot{V}/\dot{Q}$ ミスマッチが悪化するため，高二酸化炭素血症は悪化することがあります。
>
> 「酸素療法によって高二酸化炭素血症が悪化するのは，呼吸ドライブが低下するせいだ」という一般的な考え方とは異なる仕組みです。

非侵襲的酸素療法にはいくつかの方法があります[1)]。

非侵襲的酸素デバイス
鼻カニューレ
簡易フェイスマスク
ベンチュリマスク
リザーバーマスク
高流量デバイス（例：加温式高流量）

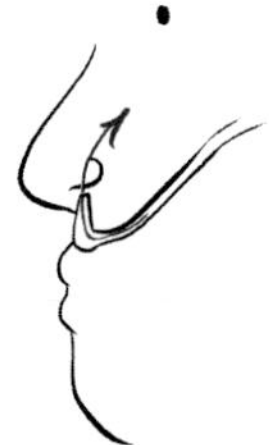

これらの酸素デバイスでは，吸気の際に室内気も吸い込まれるために，吸入酸素濃度（F_IO_2）に限界があります。吸い込まれた空気によって酸素が希釈されるため，F_IO_2 が低下してしまうのです。

吸い込まれる空気の量は，患者の吸気流量および呼吸数によって変わり，活動，発熱，食事などによって一日のなかでも変化します。吸い込まれる空気の量が変われば，F_IO_2 は大きく変化します。

酸素デバイスとして最も一般的なのは**鼻カニューレ**で，最も小型です。チューブに突起が付いていて，この部分が鼻腔に入ります。流量は一般に，通常のカニューレであれば最大5L/分，高流量カニューレであれば最大10L/分に制限されています。患者に供給される F_IO_2 は一定せず，吸気時の吸気流量が大きいときにどれくらい外気が吸い込まれるかによって変わります。

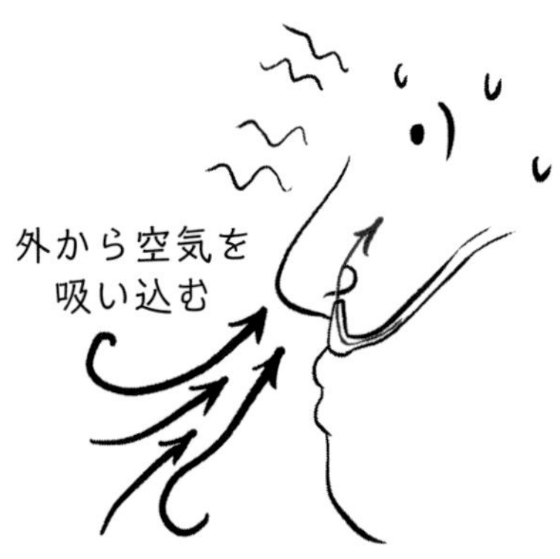

鼻カニューレの利点は，酸素を加湿できることです。実際，酸素流量が1～2L/分以上であれば，不快に感じさせないように加湿する必要があります。不快感のために鼻カニューレは必要ないと決め込んでしまった患者（高齢男性に多い）を装着するよう説得することほど難しいことは診療のなかでほかにあまりありません。「でも，スミスさん，チアノーゼになっていますよ……」と言いながら。

簡易フェイスマスクは，酸素デバイスとしては鼻カニューレより大きな作りになっています。このデバイスの利点は，患者が口呼吸をしているときに，マスクの外から吸い込む空気の量が少なくなることです。そのため，より高い F_IO_2 を供給することができ，患者にとっては，心配した医療スタッフや家族から「鼻から息を吸って！」と（イライラするうえに役に立たない）指図をされることが減ります。

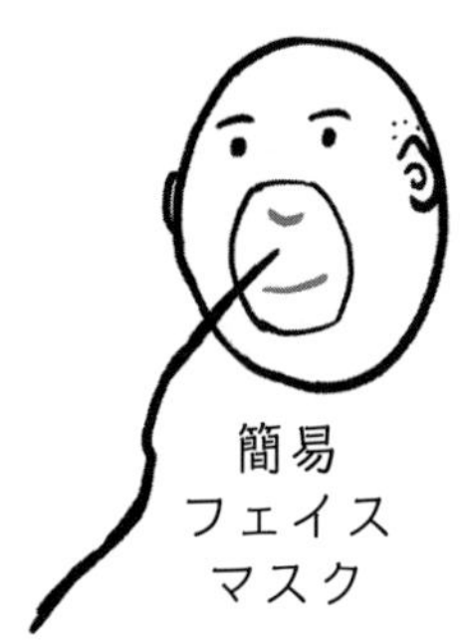

ベンチュリマスクを使えば，F_IO_2 を調節することができます。このデバイスは，「静止している気体より流れている気体のほうが圧は低くなる」というベルヌーイの原理を利用しています。デバイスに酸素が流れることで圧が下がり，外から室内気が吸い込まれて混ざります。酸素流量とベンチュリマスクの開口部の大きさによって，吸い込まれる空気の量が決まります。

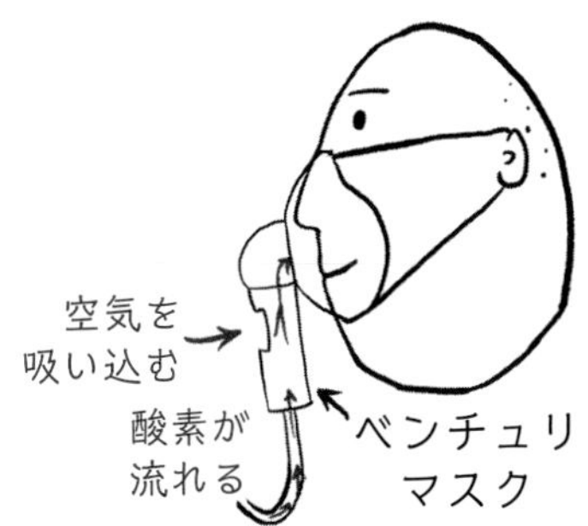

ベンチュリマスクを使えば，F_IO_2 を 30 ~ 90%に設定することができます。しかし，ベンチュリマスクで供給される酸素と空気の混合ガスが，外から吸い込む空気で希釈されるため，実際の F_IO_2 は患者の吸気流量によって変わります。

非常に高い F_IO_2 が必要な場合，より多くの酸素を供給するためには，外から吸い込む空気の量を減らさなければなりません。非侵襲的にこれを行うための酸素デバイスがいくつかあります。リザーバーマスクと高流量デバイスです。

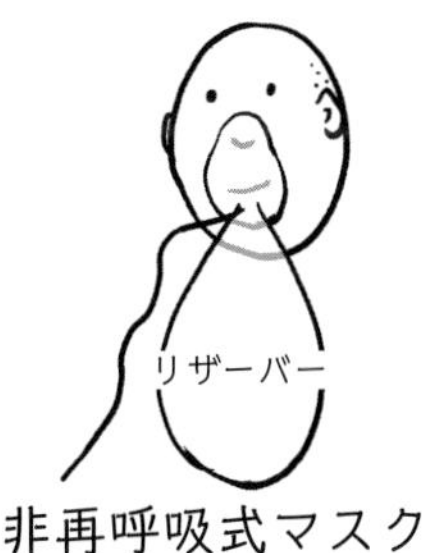

リザーバーマスクには，酸素をためるバッグ（リザーバー）が付いています。吸気始めの吸気流量が大きいときには，患者は外から空気を吸い込む代わりに，このバッグから酸素を吸うので，患者が吸い込む室内気の量が減ります。

通常，このような酸素デバイスを非再呼吸式マスクと呼びます。多くの場合，リザーバーがマスクに付いていて，一方弁によってマスクの外へ息を吐き出すことはできても，マスクの外から室内気を吸い込むことは減るように設計されています。

鼻カニューレ型のリザーバーもあります。Oxymizer 社はこのような酸素デバイスを製造する会社の１つで，鼻のすぐ下にリザーバーがあるものや，ペンダントのように首にリザーバーをつり下げるものを製造しています。

これらの酸素デバイスの大きな欠点に，加湿できないことが挙げられます。リザーバーの中で結露してしまうため，加湿できないのです。このため，分泌物が乾燥しやすくなり，不快感の原因となります。リザーバーマスクを使うと気道が乾燥しやすいので，搬送中など短時間の使用にとどめるべきです。

外から空気を吸い込まないようにするもう１つの酸素デバイスとして，**高流量デバイス**があります。これを使うと，40～70 L/分といった，患者の吸気に近いかそれ以上の高い流量を供給することができます。高流量デバイスは，マスクでも鼻カニューレでも使用することができ，加湿することができます。

非侵襲的な酸素補給では，患者の酸素化を改善するのに限界があり，患者によってはさらにサポートが必要になります。

人工呼吸器

人工呼吸器が酸素飽和度を改善させる仕組みはいくつかあります。人工呼吸器については，Chapter 3 で詳しく説明しています。

人工呼吸器が酸素飽和度を改善する仕組み
・酸素供給の改善
・肺リクルートメント
・酸素消費量の減少
・低換気の改善

●酸素供給の改善

人工呼吸器を使うと，室内気と患者との間に交通がなくなり，周囲から空気を吸い込むことがないため，**設定した F_IO_2** が患者に供給されることになります。

●肺リクルートメント

肺に感染が起き，肺胞に膿や細胞残屑が充満すると，その部位が硬くなります。また，膿や細胞残屑で満たされていなくても，虚脱した肺（無気肺）もあります。肺が虚脱する原因として，肺容量が減り小気道を引っ張る力が弱くなる，外（腹部，胸壁）からの圧がかかる，肺傷害のためにサーファクタントが失われる，高い F_IO_2 のために吸収性無気肺になる，などがあります。

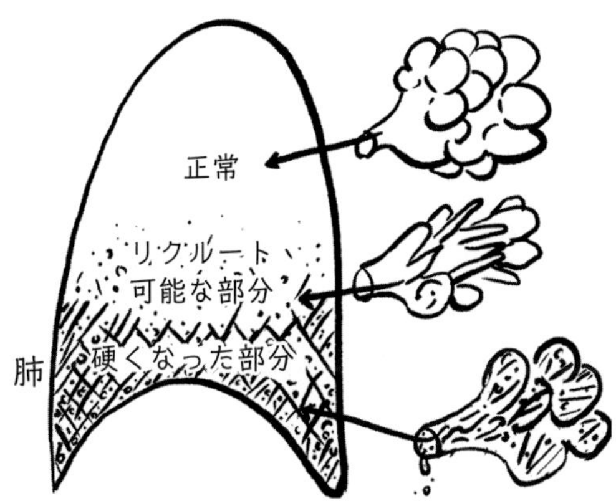

虚脱した肺はシャントとなり，ガス交換を行わないので，酸素化を悪化させます。

肺リクルートメントとは，虚脱してしまった肺を再び広げることです。人工呼吸器は，気道に圧をかけることで虚脱した肺を広げます。再び広がった肺は，ガス交換を行えるようになり，シャントではなくなります。

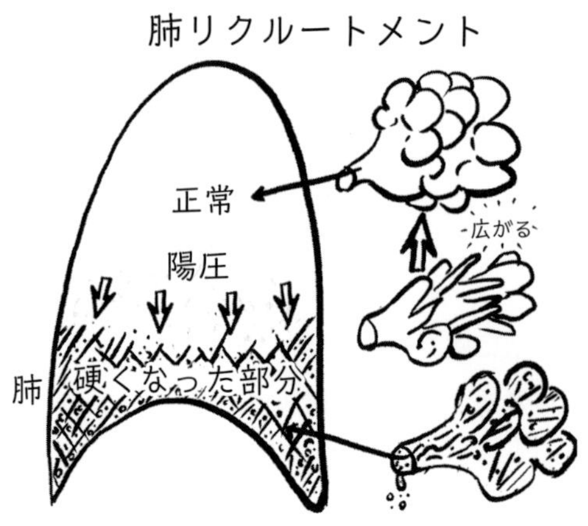

虚脱した肺を開く圧のことを**オープニングプレッシャー**と呼びます。一旦，肺を開いたら，開いたままにできるような圧に設定します。

PEEP

呼気終末陽圧（positive end expiratory pressure：PEEP）とは，吸気と吸気の合間に人工呼吸器回路で維持される圧のことです。吸気が送られているとき以外でも肺を開いておくようにPEEPを設定することで，呼吸周期によって肺が開いたり虚脱したりする（無気肺の原因となる）のを防ぎます。

PEEPを高くすると肺胞は開きますが，それには限度があります。PEEPを高くしすぎると，過剰な圧が肺にかかるため肺は過膨張になります。PEEPの調節については，Chapter 5を参照してください。

●酸素消費量の減少

酸素飽和度に影響するもう1つの要因に，**酸素消費量**があります。活動や代謝のために酸素消費量が増えると，混合静脈血の酸素飽和度は低下し，シャントによる動脈血の酸素飽和度への影響が大きくなります。

特に肺に疾患があって，硬くなり，換気が難しい場合には，呼吸器系は大量のエネルギーと酸素を消費します。

人工呼吸器を適切に使うことで，呼吸筋への負荷を軽減し，酸素消費量を減らすことができます。

呼吸困難のために不穏になっている患者は，大量に酸素を消費します。気管チューブを使って人工呼吸を行えば，患者を安全に深く鎮静でき，場合によっては筋弛緩を行うこともできます。これにより酸素消費量を減らすことができます。

●低換気の改善

患者の呼吸筋が疲労すると，換気能力が低下します。換気が不十分だと，低酸素血症が悪化します。人工呼吸器を使えば，呼吸筋疲労があっても換気量を保証することができるので，呼吸努力や換気能力を考慮しなくてもよくなります。つまり，換気量を制限するのは肺の力学的特性だけになるのです。このように換気を補助できるため，人工呼吸器は酸素化も改善することができます。

高二酸化炭素血症の治療

高二酸化炭素血症は，二酸化炭素を除去するのに必要な換気量と患者の分時換気量が釣り合っていないことが原因で起こります。

酸素を投与すれば拡散勾配が大きくなることで酸素化は改善しますが，二酸化炭素は大気中にそもそも微量しかありません。二酸化炭素除去を促進させるために，空気に何かを加えることはできないのです。

低換気の原因のうち可逆的なものを治療し，患者の回復を待つ以外には，人工呼吸器を使わずに二酸化炭素除去を直接改善する方法はありません。

人工呼吸器

人工呼吸器は，Chapter 2 の「身体的な制限」の項（p.58）で説明した「ポンプ」を人工的にサポートするものです。このことを念頭に置くと，人工呼吸器を使うことで動脈血二酸化炭素分圧（$PaCO_2$）を改善する方法がいくつかあります。

●分時換気量の維持

呼吸ドライブが十分ではない患者であっても，人工呼吸器を使うことで一定の換気量を維持することができます。

●呼吸仕事量の軽減

人工呼吸器は，自分では必要な呼吸仕事量をまかなえない患者をサポートすることができます。これは人工呼吸器の主要な役割です。患者の換気の一部，または，すべてを肩代わりすることができるのです。人工呼吸器による分時換気量は，空気が肺に出入りする速度によってのみ制限されます。

●肺リクルートメント

陽圧を使って肺リクルートメントを行うことで，二酸化炭素の除去を向上させることができます。虚脱していた，あるいは最低限しか換気がなかった（$\dot{V}/\dot{Q}$ 比の低い）肺の換気が改善することで，二酸化炭素が除去されやすくなります。

●二酸化炭素産生の減少

人工呼吸器を使うことで，患者を安全に鎮静し，場合によっては筋弛緩することが可能になります。これによって代謝需要を減少させて，二酸化炭素産生を減らすことができます。

鎮静薬の投与には危険が伴うので，人工呼吸器を使っていない高二酸化炭素性呼吸不全の患者に使うときには細心の注意が必要です。

問　題

1. 酸素療法で低酸素血症が改善する機序は？
   A) $\dot{V}/\dot{Q}$ ミスマッチを是正する
   B) 肺の血流のない部分で肺血管収縮を起こす
   C) 肺の $\dot{V}/\dot{Q}$ 比の低い部分で酸素化を改善する
   D) A～Cのすべて

2. リザーバーマスクを使用したときの F_IO_2 は？
   A) 100%
   B) 80%
   C) 60%
   D) わからない。患者の状態によって異なる

3. リザーバーマスクで酸素化が改善する機序は？
   A) より大きな酸素流量を持続的に供給する
   B) 吸気時に酸素を大量に吸入できる
   C) 二酸化炭素除去を改善する
   D) $\dot{V}/\dot{Q}$ ミスマッチを改善する

4. 肺リクルートメントについて正しいのは？
   A) 肺の $\dot{V}/\dot{Q}$ 比が低い部分を，正常の $\dot{V}/\dot{Q}$ 比にする
   B) 二酸化炭素除去を悪化させる
   C) 肺でのシャントを悪化させる
   D) 気管チューブを使用しないと行えない

5. 高二酸化炭素血症を改善させる方法として正しいものは？
   A) $\dot{V}/\dot{Q}$ ミスマッチを改善させる
   B) 過換気を行う
   C) 二酸化炭素を除去した空気を人工呼吸器に使う
   D) AとBの両方
   E) 上記のいずれでもない

6. 高二酸化炭素血症で低酸素血症になることが多い理由は？

A）肺胞の中で，酸素が二酸化炭素に置き換わるため

B）低換気は高二酸化炭素血症を起こすと同時に，酸素化にも影響するため

C）高い二酸化炭素レベルによって肺血管が拡張するため

D）A～Cのいずれでもない

7. 人工呼吸器を装着していて，F_IO_2が100％で，PEEPをARDS Networkの表に基づいて適切に設定しているにもかかわらず，低酸素血症が続いている。次に行うべきことは？

A）腹臥位換気

B）血管拡張薬の吸入

C）逆比換気

D）A～Cのすべて

解　答

1. 酸素療法で低酸素血症が改善する機序は？

答え：C）肺の$\dot{V}/\dot{Q}$比の低い部分で酸素化を改善する

酸素療法によって$\dot{V}/\dot{Q}$ミスマッチは改善せず，むしろ悪化する。$\dot{V}/\dot{Q}$比が低い部分の酸素を増やすことで低酸素血症を改善するのだが，肺血管拡張を起こして$\dot{V}/\dot{Q}$ミスマッチを悪化させることになる。

2. リザーバーマスクを使用したときのF_IO_2は？

答え：D）わからない。患者の状態によって異なる

リザーバーマスクで供給できる酸素濃度は，患者がマスクの外からどれくらい空気を吸い込むかによって変わる。どれくらい空気飢餓感があるかによって，低くなることも高くなることもある。

3. リザーバーマスクで酸素化が改善する機序は？

答え：B）吸気時に酸素を大量に吸入できる

リザーバーの部分に酸素がたまっていて，吸気の最初に患者が勢いよく吸うときにはここから酸素が供給される。

4. 肺リクルートメントについて正しいのは？

答え：A）肺の $\dot{V}/\dot{Q}$ 比が低い部分を，正常の $\dot{V}/\dot{Q}$ 比にする

肺リクルートメントにより，$\dot{V}/\dot{Q}$ 比の低い無気肺の部分を正常の $\dot{V}/\dot{Q}$ 比にすることができる。

5. 高二酸化炭素血症を改善させる方法として正しいものは？

答え：D）AとBの両方

$\dot{V}/\dot{Q}$ ミスマッチの改善と過換気は，ともに高二酸化炭素血症を改善させる。空気中には二酸化炭素がもともと微量しか含まれていないため，二酸化炭素を除去した空気を使っても効果がない。

6. 高二酸化炭素血症で低酸素血症になることが多い理由は？

答え：B）低換気は高二酸化炭素血症を起こすと同時に，酸素化にも影響するため

二酸化炭素と酸素は同じガス交換の仕組みを使っている。換気量が減少すると，$PaCO_2$ が上昇すると同時に，PaO_2 が低下する。

7. 人工呼吸器を装着していて，F_IO_2 が100％で，PEEPをARDS Networkの表に基づいて適切に設定しているにもかかわらず，低酸素血症が続いている。次に行うべきことは？

答え：D）A〜Cのすべて

これらの選択肢はすべて，治療抵抗性低酸素血症を改善するのに使われる。

Chapter 5 人工呼吸器の初期設定と調節

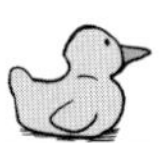

このChapterでは，人工呼吸を開始する判断と，初期設定，調節方法について説明します。最後に，重要でありながら見落とされがちなテーマである，肺・心臓の相互作用と，人工呼吸による影響について話します。

いつ人工呼吸器を考慮するか？

気管挿管するのかしないのか，それが問題だ

集中治療室（ICU）で，3人の患者を診療しているとします。1人目の患者には低酸素血症がありますが，呼吸困難はそれほどありません。患者は加温加湿した高流量鼻カニューレで大量の酸素投与を受けつつも，食事をしてもよいか尋ねています。酸素療法は，高流量鼻カニューレで供給できる最大限に達しています。

2人目の患者は混乱していて，傾眠状態です。鼻カニューレで5L/分の酸素投与を受けて，酸素飽和度は90%以上あります。1時間ごとに経鼻気管吸引が必要です。

3人目の患者は頸動脈内膜剝離術を受けたばかりです。手術部位に腫脹があって，嚥下困難を訴えていますが，酸素化・換気に問題はありません。

いつ気管挿管するのか？

人工呼吸を開始する理由はいくつかあります。一般的な理由は呼吸不全です。もう1つに，外科手術中や意識障害での気道保護があります。

ただし，呼吸不全や意識障害のある患者で常に気管挿管が必要になるわけではありません。それでは，いつ挿管するのでしょうか？

気管挿管をして人工呼吸を開始するという判断は**臨床的**なものです。つまり，患者全体，環境，経過を見て判断します。バイタルサイン，検査結果，疾患，治療に反応するまでの予測時間，臨床傾向などを総合的に判断します。患者の置かれた環境も考慮します。注意深く観察することができるか？　必要であれば気管挿管できる経験豊富なスタッフが周りにいるか？　足の指にパルスオキシメータを付けただけで，1時間もMRI検査に連れていったりしないだろうか？

患者のことを考え，経過を予測したうえで決断するのは簡単ではありませんが，それでも決断してやり通すことが大事です。

人工呼吸を開始すると，血行動態の変化から，患者の状態が悪化することがあります。気管挿管が必要な場合，手技によって患者に害を与えることもあります。この後で説明するように，人工呼吸器を使うことによって肺炎になったり，寝たきりなどその他の合併症を起こしたりするリスクが高くなります。

その一方で，人工呼吸を開始するまでに時間をかけすぎるのも危険です。状態が悪化しているときには，常に人工呼吸器の導入を真剣に検討する必要があります。患者の状態が悪化しているのにもかかわらず，ただ待っていては災いのもとになります。深刻な呼吸不全に陥ると，気管挿管はより危険で難しくなり，非侵襲的人工呼吸（NIV）は役に立たなくなり，ミスが許される余地は少なくなり，気管挿管直後に急変しやすくなります。

臨床的な判断であり，臨床経過を予測することは困難なので，気管挿管すると決めたことであなたを非難する人はほとんどいないでしょう。しかし逆に，患者の状態が急変して（リスクの高い）緊急挿管が必要になった場合には，そうはいかないでしょう。患者にまだ余力があるうちにコントロールされた状況で行う気管挿管のほうが，急変してから行う緊急挿管よりも常によいのです。

「この後数時間で，患者の状態は本当に改善するだろうか？」と自らに問いかけてみます。答えが「いいえ」であれば，気管挿管すべきです。

もう1つ，「今，挿管しなくても，後から挿管できるだろうか？」とも問うてみます。答えが「いいえ」であれば，やはり気管挿管すべきです。

こまめに再評価して，方針を変更する

患者を**こまめに再評価**し，方針を変えられるように心の準備をしておきます。一旦決断すると，頑なになりがちですが，気管挿管についての判断は臨機応変にするようにします。気管挿管せずに様子を見ると決めた患者の状態が悪化したり，状況が変わったりしたら，方針を変更してもよいのです。新しい視点で患者を観察し，経過を客観的に評価します。

気道保護

ICU 患者の最大 20% が気道保護のために気管挿管されます[1)]。

自分で気道保護できない患者は，無呼吸，低換気，誤嚥によって状態が悪化するリスクが高くなります。患者が気道保護できるかどうか判断する簡単な方法として，グラスゴー・コーマ・スケール（Glasgow coma scale：GCS）があります。GCS スコアが 8 以下なら，気管挿管を考慮します。8 という指標は外傷患者を対象にした文献をもとにしており，無呼吸・低換気・誤嚥によって状態が悪化するリスクが高いことが示されています[2)]。

気道保護というのは曖昧な用語です。GCS が 8 であれば，通常，応答がなく気管挿管すべきだと考えられますが，患者の状況も合わせて考えます。嘔吐があったり，気道分泌物が大量にあったりする場合，意識状態が GCS で 8 を上回っていても気管挿管が必要になることがあります。同様に，低酸素血症と敗血症があり，意識状態が悪化しつつある患者も，GCS が 8 まで低下する前に気管挿管する必要があるかもしれません。

自分で気道保護できるかどうかの指標として，咽頭反射はあてになりません。もっとよいのは，口頭での指示に従えるか評価することです。これによっ

て，意識レベルはどうか，分泌物を処理できるかを知ることができます。喉に分泌物がたまっていたり，ゴロゴロと音を立てていたり，いびきをかいていたり，気道保護するための処置（下顎挙上）を必要としたりする場合，短時間でこれらの状態から回復するのでなければ（例：オピオイド過量摂取），気道保護のために気管挿管が必要となります。

時限爆弾を抱えた気道

気道保護で考慮すべきことに，急速に悪化して**挿管困難**となる状況があります（Chapter 6 を参照）。そのようなリスクがある場合は，そうなる前に早めに挿管して，一時しのぎの処置で時間を無駄に費やすのは避けます。

気道の状態が悪化する例として，血管性浮腫があります。血管性浮腫の患者に対しては，治療を開始しながらも，気道閉塞になる恐れがある場合には治療の効果が出るまでの間，バックアップ案も準備して早期に気管挿管をします。

もう１つの例に，頸部の血腫があります。血腫が喉頭を偏位させて気管挿管できなくなって，外科的処置が必要になる前に，バックアップ案も準備して早期に気管挿管します。

呼吸不全：低酸素血症

低酸素血症が悪化している場合，必要な吸入酸素濃度（F_IO_2）が高くなりすぎる前に気管挿管します。

低酸素血症の患者に NIV を行うときには，気管挿管の可能性を早期から考えておくことが重要です。このような場合に判断を先延ばしにしすぎると，気管挿管をするために NIV を外して無呼吸にしたときに，合併症を引き起こすリスクが高くなります。重度の低酸素血症があり，すでに高い F_IO_2 と陽圧を必要とするような患者は，気管挿管のために麻酔導入をするとすぐに低酸素血症が悪化します。また，気管挿管に時間がかかったり，挿管困難があったりすると，重度の低酸素血症に陥ります。

リスクの高い患者

非常に重篤な状態では，どの患者も突然に心肺停止する危険性がありますが，特にリスクの高い患者がいます。原因としては，突然に呼吸筋力が極度に低下してしまうことや，気づかないうちに二酸化炭素が蓄積していることがあります。

リスクの高い患者
・呼吸筋疲労の徴候
・速くて浅い呼吸
・不規則な呼吸
・呼吸困難の訴え
・冷汗
・不穏，あるいは傾眠（こちらのほうが深刻）
・高血圧
・頻脈あるいは不整脈
・奇異呼吸あるいは呼吸補助筋の使用

●ショック

ショックがあると，呼吸筋による酸素需要が最も大きくなっているときに酸素供給が不十分となるため，突然の心肺停止を起こすリスクが特に高くなります。原因が何であれ（例：敗血症，心筋梗塞），ショックが進行している場合には，早めに気管挿管することを検討します。

●呼吸仕事量の増大

呼吸不全に突然陥るリスクが高いもう１つの例に，**呼吸仕事量**が大きい患者があります（例：喘息重積発作）。このような患者は，往々にして若く，増大した呼吸仕事量に耐えうるものの，突然悪化して呼吸停止になることがあります。

　喘息重積発作の患者は注意深く観察する必要があります。動脈血二酸化炭素分圧（$PaCO_2$）が正常になったり，呼吸筋疲労の徴候がある場合には，気管挿管を検討します。患者がおとなしくなったり，うとうとしたりするのは，呼吸筋疲労の証拠かもしれません。喘息患者は，気管挿管による合併症のリスクも高いです[3)]。挿管するか様子を見るかの判断は難しいですが，下さなければなりません。

呼吸仕事量が特に大きくなるもう１つの例に，重度の肺炎があります。肺が硬くなるので呼吸仕事量が増大しますが，若い患者であれば，少なくとも最初は，増大した仕事量に耐えることができます。しかし，呼吸筋が疲労するにつれて，呼吸不全が静かに進行していき，最終的に急変することになります。高二酸化炭素血症や意識障害といった呼吸不全の徴候がないか観察します。注意して観察しなければ，これらの徴候を簡単に見逃してしまいます。

●神経筋疾患

神経筋疾患があり，換気不全が悪化している患者もまた，注意深く観察する必要があります。このような場合，気づかない間に呼吸不全が進行し，突然，呼吸停止することがあります。夜，眠っているように見えるときは特に注意が必要です。

神経筋疾患があると，気道分泌物の喀出困難，吸気筋力低下，無気肺といった複数の問題が同時に発生することがあります[4)]。これらの問題はゆっくりと起こることがあり，また患者によってその程度もさまざまです。呼吸困難の自覚症状がはっきりしないこともあるのは重要です。

呼吸不全の進行の速さは疾患によって異なりますが，気をつけるべき徴候がいくつかあります。初期には，浅くて速い呼吸になることがあります。呼吸が浅いと，無気肺を起こし，そのために軽度の低酸素血症になります〔シャントと低換気血流比（$\dot{V}/\dot{Q}$ 比）のため〕。球症状があれば，不顕性誤嚥を起こして，低酸素血症になることもあります。

最終的には，呼吸ドライブが強くなるにつれて，呼吸補助筋を使うようになります。最初は顕著ではないので，**鼻翼呼吸**がないか常に注意深く観察します（「なぜ，そんなに鼻を見ているんだ？」と患者に言われるくらい）。深く息をできずにはっきりと話せなくなると，声が低くなったり（発声不全），途切れ途切れに話したりするようになります。また，落ち着きがなくなることがあります（「看護師が薬を持ってくるのが遅かった」などと，不安の原因がほかにあるかのように言うこともあります）。さらに進行して，横隔膜の筋力が低下すると，奇異呼吸になることがあります。

奇異呼吸は，呼吸補助筋と横隔膜が協調しなくなることで起こります。正常な状態では，息を吸うと，呼吸筋が胸壁を広げると同時に，横隔膜が腹腔内容物を押し下げます。このように協調して動くことにより，息を吸うときには腹壁が持ち上がります。横隔膜が協調して動けなくなったり，疲労のために収縮できなくなったりすると，吸気で腹腔内容物を押し下げなくなります。呼吸補助筋が胸壁を広げることで，逆に，腹腔内容物は引っ張り上げられます。腹腔内容物が胸部に向かって引き上げられることで，吸気で腹壁が凹むことになります。

神経筋疾患における急性呼吸不全は，呼吸器系のパラメータを確認することで，より客観的にモニターすることができます[5)]。測定して経時的に変化が見られるものとして，努力肺活量（forced vital capacity：FVC），最大吸気圧（maximum inspiratory pressure：MIP），最大呼気圧（maximal expiratory pressure：MEP）があります。

ギラン・バレー症候群（Guillain-Barré syndrome：GBS）では，「20-30-40」ルールがあります。FVC 20 mL/kg以下，MIPが－30 cmH_2O以上（0に近づく），MEPが40 cmH_2O以下であれば，気管挿管を考慮するというものです[6)]。また，息継ぎなしで1から20まで数えられない場合にも，気管挿管を考慮します。FVCが30％以上低下したり，横になったときに20％低下したりした場合も，警戒が必要です。

病状が急速に悪化している場合は，これらの閾値に達していなくても，気管挿管を考慮します。

高二酸化炭素血症や重度の低酸素血症はかなり進行してから出現するの

で，これらがないからといって待っていてはいけません。コントロールされた状況での気管挿管と比べて，緊急挿管ははるかにリスクが高いからです。

結局，気管挿管するかどうかは**臨床的な判断**です。進行速度，病状，併存疾患, 環境（どれだけ緊密にモニターできるか）などを総合的に判断します。

神経筋疾患のなかでも，重症筋無力症のように治療への反応が比較的早いものなら，NIV を試すのも妥当です。しかし，ギラン・バレー症候群のように進行が早く，また回復までに時間がかかる疾患では，早期に気管挿管を検討します。

侵襲的人工呼吸と非侵襲的人工呼吸

人工呼吸を行うためのインターフェイスには，侵襲的と非侵襲的の 2 種類があります。**侵襲的人工呼吸**とは，気管チューブまたは気管切開チューブを用いて, 上気道を迂回する方法を指します。**非侵襲的人工呼吸**（non-invasive ventilation：NIV）とは，密着したマスクを用いる方法です。

どちらの方法でも人工呼吸の利点が得られますが，それぞれに長所と短所があります。

侵襲的人工呼吸

気管チューブや気管切開チューブにはいくつかの長所があります。**チューブ**で上気道を迂回するので，気道閉塞の心配がなくなり，深く鎮静することが可能になります。

また，患者が室内気を吸い込むこともないため，設定した通りの FIO_2 を供給することができます。人工呼吸器からの圧と換気量は, 顔や頬ではなく, 必ず肺の中へ送られます。チューブのカフを膨らませることで大量の誤嚥を防ぐことができ，気管チューブを通して下気道から吸引することができるので，咳嗽が弱くて無効な場合でも気道分泌物を除去することができます。一方，侵襲的インターフェイスの短所として，上気道を迂回することで反射による気道保護が失われることが挙げられます。そのため，肺炎を起こす危険性が高くなります。また，気管チューブを挿入する気管挿管手技にも，リスクと困難が伴います。

非侵襲的人工呼吸（NIV）

NIV では，**マスク**を使って換気を行うため，上気道の正常な保護機能を迂回することがありません。そのため，嚥下や咳嗽は維持されるので，微小な誤嚥を防ぎ，分泌物を除去することができます。気管チューブに比べると，マスクによる不快感は少ないため，患者を鎮静する必要がなく，鎮静による合併症を避けることができます。

急性呼吸不全に対して NIV を使うことで，死亡率を低下させ，ICU 滞在日数を短縮できることが示されています[7]。

一方で，NIV では下気道を密閉して保護することができないため，患者自身が気道を保護しなければなりません。

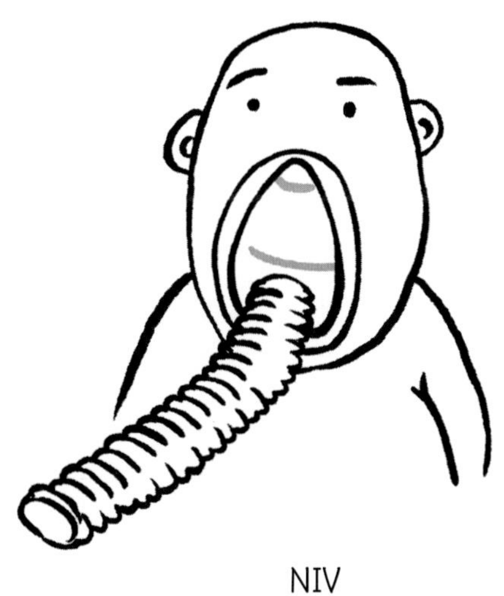

NIV

意識状態が不安定であったり，深い鎮静が必要だったりする場合には，

NIV を安全に使うことはできません。NIV のマスクは下気道を保護しないので，誤嚥（特に嘔吐からの大量の誤嚥）を防ぐことはできません。

NIV にはもう 1 つ不利な点があります。マスクを使っていると患者の口へアクセスすることができず，また顔や鼻の軟部組織を圧迫します。呼吸不全から回復するのに長期間かかると予想される場合には，NIV は禁忌です。呼吸不全の原因から比較的早く回復すると予測されるときのみ，NIV を用いるべきです。

NIV の効果が最もよく研究されているのは，慢性閉塞性肺疾患（chronic obstructive pulmonary disease：COPD）増悪，肺水腫，免疫不全患者の肺炎で，気管挿管率，入院日数，死亡率を低くすることが示されています。

その他，重症 COPD などのリスクのある術後患者での挿管防止や，COPD 患者での早期抜管などの適応についても研究されています。

それ以外の急性低酸素性呼吸不全に NIV を使うのは危険が伴います。主なリスクに，気管挿管を遅らせることで患者に害を及ぼすことが挙げられます。禁忌（例：ショックになっている，気道保護ができない）がなければ，極めて緊密にモニターして短時間だけ試してもよいでしょう。その場合でも，ICU で患者を注意深く観察し，開始後 1 ～ 2 時間で改善しているかどうか評価して，改善が見られなければ気管挿管に移行する準備をしたうえで行わなければなりません。

軽症の呼吸不全など，NIV で改善しやすい患者もいます。一方で，呼吸不全が進行して，分時換気量が大きい患者は，NIV で失敗するリスクが高くなります。失敗するかどうか予測するのに役立つ特性があります。人工呼吸器離脱における RSBI（rapid shallow breathing index）と同様に，HACOR（heart rate, acidosis, consciousness, oxygenation, and respiratory rate）[8] スコアはいくつかの特性〔心拍数，pH，P/F（PaO_2/FIO_2）比，呼吸数，GCS〕を組み合わせることで，NIV の失敗を予測します。HACOR スコアが高ければ，NIV 試行で失敗するリスクが高くなります[9]。

NIV を開始したら，患者を注意深く観察します。改善している徴候として，呼吸数の減少，患者の主観的な呼吸困難感の改善，酸素飽和度および血液ガスの改善があります。悪化しているのであれば，そのままNIVを継続するのではなく，明らかな呼吸不全に進行する前に気管挿管します。NIVを継続した後，明らかに悪化してから気管挿管するのは危険です。

NIVは以下のような禁忌がなく，覚醒している患者に対してのみ，慎重に行います。

・血行動態が不安定である
・気道を保護できない（GCS ≦ 8）
・分泌物が多い
・非協力的，または興奮している
・最近，上部消化管または気道の手術を受けた（外科医に確認する）
・マスクが合わない
・呼吸停止している

人工呼吸器の初期設定

あなたが気管挿管を済ませて満足感に浸っているところに，呼吸療法士は特に感動のない退屈した調子で聞いてきます。「それで，人工呼吸器の設定はどうしますか？」

人工呼吸器を設定するためには考えなくてはならないことがあります。あなたが（人工呼吸器で）邪魔をすると，それまでうまく機能してホメオスタシスを維持していた患者自身の呼吸器系が，人工呼吸器によっていわば上書きされることになります。あなたの設定が，患者が必要とするものとかけ離れていれば，患者を傷つけたり，死亡させたりすることになります（プレッシャーをかけるつもりではないのですが）。何も考えずに，「お決まりの」設定にするのは避けましょう。

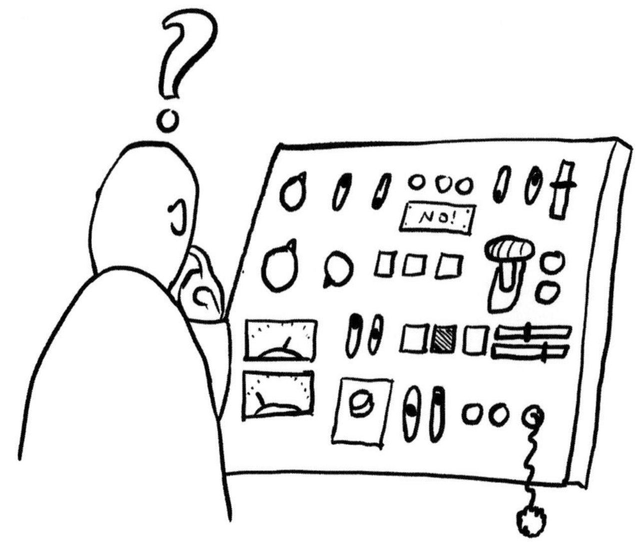

侵襲的か非侵襲的か，どちらの人工呼吸を始めるかによって，初期設定は異なります。どちらの場合でも，適切に**換気**と**酸素化**を行うように設定します。

侵襲的人工呼吸の設定

まず，**モード**を選択します〔まだ読んでいない方は，Chapter 3 の「モード」の項（p.106）を先に読んでください〕。

●モードの初期選択

モードを選択するときに考えるのは以下の 2 点です。

・なぜ人工呼吸器が必要なのか？
・安定して呼吸をトリガーできるか？

ICU で侵襲的人工呼吸器を使う理由として多いのは，ショック，急性呼吸不全，気道保護です。また，気管挿管されたばかりの患者には，しばらくの間，筋弛緩薬と鎮静薬が作用しています。人工呼吸器が必要となった理由と，筋弛緩・鎮静によって，気管挿管したばかりの患者には必要とする換気量に見合うだけの呼吸ドライブがありません。そのため，人工呼吸を開始するときには，分時換気量を保証する必要があります。

分時換気量を保証するモードは，**強制呼吸**を用いる持続的強制換気（continuous mandatory ventilation：CMV）と間欠的強制換気（intermittent mandatory ventilation：IMV）です。筆者がICUで使うのはCMVです。

モード	使うタイミング
自発呼吸	ウィーニング 呼吸ドライブが安定しているとき 不快感を減らして，鎮静を最小限にするとき
CMV	呼吸ドライブが安定しないとき 筋弛緩が必要なとき 鎮静されているとき 神経損傷があるとき 小さい1回換気量など不快な設定が必要なとき 分時換気量を保証する必要があるとき

●ターゲットの選択

どの方法が優れているかは証明されていないので，**換気量ターゲット**にするか，**圧ターゲット**にするかは，ほとんどがその施設でのやり方で決まります。その施設でどちらかに慣れていれば，そのモードに対応できるようにスタッフをトレーニングします。換気量ターゲットか圧ターゲットのどちらかのほうがよい状況については後ほど説明しますが，ほとんどの場合，その施設で慣れているほうを選べばよいでしょう。

●適切な換気量のための設定

適切な換気量，酸素化，患者の快適さを達成できるよう設定します。初期設定時は推測に頼らざるをえませんが，知識に基づいて推測をします。患者が必要とするであろう設定を予測するのです。

成人患者では，ほとんどの場合，最低でも分時換気量を6～7L/分（約80～100mL/kg/分）にします。

アシドーシスを代償する必要がある場合には，それに合わせて分時換気量を増やすようにします。アシデミアがある場合，気管挿管前後が危険です。鎮静薬や筋弛緩薬を使用することで，低換気となり，pHが急激に低下して，場合によっては心停止することがあります。気管挿管前にクスマウル呼吸をしている場合には，挿管後も分時換気量が同じくらい大きくなるように設定する必要があります。

慢性的に高二酸化炭素血症のあるCOPD患者では，高二酸化炭素血症をあまり急速に補正しないようにします。慢性的に高二酸化炭素血症があると，腎臓の代償によって代謝性アルカローシスになるので，分時換気量を高くしすぎると，pHが危険なレベルまで急上昇することになります。一般に考えられているのとは逆に，ほとんどの患者は高いpHには耐えられません。このような場合，血液ガスを採取して判断するまでは，分時換気量を通常より小さめの範囲にしておきます。

鎮静・筋弛緩から覚めれば，患者は呼吸をトリガーするようになり，適切な分時換気量を保つようになります。

しかし，患者が自分で換気量を調節するのに頼ることは，必ずしも安全な方法ではありません。患者によっては，予想以上に長く筋弛緩薬の作用が続いたり，鎮静が長引いたりすることがあります。重度の頭蓋内病変のために，分時換気量を調節できなくなることもあります。患者によっては初期には高二酸化炭素血症に適切に反応しないことがあるので，適切な分時換気量を供給するよう初期設定を行う必要があります。その後は，血液ガスの測定結果に基づいて設定を調節します。

最適な分時換気量にするには，**1回換気量**と**呼吸数**の両方を適切に設定する必要があります。

1回換気量を適切に設定する方法は，何をターゲットにするかによって異なります。

●適切な1回換気量の設定：換気量ターゲット（従量式）の場合

1回換気量の初期設定で考えるべきことは，次の2つです。

・必要な分時換気量の確保
・大きすぎる換気量や高すぎる圧からの肺保護

どの患者に対してもそうですが，特に肺疾患がある場合には，1回換気量の初期設定を推奨に従って小さくします。1回換気量は，患者の予測体重に基づいて，6[10]～8mL/kgに設定します。

予測体重はARDS Networkの表（http://www.ardsnet.org/files/pbwtables_2005-02-02.pdf）で確認できます。大事なのは，1回換気量を決めるのが予測体重であることです。患者が2人いて，身長と性別が同じであれば，1回換気量は同じになるのです。

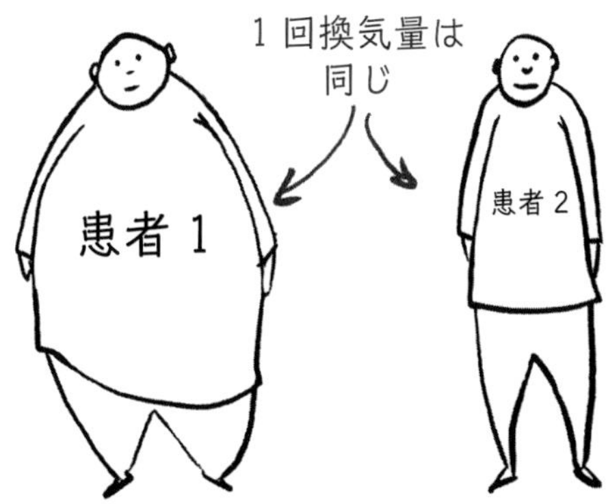

急性呼吸窮迫症候群（acute respiratory distress syndrome：ARDS）で推奨される1回換気量は，予測体重当たり**6mL/kg**ですが，初期設定からそこまで小さくする必要はありません。適切な換気が得られる設定にして安定してから，ARDS Networkの推奨する1回換気量に変更してもかまいません。

典型的な初期設定では，1回換気量を7～8mL/kgにして，分時換気量が6～7L/分になるようにします。その後数時間で（4時間未満），1回換気量を小さくしていきます。推奨される方法の1つに，2時間以内の間隔で1回換気量を1mL/kgずつ下げて，最終的に6mL/kgにするというものがあります。

小さい1回換気量を使うことで，どの患者でも肺を保護することができますが，特にARDSの患者では厳密に設定する必要があります。肺に問題のない患者が人工呼吸器と非同調を起こした場合には，筆者は1回換気量を大きくすることを許容しています。そうしなければ鎮静薬を大量に必要とするときには特にそうです。常にリスクとベネフィットを天秤にかけて考慮します。

●適切な1回換気量の設定：圧ターゲット（従圧式）の場合

ドライビングプレッシャー

圧ターゲットでは**ドライビングプレッシャー**（駆動圧）を，換気を十分に保ちつつ，肺に過剰な圧がかからないように設定します。

ドライビングプレッシャーの初期設定は通常20 cmH_2Oにして，1回換気量が予測体重当たり6mL/kg程度になるように調節します。

ドライビングプレッシャーと呼気終末陽圧（positive end expiratory pressure：PEEP）を合わせた圧が肺にかかる圧です。これが30 cmH_2Oを超えないように設定します。

吸気時間とI：E比

圧ターゲットでは，**吸気時間**か**I：E比**のいずれかを設定します。吸気時間とは，ドライビングプレッシャーが人工呼吸器回路にかかる時間を決めるものです。I：E 比とは，吸気時間（I）と呼気時間（E）の比を指し，呼吸数との組み合わせで，吸気時間が決まります〔Chapter 3 の「I:E 比」の項（p.94）を参照〕。

適切な吸気時間を決めるには，呼吸数を考慮しなければなりません。息を吐くのに十分な時間を確保する必要があるためです。呼吸数が 15 回 / 分であれば，1 回当たりの呼吸は吸気と呼気を合わせて 4 秒です。最大吸気流量が 60 L/分程度（平均的）だとすると，息を吸うのに 1 秒程度かかることになります。呼気のための時間が 3 秒になり，吸気と呼気の比率（I：E 比）は 1：3 になります。息を吐くのに十分でしょうか？

正常な呼吸では，I：E 比は 1：2 程度がよいとされています。閉塞性肺疾患では呼気時間を長くし，低酸素血症では吸気時間を長くすることがあります。

●呼吸数の設定

1 回換気量を決めたら，次に呼吸数を設定します。通常，分時換気量が 6 ～ 7L/分程度になるのを目標に呼吸数を設定します。閉塞性肺疾患や，呼気時間が長くなる傾向のある患者には，低めの分時換気量を目標にすることがあります〔Chapter 7 の「COPD と閉塞性肺疾患」の項（p.273）を参照〕。

気管挿管時の鎮静と筋弛緩から覚めれば，患者は人工呼吸器をトリガーすることができ，自身の呼吸数で呼吸することができます。深く鎮静したり筋弛緩したりする特別な理由がなければ，患者が自分で呼吸数を調節できるようにします。

もし, 患者自身の呼吸数が人工呼吸器で設定した呼吸数よりも少なければ, その原因を探します。患者が人工呼吸器に「乗って」しまわないようにします。筋弛緩されているか，過度に鎮静されているのかもしれません。もう 1 つの原因に，換気量が多すぎることがあります。呼吸性アルカローシスは有害なので，過換気があれば是正するようにします。

肺が硬くなっている場合，プラトー圧を許容範囲内に保つために，1 回換気量をかなり小さく設定しなければならないことがあります。その場合，分時換気量を安全な範囲に保つためには，pH に基づいて呼吸数を増やします（通常，pH ≧ 7.2 に保ちます）。呼気特性によっても異なりますが，呼吸数は最大でも 35 回/分を超えないようにします。

●酸素化

吸入酸素濃度（F_IO_2）

酸素化に関する設定は，**F_IO_2** と **PEEP** の 2 つです。

急変した患者で人工呼吸を開始するときは，通常 F_IO_2 の初期設定を 100% にします。その後，酸素飽和度を 92% 以上（妊婦でなければ）に維持できる最低限まで，できるだけ早く F_IO_2 を下げていきます。

酸素は多いほどよい？

酸素は腐食性ガスであり，反応性が高く，組織に酸化ストレスを及ぼします。高濃度酸素は[11]，刺激が強く（呼吸器内科医は特に敏感です！），肺を傷つけて，微小無気肺を引き起こす危険性があります。酸素が肺胞から血液に吸収され，吸収されない気体である窒素が肺胞に十分残っていなければ，肺胞を開いておくことができなくなり，**吸収性無気肺**になります。たとえば，心肺停止後に高濃度酸素が投与された場合など，状況次第では酸素が害になることがわかっています。

人工呼吸器を使わない酸素療法では，酸素飽和度を 94 ～ 98%に保つほうが，それよりも高くするよりも死亡率が低下します[12]。人工呼吸器を使った場合でも，このようなアプローチのほうがよいのかはまだわかっていません[13]が，現状では人工呼吸器の設定でも，酸素飽和度を 94 ～ 98% 程度に保てるよう，最低限の酸素濃度を保つのがよいでしょう。

PEEP をかけるべきか，かけざるべきか？

PEEP をどのくらいに設定すべきかは，大いに議論があるところです。初期設定では PEEP を 5 cmH_2O にすればよく，必要な酸素濃度がそれほど高くなければ，通常はこれで十分です。しかし，低酸素血症がある場合には，「最適な」PEEP をどう選択するか考えなければなりません。

PEEP は虚脱した肺胞を開くのに使われます。肺胞は繰り返し閉じたり開いたりすることで，無気肺傷害（atelectrauma）と呼ばれる傷害を受けます。理想的な PEEP レベルとは，虚脱した肺胞を開き，呼吸周期を通して開いたままにしておける最低の圧です。

静的圧-換気量曲線の吸気側には，変曲点があります。変曲点とは，圧の変化率が変わる点のことです（「へ？」って感じですよね）。

下変曲点とは，虚脱していた肺胞の大部分が開く圧です。肺胞が虚脱していると，送られた空気はすでに開いている肺胞に流れていくため，圧が急速に上昇します。それまで虚脱していた肺胞も一旦開いた後は広がりやすくなります。空気が行き渡る肺胞が増えることになるので，圧の上昇もゆっくりになります。

上変曲点とは，肺胞が容量いっぱいまで引き伸ばされる圧です。これより多く空気を送ると，やはり圧が急速に上昇します。

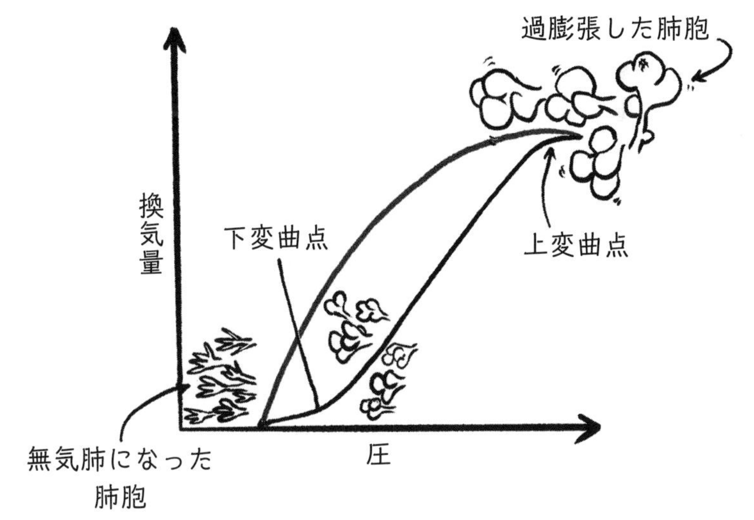

肺胞を開いて，その後も開いたままに保つ最低の圧，すなわち**オープニングプレッシャー**とは，静的圧 - 換気量曲線で下変曲点より少し高い圧のことです。しかし，この静的圧 - 換気量曲線を描くには，肺を少しずつ膨らませ，空気が流れていない状態で（動的圧の要素を除くため）圧を何回か測定する必要があります。

静的圧 - 換気量曲線を描くのは実際的ではありません（カルテを書いたり，ほかにもいろいろ忙しいので……）。したがって，適切な PEEP を見つけるには，ベッドサイドで調節する必要があります。そのための方法はいくつかあります。

1 つの方法に，プラトー圧を適切な範囲に保ちながら PEEP を少しずつ高くし，それに合わせて酸素化を保つように FiO_2 を調節するというものがあります。調節には，**ARDS Network の PEEP/FiO_2 組み合わせ表**（訳注：http://www.ardsnet.org/files/ventilator_protocol_2008-07.pdf）のような指標が参考になります。

ARDS Network の PEEP/FiO_2 組み合わせ表には，高 PEEP/低 FiO_2 と低 PEEP/高 FiO_2 の 2 種類があります。特定の疾患がある場合には，どちらがよいか選びやすくなります。たとえば，大きなブレブがあって破裂する危険性がある場合には，おそらく PEEP 設定を低くすべきでしょう。同様に，重度の肺高血圧症がある場合は，高い PEEP 設定に耐えられないことがあります。頭蓋内圧が高い場合には，脳からの静脈還流を減少させるので，高い PEEP は禁忌となります。

PEEP を設定するもう 1 つの方法としてかつて一般的だったのは，**リクルートメント手技**を行い，肺コンプライアンスをモニターするというものです。リクルートメントの効果を維持するように PEEP を設定します。しかし，現在ではこの方法によって死亡率が高くなることが示されており，推奨されません[14)]。

PEEP を高くすることで肺をリクルートできれば，酸素化は改善します。しかし，生存率が改善するわけではありません[15)]。PEEP を高くすることで，血行動態が悪化し，心拍出量が低下することがあります。これは特に循環血液量が減少していたり，右心不全があったりする患者に起こりがちです。それでも，少しはPEEPをかけておくことに利点があるとされており，典型的には5 cmH_2O くらいに設定します。PEEPによって，人工呼吸器関連肺炎（ventilator associated pneumonia：VAP）が減少し，低酸素血症になる頻度が低くなると示されています。

PEEPを高くしすぎると，圧がかかりすぎた肺により血管が圧迫されて，ガス交換が悪化することがあります。Chapter 7の「PEEPと肺リクルートメント」の項（p.261）でさらに詳しく説明します。

リクルートメント手技

リクルートメント手技とは，平均気道内圧を一時的に高くすることで無気肺になっている部分を開く方法です。リクルートメント手技がうまくいけば，PEEPの設定を上げて，肺胞を開いたままにします。

リクルートメント手技を行うには，一時的に人工呼吸器の設定圧を上げるか，PEEP弁を取り付けたアンビューバッグで換気します。

人工呼吸器を使ってリクルートメント手技を行う場合，施設ごとのプロトコルに基づいて圧とモードを設定します。一例として，BiLevelモードで，高相PEEPを約40 cmH_2O に，低相PEEPをもとのPEEP設定のままにするというものがあります。リクルートメント手技は最大20秒間行い，低血圧，低酸素血症，不整脈などの合併症が起これば直ちに中止します。

アンビューバッグを使ってリクルートメント手技を行う場合，PEEP弁を付けたアンビューバッグを装着し，高い圧でバッグ換気します。気管チューブをアンビューバッグから取り外して人工呼吸器に接続すると，すぐにリクルートメントの効果が失われてしまいがちです。取り外したときに気道内圧が低下するのを防ぐために，筆者の施設ではクッションを付けた鉗子で気管チューブを挟んでから，人工呼吸器に接続し直すようにしています。

アンビューバッグを使ったリクルートメント手技の大きな欠点は，1回換気量を調節するのが難しく，大きくなりがちなため，容量損傷を起こすリスクがあることです。

リクルートメント手技を行った後は，患者を観察し，**酸素化**と**肺コンプライアンス**が改善したか確認します。改善していれば，経皮的動脈血酸素飽和度（SpO_2）と肺コンプライアンスを高いまま維持するため，PEEP を調節します。リクルートメント手技をしても酸素化と肺コンプライアンスが改善しない場合は，改善するまで圧を高くして繰り返すか，患者の肺がリクルートできないと判断します。

リクルートをしても，肺胞がまた虚脱してしまうことがあります。高い気道内圧によって開いた肺胞が，虚脱すると換気に関与しなくなります。これは，人工呼吸器から外したり，吸引したりしたときなど，PEEP が失われたときに起こります。

リクルートメント手技中には胸腔内圧が上昇するので，低血圧，気胸，圧損傷などが起こるリスクがあります。リクルートメント手技は予後を改善するとは証明されておらず，ルーチンで行うことは推奨されません[16)]。

初期設定後の調節

人工呼吸器は１回設定すればそれで終わりではありません。患者の状態が変化すれば，肺の硬さも変化し，必要な分時換気量と酸素も変化します。人工呼吸を開始した後も設定を調節しなければならず，場合によってはかなり頻繁に調節することになります。

人工呼吸器の初期設定は，常に，ある程度は推測によって行うことになります。したがって，人工呼吸を開始して（そして，設定を変更するたびに）15～30 分後に血液ガスを測定する必要があります。

可能な限り１回換気量を小さく保ちながら，pH を正常範囲に近づけられるように換気を調節します。

pH を正常に近づけるための調節

一般に，分時換気量を増やすと，$PaCO_2$ が下がって，pH が上がります。しかし，分時換気量を調節しても，いつも予測通りの結果が得られるとは限りません。

分時換気量＝呼吸数×1回換気量です。ある値だけ $PaCO_2$ を変えるためにどれだけ設定を変更すればよいのかは簡単に予測することはできません。1回換気量や呼吸数を変更すると，死腔率が変わるためです。

分時換気量が同じでも，設定が異なれば二酸化炭素排出量も異なります。これは，死腔率が異なるためです。1回換気量が小さいと，1回換気量に占める死腔の割合（死腔率）が高くなります。

1回換気量を 25mL にした場合を想像してください。呼吸のたびに大気道には空気が出入りしますが，それより遠位にある気道には到達しないので，二酸化炭素は除去されません。呼吸数をどのようにしても，このような小さな呼吸では二酸化炭素を除去することはできません。1回換気量が大きければ大きいほど，より多くの二酸化炭素が除去されるので，1回当たりの呼吸がより効率的になります。

1回換気量を小さくすると，開いている肺の容量も変化します。1回換気量が小さければ，換気のために開く肺の容量が少なくなるので，$\dot{V}/\dot{Q}$ 比が低下します。

閉塞性肺疾患がある場合，呼吸数を増やすことで，二酸化炭素排出量が逆に減ることがあります。閉塞性肺疾患では息を吐くのに時間がかかるため，呼吸数を増やして息を吐くための時間が短くなると，過膨張をきたして，分時換気量は逆に減ってしまうからです。

ARDS Network の推奨に基づく 1 回換気量の調節

人工呼吸器の設定で重要なのは，1回換気量を可能な限り小さく（まずは 7mL/kg にして，次に 6mL/kg に）することです。

1回換気量を減らしていくときには，血液ガスで pH が許容範囲内にあることを確認する必要があります。プラトー圧が **30 cmH_2O** を超えたままであれば，圧を低くするために1回換気量をさらに小さくします（最小で4 mL/kg）。

1回換気量を
小さくしない
呼吸器内科医は
こちらへ
WELCOME

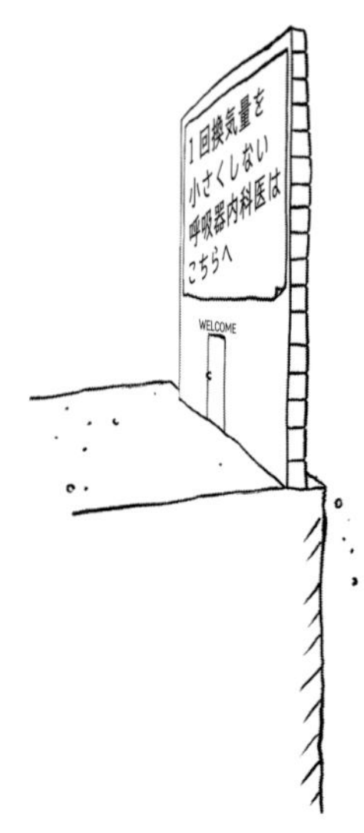

1回換気量を小さくするために，呼吸性アシドーシスを許容しなければならないことがあります。呼吸性アシドーシスが軽度（pH > 7.2）であれば問題はないので，この程度であれば許容します。これを，**高二酸化炭素許容換気法**と呼びます。この場合，$PaCO_2$ 自体はあまり重要ではありません。

高二酸化炭素許容換気法において重要な点は，許容すべきではない状況を知っておくことです。$PaCO_2$ 上昇と pH 低下による影響があるためです。高二酸化炭素血症は脳血管を拡張させるので，**頭蓋内圧が亢進**した状態では禁忌です。また，高二酸化炭素血症は心筋収縮力を低下させ，交感神経活動を亢進させるので，**血行動態が不安定**であったり，**治療困難な不整脈**があったりする場合にも禁忌です。胎児が二酸化炭素を排出するには，母胎の血中二酸化炭素分圧が低い必要があるので，妊婦にも禁忌です。高二酸化炭素血症には肺血管収縮作用があるため，重症の**肺高血圧症**でも禁忌です。

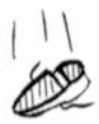

1回換気量を小さくすると患者は不快に感じ，ほとんどの患者は，より大きく息を吸いたがります。そのため，1回換気量を小さく設定すると，**患者-人工呼吸器非同調**を起こすことがあります。詳しくは，Chapter 3の「非同調」の項（p.115）を参照してください。

小さな1回換気量によるもう1つの影響に，肺メカニクスと酸素化の悪化があります。1回換気量を小さくすることで，無気肺が起こりやすくなるのは予想されることです。しかし，長期的には，肺保護戦略のほうが有利であることは覚えておかなければなりません。

人工呼吸器の限界

人工呼吸器が供給できる分時換気量には限界があります。これは呼気によって決まります。詳しくは，Chapter 3の「auto-PEEP」の項（p.100）で詳しく説明しています。

プラトー圧を適切にする調節

1回換気量を調節する際には，プラトー圧をモニターして30 cmH_2O 以下に保つようにします。

換気量ターゲットでは，経時的に**プラトー圧**を確認する必要があります。ピーク圧が30 cmH_2O 以下で，空気飢餓感による強い吸気がなければ，プラトー圧は30 cmH_2O 以下であると判断できます。

圧ターゲットでは，単純に設定PEEP + ドライビングプレッシャーがプラトー圧になります。これが30 cmH_2O 以下になるようにします。1回換気量が大きければ，ドライビングプレッシャーを下げます。

競合するパラメータがいくつかあるなかで（プラトー圧，1回換気量，PEEP），これらと関連し，ある研究では死亡率と相関すると示されているものがあります。**ドライビングプレッシャー**です。ドライビングプレッシャーはプラトー圧とPEEPの差です。ドライビングプレッシャーを18 cmH_2O 以下に保つことは，生存率向上と相関します[17)]。人工呼吸器設定を調節する際には考慮します。

●自発換気モードの設定

自発呼吸トライアルのときや，覚醒していて不快感がない場合など，状況によっては**自発換気モード**を選択することがあります。

自発換気モードの利点として，患者が好きなだけ長く，深く呼吸できることが挙げられます。

自発換気モード〔**プレッシャーサポート換気**（pressure support ventilation：PSV）とも呼ばれます〕では，PEEP に加えてプレッシャーサポートの圧を設定します。人工呼吸器からの自発呼吸トライアルでは，通常プレッシャーサポートを 5 ~ 8 cmH_2O 程度に設定します。典型的な設定はプレッシャーサポート 5 cmH_2O，PEEP 5 cmH_2O です。その他の場合には，妥当な範囲で，患者が不快に感じないように設定します。プラトー圧（プレッシャーサポート圧 + PEEP）はできるだけ低く，できれば 30 cmH_2O 以下に保つことを忘れないようにします。

Chapter 3 の「持続的自発換気（自発換気モード）——continuous spontaneous ventilation：CSV」の項（p.110）で説明したように，自発換気モードは流量サイクルで，呼吸数は設定しません。

非侵襲的人工呼吸（NIV）の設定

NIV の設定は，侵襲的人工呼吸の設定と非常によく似ています。

●CPAP と BiPAP

NIV を使う場合，モードの選択は簡単で，持続気道陽圧（continuous positive airway pressure：**CPAP**）か **BiLevel**（bilevel positive airway pressure：**BiPAP**，二相性陽圧）のどちらかになります。BiLevel は，基本的に侵襲的人工呼吸における自発換気モードと同じです。CPAP は，単に人工呼吸器回路内で PEEP を維持するモードです。

CPAP と BiLevel のどちらを選択するかは，患者に不快感がないか，どのタイプの NIV が使用可能か，分時換気量を保証したいか，によって決まります。

急性うっ血性心不全には CPAP を使用します。利尿薬と血圧コントロールによってうっ血の治療を行いながら，陽圧で肺をリクルートし，機能的残気量（functional residual capacity：FRC）を増大させ，呼吸仕事量を減少させます。設定された呼気気道陽圧（expiratory positive airway pressure：EPAP）と呼ばれる圧に逆らって患者は呼吸します。EPAP とは，侵襲的人工呼吸でいう PEEP のことです。CPAP（または EPAP）を使うと，呼気を常に妨げられる感覚があるため，窒息するかのように感じる患者もいます。

CPAP で息苦しく感じる場合や，バックアップの呼吸数設定が必要と思われる場合には，BiLevel（BiPAP）を使用することも可能です。BiPAP は，侵襲的人工呼吸における自発換気モードと概ね同じです。患者が息を吸うたびに，人工呼吸器は回路内の圧を上げ，吸気が終われば元通りに下げます。

BiPAP には，侵襲的人工呼吸における自発換気モードとは少し異なる点があります。侵襲的人工呼吸では，PEEP 設定のうえにプレッシャーサポート圧が加わる形で設定します。たとえば，PEEP 5 cmH_2O，プレッシャーサポートが 5 cmH_2O と設定すれば，吸気時に回路内の圧は合計で 5＋5＝10 cmH_2O となります。NIV では，吸気気道陽圧（inspiratory positive airway pressure：IPAP）は単独で（EPAP との合計ではなく），吸気時の最高圧になります。たとえば，IPAP 10 cmH_2O，EPAP 5 cmH_2O と設定すると，プレッシャーサポート換気でのプレッシャーサポート 5 cmH_2O，PEEP 5 cmH_2O に相当します。NIV で CPAP の設定をするには，IPAP と EPAP を同じ値にします。

BiPAP では，通常まず IPAP 10 cmH_2O，EPAP 5 cmH_2O に設定し，患者を観察します。1 回換気量は，予測体重当たり 5～7 mL/kg 程度を目標にし，それに達するよう IPAP を段階的に高くしていきます。NIV では，マスクを使うためリークが生じて，1 回換気量の測定は必ずしも正確ではありません。目標とする 1 回換気量に達するために IPAP を非常に高く設定しなければならない場合，BiPAP ではうまく治療できないことを示唆している可能性があるので，侵襲的人工呼吸が必要かもしれません。

NIV では，酸素化のために EPAP を段階的に高くしていきます。大幅な設定変化に患者が慣れるには時間がかかるので，ゆっくりと調節する必要があります。

●NIV を快適に使うために

設定

患者は，医療者が選択した設定に耐えられないことがあります。耐えられない理由としては，圧が高すぎる，人工呼吸器が吸気に反応するのが遅く息を吸えないように感じる，EPAP を高く設定しすぎているため auto-PEEP が悪化するなどがあります。

時間をかけて辛抱強く設定しなければなりません。患者のそばにいて，安心させながら設定を調節し，患者が不快に感じないようにする必要があります。圧を調節して，患者が耐えられるようにします。

インターフェイス

NIV に耐えられないもう 1 つの原因は，インターフェイスです。閉所恐怖症があったり，顔に何かくっついているのに耐えられなかったりする患者がいます。

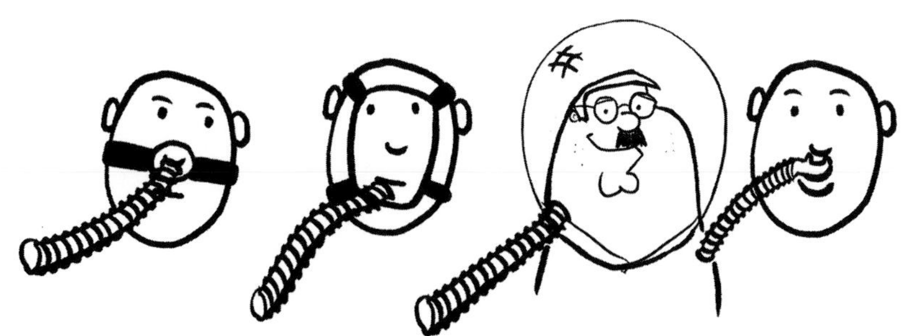

NIV のインターフェイスの種類

幸い，多くのインターフェイスのなかから，患者が耐えられるものを選ぶことができます。通常のマスクは顔と口を覆うので大きいですが，鼻だけを覆うタイプもあります。ネーザルピローは大きめの鼻カニューレのようなもので，鼻孔に入れて使います。トータルフェイスマスク（顔全体を覆う透明なプラスチックのマスク）を好む患者もいます。すでに睡眠時無呼吸症候群と診断されている患者の場合，通常，慣れている好みのマスクがありますので，尋ねてみてください。

●換気のモニター

人工呼吸の効果はモニターする必要があります。必要な換気量は，病状が変化するにつれて変わるので，どれくらいの換気量が必要なのかを知り，設定を適宜調節できるようにしておく必要があります。換気効率をモニターする方法はいくつかあります。

カプノグラフは，呼気中の二酸化炭素分圧の変化を示すもので，これをもとに換気量の変化を推測します。低換気では呼気中の二酸化炭素分圧が上昇し，過換気では呼気中の二酸化炭素分圧が低下します。カプノグラフは，呼気中の二酸化炭素分圧の変化を見るのに有用ですが，$PaCO_2$ や pH の値はわかりません。

設定を変更したことで，$PaCO_2$ と pH が意図したように変化しているのかを確認する唯一の方法は，血液ガス測定です。人工呼吸管理中には適宜，そして設定を調節したときにはそのたびに，血液ガスを測定します。

血液ガスから $PaCO_2$ と pH がわかります。pH が許容範囲内に収まるように人工呼吸器を調節します。人工呼吸器を調節したときには, 30 分程度待って，$PaCO_2$ が平衡に達してから血液ガスを測定します。

●酸素化の調節とモニター

酸素化は，パルスオキシメータでリアルタイムにモニターして，SpO_2 が92％以上になるように酸素投与量を調節します。パルスオキシメータは正確でないこともあるので，少なくとも一度は血液ガスを採取して，正確であることを確認する必要があります。

パルスオキシメータの測定が正確でない状況としては，重度三尖弁逆流があるときの耳たぶでの測定，マニキュアによる干渉，カルボキシヘモグロビン血症・メトヘモグロビン血症などがあります。

酸素化の方法については，Chapter 4 の「低酸素血症の治療」の項（p.143）を参照してください。

心臓・肺の相互作用と気管挿管後の低血圧

気管挿管をして，人工呼吸器の設定が終わると，みな一斉に安堵のため息をつきます。しかし，経験豊富な集中治療医は，まだ危機が去っていないことを知っています。気管挿管直後は，気管挿管そのものと同じくらい危険で気が抜けないときなのです。人工呼吸器と血行動態の相互作用を知っておくと，何が起こっているかを理解するのに役立ちます。

心臓と肺は密接につながっています。陽圧換気によって，心臓・肺のつながりがより重要になり，相互作用が変化します。特に，気管挿管直後はその傾向があります。

人工呼吸器による血行動態への影響を理解するために，心臓・肺の相互作用を説明します。

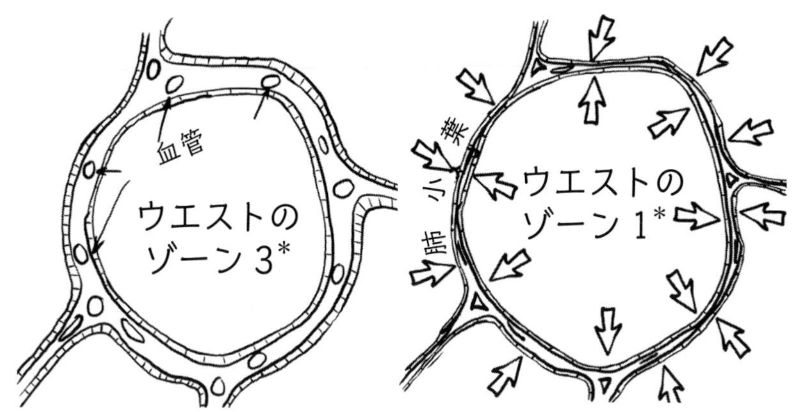

＊訳注：呼吸生理の代表的な教科書『ウエスト呼吸生理学入門：正常肺編 第2版』（メディカル・サイエンス・インターナショナル，2017）に提唱されている考え方で，肺胞内圧＞肺動脈圧＞肺静脈圧となるのがゾーン 1，肺動脈圧＞肺胞内圧＞肺静脈圧となるのがゾーン 2，肺動脈圧＞肺静脈圧＞肺胞内圧となるのがゾーン 3 である。

心臓・肺の相互作用[18, 19]

●呼吸器系ポンプと右心前負荷

正常の呼吸では胸腔内を陰圧にします。この陰圧によって肺の中に空気が引き込まれるのと同じように，血液も胸腔内に引き込まれます。息を吸うときには，空気と同時に血液を吸い込むのです。血液は，胸腔外から静脈を通って，陰圧になる胸腔内へと引き込まれます。

この「呼吸器系ポンプ」が右心を充満させます。つまり右心前負荷を増大させるのです。

陽圧換気を開始すると，呼吸器系ポンプの作用が逆転します。吸気のたびに陽圧がかかるため，胸腔内に血液を引き込む代わりに，**静脈還流を阻害**するのです。すると，呼吸のたびに血液が心臓に流れ込むのではなく，血流が止まってしまうことになります。

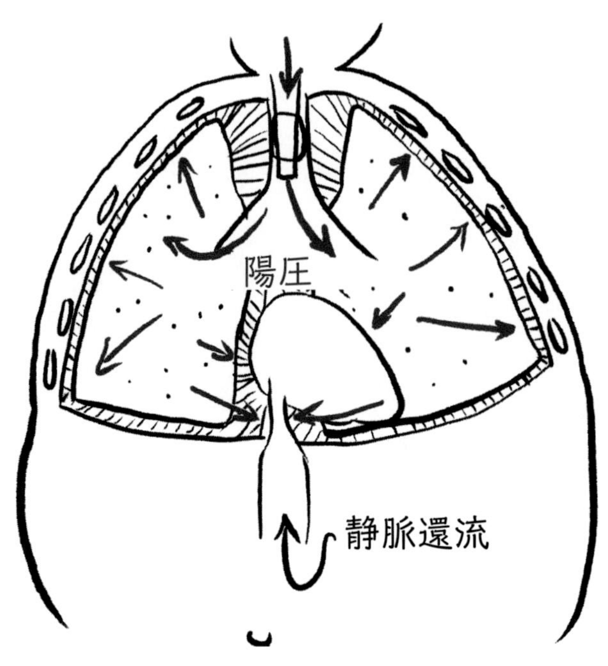

陽圧換気を開始しても必ず血行動態が悪化するわけではない理由は，胸腔内の陽圧が横隔膜を押し下げて腹部を圧迫して，腹腔内圧も上昇させるからです。腹腔内圧が上昇すると，肝臓や脾臓の太い静脈から静脈循環に血液を押し出すので，実質的に患者の血液を「ボーラス」投与することになります。

循環血液量が減少している患者では，陽圧換気のために静脈還流が減少すると，心拍出量減少や血圧低下といった重大な影響が起こります。それによって，気管挿管後によくある，「この血圧って，本当？」，「もう１回測ってもらえない？」，「なんてこった！」という状況に陥ります。

●肺血管圧と右心後負荷

体循環と異なり，肺循環は全体が胸腔内にあります。血液を送り出す側（右心）と受け取る側（肺）は同じく圧変化の影響を受けるので，陽圧呼吸を開始しても，肺循環の血流は胸腔内圧上昇に影響されません。

胸腔内圧ではなく，肺容量が肺血管圧に影響します。肺血管圧は**肺血管抵抗**によって決まり，肺血管抵抗が上昇すると，肺動脈圧は上昇します。肺容量は肺血管抵抗に影響するため，結果的に肺血管圧を変化させます。

●肺容量による肺血管抵抗の変化

肺血管抵抗は肺容量によって変化し，肺が大きすぎたり小さすぎたりするときに最も高くなります。

肺が大きいとなぜ肺血管抵抗は上昇するのか？　ウエストのゾーンで考える

肺循環は低圧系であり,肺血管圧に比して血液重量の影響が重要になります。それに対して，体循環では血圧に比して，血液重量の影響は無視できるほど小さいものです。血液重量が相対的に大きくなるため，体重のかかる部分ほど肺血管圧は高くなります。

肺胞を流れる血流は３つのゾーン（ウエストのゾーン）に分けられます。

ゾーン１：肺胞内圧が肺血管圧よりも高いため，肺血管は圧迫されて閉塞します。通常，肺の最も高い部分に位置します。

ゾーン２：ゾーン１よりも低い部分で，肺胞内圧は肺血管を不完全に圧迫する程度の圧です。

ゾーン３：通常，肺の最も低い部分にあり，肺血管は開いています。

正常の肺では，ゾーン１に相当する部分はほとんどありません。

人工呼吸によって肺の容積が大きくなると，肺の中でゾーン３が減ってゾーン２や１が増え，肺血管は圧迫されて閉塞します。肺血管が圧迫されて閉じると，肺動脈抵抗は上昇します。

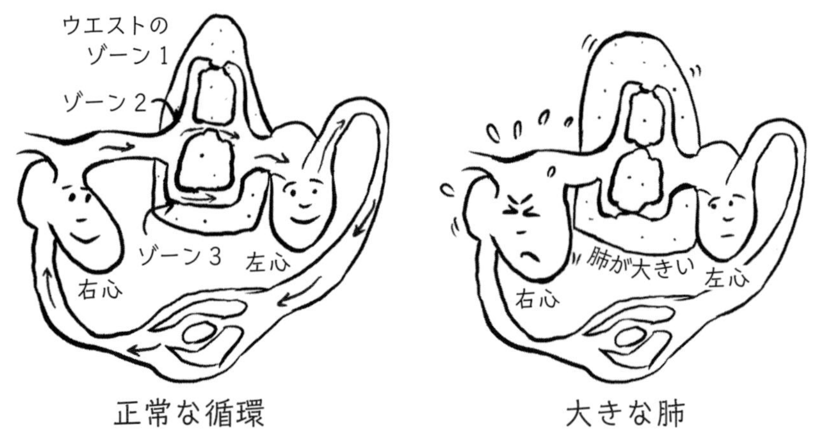

肺が小さいとなぜ肺血管抵抗は上昇するのか？

肺が小さいときにも肺血管抵抗は高くなります。機序はそれほどはっきりしていません。

肺が小さいときに肺血管抵抗が上昇する機序として，2つの仮説があります。可能性が高いのは，肺が小さいことで無気肺になるというものです（動物実験[20]）。無気肺の部分では，低酸素性肺血管収縮（hypoxic pulmonary vasoconstriction：HPV）によって肺血管抵抗が上昇します。もう1つの機序は，肺が小さいと周囲の肺実質が血管を引っ張る力が弱まり，血管径が小さくなるというものです。

肺血管圧にとって理想的な肺の大きさは，FRCのあたりだと考えられています[21]。

●右心不全，肺性心

正常な状態では，肺血管圧は低く，たとえ心拍出量が増加しても低いままです。これは，肺循環が要求に応じて血管床を増やして広げる能力があるためです。肺循環は抵抗を低くして，血流量が大きく変わっても血流を妨げないようにできています。

肺血管圧が低い限り（通常は低い），流量が大きく増えても右心はそれに耐えられます。しかし，肺血管圧（後負荷）の上昇には耐えられません。肺動脈圧が高くなると，右心は拡張することで対応します。

左室と右室は相互に依存しています。両者は心嚢の中にあり，中隔で隔てられています。一方の容積が大きくなると，もう一方のスペースが奪われることになります。

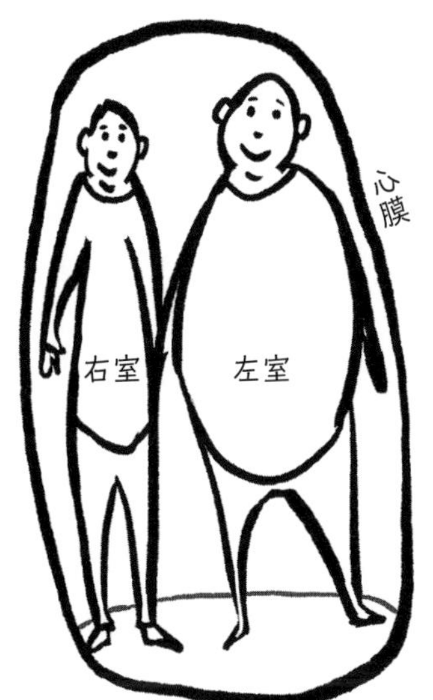

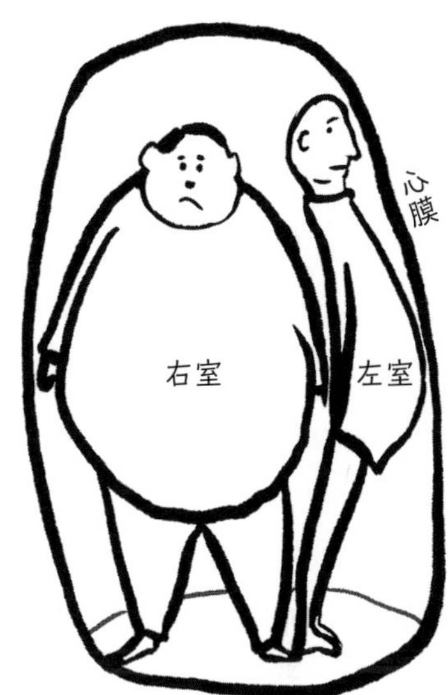

右室が拡張すると，左室を圧迫します。初期には，これによって拡張期の左室充満が妨げられ，さらに進行すると，左室の心拍出量は減少して，血圧が低下します。

左室の心拍出量が減少すると，血圧が低下します。右室に圧迫されて左室拡張期圧が上昇すると，肺動脈圧が上昇します。

左室機能が悪化するにつれて，肺血管圧が上昇し，アシドーシスと低酸素血症が進行することになります。

右室への血流供給は，右室圧と体循環（冠動脈）の血圧の差によって決まります。肺動脈圧が上昇し，体循環の血圧が低下するにつれて，この差は小さくなります。体循環の血圧低下と肺動脈圧の上昇が組み合わさることで，右室は虚血になり，さらに拡張します。この悪循環が続くことで，患者が死に至ります。

特にもともと肺高血圧症のある患者では，肺動脈圧上昇と血圧低下の組み合わせを避け，修正する必要があります。

●左心後負荷

左心は胸腔内にあり，胸腔外の血管へ血液を送り出します。そのため，左室機能は胸腔内の圧変化に影響されます。

通常の陰圧呼吸をしているときには，心臓が胸部内の陰圧に引っ張られることで，胸腔外の血管への拍出が妨げられます。しかし，正常な心臓はこれを容易に補うことができます。

ARDSのように肺が非常に硬かったり，上気道閉塞があったりして，胸腔内圧の変動が極端に大きい状況では，圧の変動のために心拍出量が低下して左心不全をきたすことがあります。

右心とは対照的に，人工呼吸を開始して陽圧換気にすると**左心機能は改善**します。胸腔内の陽圧によって，左心は外から押されて後負荷が軽減し，心拍出量が増大します。左心不全の場合には，非常に大きな助けになります。

気管挿管後の低血圧

人工呼吸を開始すると，血行動態が不安定になることがよくありますが，心臓と肺がどれほど密接に相互作用しているかを知れば，それほど驚くことではありません。

気管挿管後に血行動態が不安定になる要因はいくつかあります。

・麻酔導入薬・鎮静薬によるアドレナリン作動性緊張の変化

・前負荷の変化
・肺動脈圧と右心後負荷の変化
・気管挿管前後の酸素化・換気パラメータの変化

●アドレナリン作動性緊張の変化と薬物の効果

患者に不快感を与えず安全に気管挿管するための麻酔導入薬は，血行動態に変化をもたらすことがあります。

鎮静薬を使うことで，それまで血圧を保っていた内因性のアドレナリン作動性緊張が緩和されるため，低血圧になります。このような血圧低下を最も起こしやすいのは，気管挿管前にアドレナリン作動性緊張が高まっている患者です。

使用する麻酔導入薬や鎮静薬が直接血管に作用することもあります。陰性変力作用や血管麻痺を起こすのです。気管挿管に使用する薬物の選択についてはここでは触れませんが，血行動態を不安定にする危険性が高い薬物があるので，慎重に選択します。

麻酔導入薬に伴う低血圧に対応できるよう，気管挿管前にあらかじめ準備をしておきます。確実な方法で，血圧を定期的に測定します。非侵襲的な血圧測定であれば，3～5分ごとに測定するようにします。単回投与できる昇圧薬を使って血圧を上げるのは非常に便利で，何回か少量投与することで麻酔導入薬の効果が切れるまで血圧を保つことができます。

気管挿管前にすでに低血圧になっている場合（たとえ軽度であったとしても），時間がある限り治療して，改善させます。循環血液量の低下があれば補正します。昇圧薬の準備をして，必要に応じて開始し，血圧を正常範囲内に維持します。

●前負荷の変化

人工呼吸器を使わない呼吸では，胸腔内は**陰圧**です。吸気のたびに，この陰圧の作用により，腹腔から胸腔へ血液が引き込まれます。心臓を満たす血液は**前負荷**と呼ばれ，心拍出量を増加させます。

人工呼吸器による陽圧呼吸では，胸腔内圧は**陽圧**になり，吸気のたびに圧が上昇します。この陽圧は静脈血の還流を阻害します。心臓へ戻ってくる静脈血が減少すると，心拍出量が減少します。場合によっては，血行動態に大きく影響することがあります。

陽圧呼吸は腹腔にも作用して腹腔内圧を上昇させ，腹腔内臓器からの血液の還流を増やします。このため，陽圧呼吸による前負荷低下はいくらか相殺されます。

前負荷低下による低血圧は，特に循環血液量が減少している場合に顕著になります。

●右心後負荷の変化

通常は，もとから肺高血圧症がある場合に問題になります。陽圧換気を開始することで肺血管圧が急激に上昇して，右心不全から心拍出量が低下することがあります。

気管挿管による右心不全への対応については，Chapter 7の「ARDSと右心不全」の項（p.271）で説明します。

●気管挿管前後の酸素化・換気パラメータの変化

気管挿管のために麻酔導入薬や筋弛緩薬を投与することにより，患者は無呼吸になり，FRCは低下します。このため，気管挿管に時間がかかると，急速に低酸素血症や高二酸化炭素血症が起こります。特に，**妊婦**や**病的肥満**の患者など，すでにFRCが低い人は，気管挿管前後で低酸素血症になるリスクが高いです。低酸素血症は血行動態を悪化させることがあります。

麻酔導入時の低酸素血症のリスクを減らす方法に，**前酸素化**があります。前酸素化では，高濃度の酸素を高流量で投与します（例：リザーバーマスクでの高流量酸素）。これにより，通常なら胸腔内の空気のほぼ80%が窒素であるところを，100%酸素に置きかえて，無呼吸でも低酸素血症になりにくくします。

気管挿管前後での低酸素血症のリスクを減らすもう1つの方法として，**無呼吸時の酸素投与**があります。患者に鼻カニューレを装着し，無呼吸にしてからも高流量で酸素を投与します。気管挿管前に軽度の低酸素血症がある患者では，これによって重度の低酸素血症になる頻度が下がると示されています[22)]。

気管挿管後の血行動態の問題

人工呼吸を開始した後には，血行動態が悪化することを予測して，それに備えることが重要です。すでに述べたように，低血圧に対処できるよう準備しておきます。陽圧換気を開始したら，しばらくの間は決して患者のそばを離れず，血行動態が安定していることを確認します。

問　題

1. アイバー・ルイス（Ivor-Lewis）手術後の患者がICUに入室した。呼吸困難があり，COPD増悪のようである。患者は疲弊していて，人工呼吸器が必要そうである。どのように対処すべきか？
   A）BiPAPで呼吸仕事量を減らす
   B）インセンティブ・スパイロメトリーを使う
   C）気管挿管をする
   D）A～Cのいずれでもよい

2. 糖尿病性ケトアシドーシスの患者を気管挿管した。分時換気量はどのように設定すべきか？
   A）正常範囲より低く
   B）正常範囲
   C）正常範囲よりも高く

3. 高二酸化炭素血症のある喘息患者を気管挿管した。分時換気量は通常どのように設定すべきか？
   A）正常範囲より低く
   B）正常範囲
   C）$PaCO_2$を下げるために正常範囲よりも高く

4. 陽圧換気を開始すると，静脈還流量はどのように変化するか？
   A）増加する
   B）減少する
   C）変化しない
   D）人工呼吸器のモードによる

5. 気管挿管後に低血圧を起こしにくい病態は？
   A）重篤な肺高血圧症
   B）うっ血性心不全と体液量過剰
   C）肺気腫によるCOPD増悪
   D）サリチル酸中毒による重篤なアシデミア

6. 気管挿管後の低血圧への治療は？

A）輸液

B）昇圧薬

C）なるべく低い PEEP 設定

D）A～C のすべて

7. 肺動脈圧が上昇する原因は？

A）小さい肺

B）大きい肺

C）A と B のどちらも

8. 重度の肺高血圧症がある患者を気管挿管したら，

A）重度の低血圧に備える

B）休憩を取って，看護師に呼ばれても気にしない

9. 気管挿管すると，後負荷と前負荷の両方が減少することで左心機能は改善するのに，右心機能が同じように改善しない理由は？

A）右心機能も改善するが，確認しないため，改善していることに気づいていない

B）右心機能は改善するが，肺動脈圧上昇によって打ち消される

C）右心と肺循環はともに胸腔内にあり，圧が変化すると両方に等しく影響するために改善しない

D）A～C のいずれも誤り

解　答

1. アイバー・ルイス (Ivor-Lewis) 手術後の患者が ICU に入室した。呼吸困難があり，COPD 増悪のようである。患者は疲弊していて，人工呼吸器が必要そうである。どのように対処すべきか？

答え：C）気管挿管をする

アイバー・ルイス手術とは食道の手術である。食道手術を受けたばかりの患者では，陽圧換気によって吻合部へ負担がかかり裂ける危険性があるため，BiPAP の使用を避ける。

＊ポイント：術後の患者では，必ずどのような手術を受けたのか把握しておく。そ

うすれば，患者も守れるし，自分自身も（怒り狂った外科医から）守れる。

2. 糖尿病性ケトアシドーシスの患者を気管挿管した。分時換気量はどのように設定すべきか？

答え：C）正常範囲よりも高く

糖尿病性ケトアシドーシスの患者はアシデミアになっている。pH を正常に近づけて，重度のアシデミアになるのを避けるためには，分時換気量は高く設定する必要がある。

3. 高二酸化炭素血症のある喘息患者を気管挿管した。分時換気量は通常どのように設定すべきか？

答え：A）正常範囲より低く

分時換気量は正常範囲より低めに設定する。呼吸数を少なくして，呼気時間の延長に対処する。

4. 陽圧換気を開始すると，静脈還流量はどのように変化するか？

答え：B）減少する

陽圧換気を開始すると，通常は陰圧である胸腔内圧が陽圧となるため，静脈還流が阻害される。

5. 気管挿管後に低血圧を起こしにくい病態は？

答え：B）うっ血性心不全と体液量過剰

体液量過剰のあるうっ血性心不全患者は気管挿管後に低血圧になりにくい。胸腔内の陽圧によって前負荷が減少し，後負荷減少のために心拍出量が増加する。重篤な肺高血圧症がある場合，気管挿管後に非常に不安定になることがあるので，準備しておく。COPD と高二酸化炭素血症も対応が難しい。COPD では，auto-PEEP から低血圧になりやすく，人工呼吸で予想される静脈還流の低下に特に影響を受けやすくなる。重篤なアシデミアがある場合，気管挿管前の分時換気量に合わせて人工呼吸器を設定しなければ（あるいは，患者の状態のために設定できなければ），人工呼吸を開始した後に悪化することがある。

6. 気管挿管後の低血圧への治療は？

答え：D）A～Cのすべて

気管挿管後の低血圧は原因に応じて治療する。静脈還流を改善するためには，輸液を投与して，PEEPをなるべく低くする。麻酔導入薬による血管拡張には，昇圧薬を用いて静脈緊張を高める。

7. 肺動脈圧が上昇する原因は？

答え：C）AとBのどちらも

肺は大きくても小さくても肺動脈抵抗を高くして，肺動脈圧を上昇させることがある。

8. 重度の肺高血圧症がある患者を気管挿管したら，

答え：A）重度の低血圧に備える

急変に備える！　重度の肺高血圧症がある患者を気管挿管すると，右心不全が悪化して，重度のショックに陥ることがある。本文で述べたように，積極的に対処できるように準備しておく。

9. 気管挿管すると，後負荷と前負荷の両方が減少することで左心機能は改善するのに，右心機能が同じように改善しない理由は？

答え：C）右心と肺循環はともに胸腔内にあり，圧が変化すると両方に等しく影響するために改善しない

右心も肺循環全体も胸腔内にあるので，胸腔内圧の上昇は両方に伝わる。一方で，左心は胸腔内にあり，体循環は大部分が胸腔外にあるので，胸腔内圧が上昇すると左心は圧迫されるが，体循環は圧迫されない。圧のかかり方が異なることで左心後負荷が改善する。静脈循環では作用が逆になり，前負荷が低下する。

Chapter 6 気管挿管

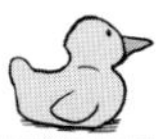

このChapterでは，気管挿管についての非常に基礎的な内容を扱います。気管挿管は，集中治療でのほかの手技と同様にコンタクトスポーツなので，本を読むだけでは身につきません。しかし，本を読まずに実践だけ行うことも困難で，混乱して，挫折し，上達が遅れます。このChapterは，トレーニングやベッドサイドでの指導での代わりにはなりませんが，何が必要かを知るための手がかりになるでしょう。

気管挿管とは，気管に気管チューブを挿入する手技のことです。簡単そうに聞こえますし，たいていはその通りです。同時に，集中治療医が行う手技のうち，最も恐ろしいものの1つでもあります（集中治療医は恐ろしい手技をいろいろするにもかかわらず）。気管挿管によって，患者は身体機能が保たれている状態から10分後には死に至ることもあるのです。

気管挿管での第一原則は，気道の解剖を知ることです。何も見ずに気道の図を描ければ，解剖がわかっているといえるでしょう。自分ではわかっているつもりでも，確かめるにはペンを持って紙に描いてみるしかありません。描いてみて，失敗したら教科書を見直して，もう一度描いてみます。そして，次の日に何も見ずにもう一度描いてみます。これを，簡単にできるようになるまで繰り返します。

気管挿管を行うときには，器具が気道のどのあたりにあるかを知る必要があるので，解剖は重要です。直接目で見ることと，器具がどのくらいの深さにあるのか知ることの両方が，気管挿管に役立ちます。しかし，その前にすべての解剖学的構造がどこにあり，どのような位置関係にあるのかを明確に把握しておく必要があります。挿管困難の場合には，気道の構造がチラッと見えるだけのこともあります。それでも，解剖の知識があれば，その一目でどこに進むべきかがわかります。

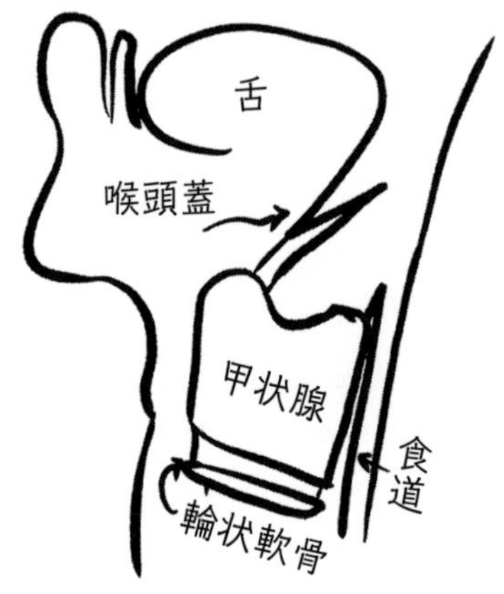

気管挿管を行うには，まず声門を確認して，気管チューブを声門に挿入します。

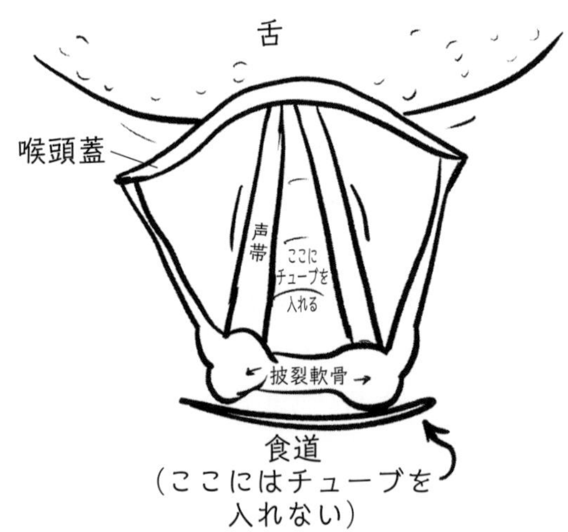

声門を見るための器具は数多くあります。ここでは，**直接喉頭鏡**と**ビデオ**

喉頭鏡の２つを紹介します。この２つは使用方法が多少異なります。まず，使用する器具についてお話ししてから，次に直接喉頭鏡の使い方を説明します。

器具

喉頭鏡

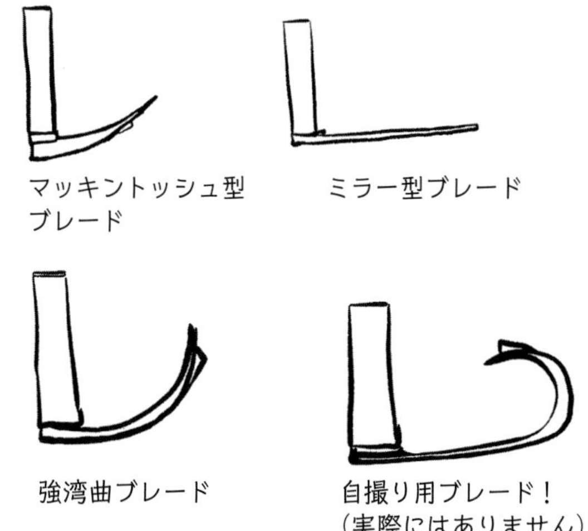

喉頭鏡というのは，舌圧子の高機能版といったところで，先端にライトが付いています。さまざまな型のブレードがありますが，よく使われるのは，短くて曲がったブレード（**マッキントッシュ型**）か，長くてまっすぐのブレード（**ミラー型**）です。

喉頭鏡を使うことで，舌を片側に寄せて，舌と口腔底を持ち上げて邪魔にならないようにし，喉頭蓋の向こうにある声帯を見られるようにします。

喉頭蓋は，舌と声帯の間にある蓋で，飲み込みのときには声門を覆います。喉頭鏡で見ると，この喉頭蓋が邪魔になって，そのままでは声門を見ることができません。喉頭鏡のブレードはどれも，喉頭蓋の向こう側を見られるようにできています。

マッキントッシュ型ブレードを使うときは，ブレードの先を喉頭蓋谷（舌と喉頭蓋の間）に入れて，喉頭蓋の根元を押します。喉頭蓋の根元を押すと，喉頭蓋と舌をつなぐ靱帯が押されて喉頭蓋が持ち上がり，視野を遮らないようになります。

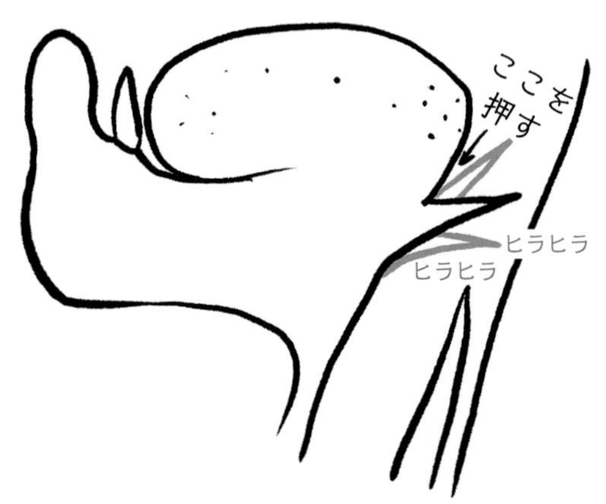

一方，ミラー型ブレードを使うときには，喉頭蓋を超えてブレードを差し込み，喉頭蓋が視野を遮らないようにします。喉頭蓋が特に大きかったり，弾力がなかったり，持ち上げるのが難しかったりする場合に，ミラー型ブレードは有用です。

ビデオ喉頭鏡

ビデオ喉頭鏡とは，ブレードの先端にカメラが付いた喉頭鏡のことで，カメラを通して声帯を見ることができます。ブレードの先端にカメラがあるため，極端な角度でも声門を見ることができます。前方に位置していて，通常の喉頭鏡では見ることが難しい声門も，ビデオ喉頭鏡で強湾曲のブレードを使えば見ることができます。

ビデオ喉頭鏡では，直接喉頭鏡と同様のブレードを使用することもでき，マッキントッシュ型のものがあります。この場合，ブレードで喉頭蓋の根元を押すという操作は同じです。

スタイレット

スタイレットとは軟らかい棒状の器具で，気管チューブの中に通すことでチューブの形を整えます。気管チューブだけだと軟らかくて，何かに当たると折れ曲がってしまうところを，スタイレットを気管チューブの中に通すことで，曲がりにくくするのです。

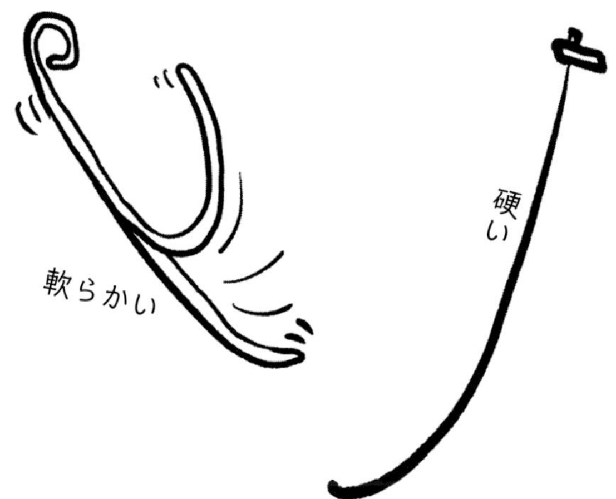

気管チューブの先端が，ホッケーのスティックのような角度で曲がっていれば，気管へ入りやすくなります。このように角度がついていることにより，気管チューブの先端が舌や後咽頭を超えて気管に入りやすくなり，手技の間も視野を確保しやすくなって，気管チューブが気管前壁に引っかかりにくくなります。少し硬いといっても，一般的なスタイレットは手で曲げられるので，ホッケーのスティックのような形にすることができます。

一方で，硬性のスタイレットは曲げることができません。気管チューブの先端の向きを変えるには，スタイレットをテコのように使って，気管チューブを押したり引いたりします。柔軟性のあるスタイレットでは，このようなことはできません。硬性のスタイレットの利点は，曲がらないのでテコのように使って気管チューブの向きを変えられることです。

気管チューブの先端からスタイレットの先が飛び出さないようにします。スタイレットの先が出ていると，気管を傷つける恐れがあるためです。また，気管チューブの中に挿入する前に，スタイレットに少し潤滑剤を塗っておくと，チューブから引き抜きやすくなります（気管チューブごとスタイレットを引っこ抜いたりすると大ごとです！）。

気管チューブ

気管チューブとは，気管に入れるプラスチック製のチューブのことです。さまざまなサイズと形があります。どのサイズにするか決める要因はいくつかあります。通常の成人男性であれば 8.0（数字はチューブの内径を mm で表しています），女性の場合は 7.5 の気管チューブにします。気道が狭い場合は，7.0 を選ぶこともあります。

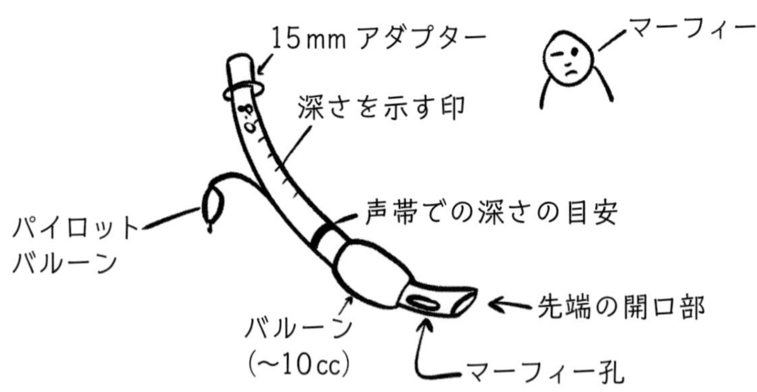

気管チューブではサイズが重要です。内径が小さいほど，呼気に要する時間が長くなり（内径が小さいほど，気流に対する抵抗が大きくなります），分時換気量が大きな患者では，特に重要になることがあります。また，気管

チューブが細ければ細いほど，気管支鏡が入りにくくなるので，気管挿管した後に気管支鏡が必要になるのであれば，太めの径のチューブを使用したほうがよいです。気管チューブの内壁と気管支鏡との隙間が大きいほど，気管支鏡を扱いやすくなり，気管支鏡を使っている間にも換気を保ちやすくなります（使い捨て気管支鏡は，袋に外径が記載されています。もう１つ数字が書かれていれば，処置用チャンネル径です）。

気管チューブは，折れ曲がりにくくするため自然とカーブする形になっています。気管挿管する際に，カーブの向きを変えるために，気管チューブを回転させなければならないことがありますので，覚えておいてください。気管チューブが気管の前壁に当たって進みにくいとき，このような操作が必要となります。

ブジー

本書では，気管挿管を補助する器具についてはあまり説明しませんが，ブジーについては初心者も知っておく必要があります。ブジーとは，先端が曲がった，長くて柔軟な棒で，スタイレットの役割を果たします。気管内に入れて，気管チューブを誘導するのに使います。先端に角度がついていて，スタイレットよりも柔軟性があるため，安全に気管に入れることができます（それでも気管を傷つけることがあるので，丁寧に扱います）。

声門は見えなくても位置の見当がつくときに，ブジーを使います。ブジーの先端を，気管があると思われる方向へ向けて挿入します。ブジーが気管に入れば，気管の中を進めていくときに気管軟骨に当たる感触がして，気管分岐部に達したら抵抗を感じます。間違って食道に入ると，気管軟骨の感触はせず，抵抗なく胃に進んでいきます。

声門が見えているのに，気管チューブを気管に挿入するのが難しい場合にも，ブジーを使います。これは，ビデオ喉頭鏡を使用していたり，気道が前方に位置していたりするときのような場合です。

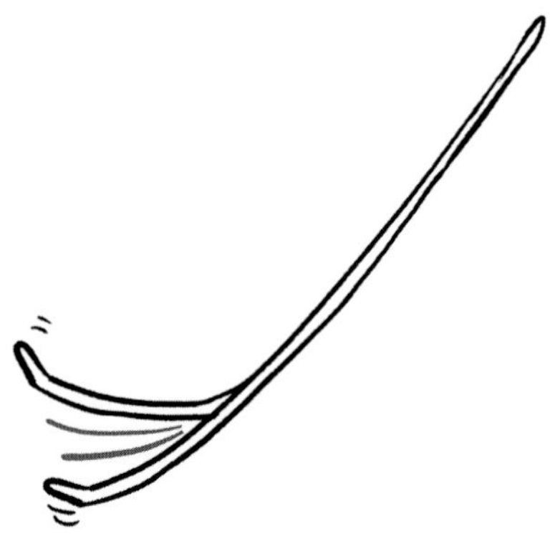

枕

患者の体位の重要性を強調するために含めました。特に直接喉頭鏡を使う場合は重要です。必ずしも枕を使う必要はなく，丸めたタオルやシーツでもかまいません。

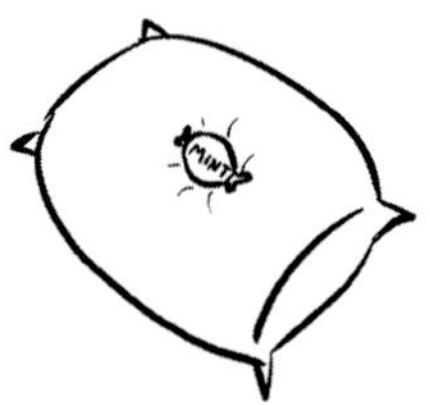

気管挿管の手技

ここからは，気管挿管の手技について見ていきます。気道評価の話をする前に，手技について説明します。気道評価の話を先にするほうが自然な流れのように思うかもしれませんが，何をするのかを先に知っていたほうが，何が原因で失敗するのかがよく理解できます。

直接喉頭鏡

直接喉頭鏡は，カメラや鏡を使わずに，喉頭を直接見るための器具です。喉頭鏡のブレードを口の中に入れて，舌を片側に寄せ，舌と咽頭を持ち上げることで声門が見えるようにします。

声門を直接見るには，**3 つの軸**を揃えて，口から声門までが一直線に見えるようにする必要があります。3 つの軸というのは，①口から喉の奥，②喉の奥から声門，③声門から気管の軸です。3 つの軸がすべて揃うと，まっすぐ気管を見られるようになるので，気管チューブを入れることができます。

軸を揃えるためには，患者の体位を整えなければなりません。体位が適切でなければ，一直線に揃えることは非常に難しいか，不可能でしょう。

●スニッフィング・ポジション

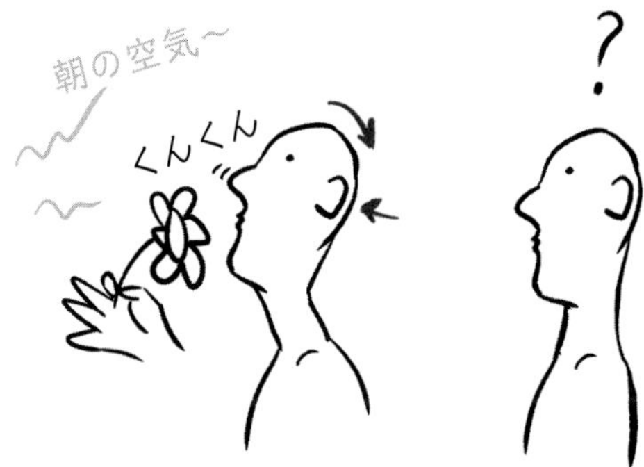

3 つの軸を揃えて一直線にする姿勢に**スニッフィング・ポジション**があります。この姿勢にするには，頭をベッドから持ち上げて，頸部を後方に伸ばします。

頭をベッドから上げると，声門から気管の間の軸が喉の奥から声門の間の軸と揃い，頸部を後方に伸ばすと，口から喉の奥の間の軸も揃います。

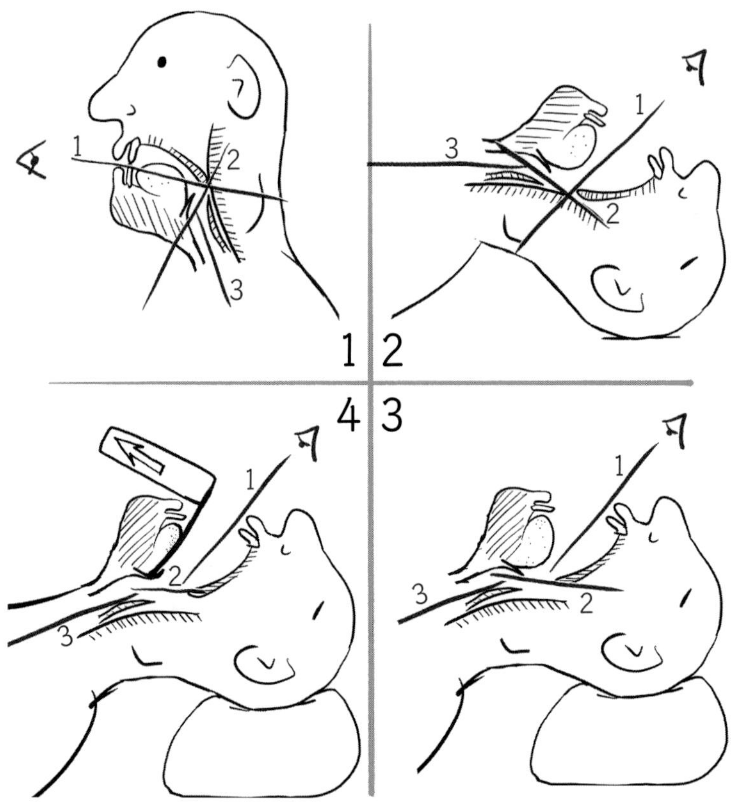

ただし，この体位は，どの患者でも安全にできるわけではありません。外傷などのために頸部が不安定な患者では禁忌です。

スニッフィング・ポジションの禁忌
・頸椎に損傷があったり不安定であったりする場合
・関節リウマチ（高リスク）
・ダウン症（高リスク）

●どの程度見えるのか？

コーマック・レハインの分類（Cormack-Lehane grading）を使うことで，声門の見えやすさを４つのグレードで評価できます。グレード１とは声門が半分以上見えていることを意味し，グレード４は声門や喉頭蓋が見えないことを指します。

患者をスニッフィング・ポジションにして，気管挿管を行う準備（後述します）が整ったら，麻酔導入薬を投与します。患者の意識がなくなれば，クロスフィンガー法で口を開けます。クロスフィンガー法とは，人差し指と親指を使って口を開けることで，２本の指が交差するのでこのように呼ばれます。

喉頭鏡のブレードを口の右側から慎重に挿入し，舌を左側に寄せるようにします。このようにすると，ブレードの右側から舌を避けられて，声門が見えるようになるので，気管チューブを通すことができます。

喉頭鏡のブレードが視野の届かないところまで進めば，舌の根元と思われる位置まで慎重に進めていきます。そこに喉頭蓋があります。

そこで，喉頭鏡のハンドルを持ち上げます。このとき喉頭鏡が歯に当たらないよう，喉頭鏡全体を反対側の天井の角に向かってまっすぐ持ち上げます。回転させないように，同じ角度を保ったまま持ち上げなければなりません。このようにして，咽頭を持ち上げて，視野を遮らないように移動させます。

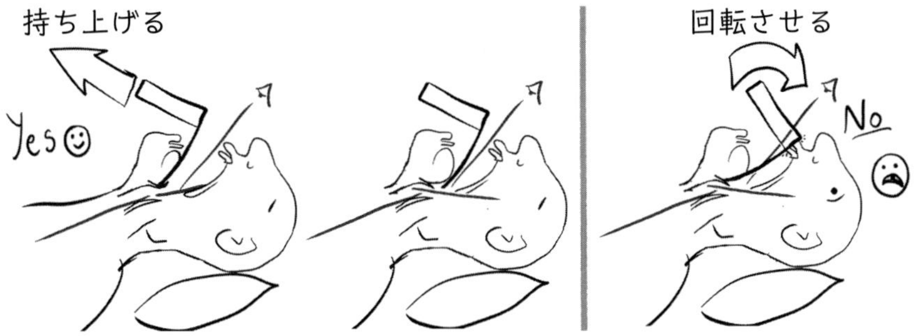

舌を持ち上げたら，口の中を覗いて，喉頭蓋を確認します。喉頭蓋が見えなければ，見えるようになるまで慎重にブレードを引き戻します。位置を知るために，喉頭蓋を確認することは重要です。

喉頭蓋を確認できたら，その先を見ます。湾曲したブレード（マッキントッシュ型）を使っている場合，ブレードの先を喉頭蓋と舌の間に入れます。そこで喉頭蓋の根元を軽く押すと，喉頭蓋が持ち上がって，視野を遮らなくなります。まっすぐのブレード（ミラー型）を使う場合は，喉頭蓋の下をくぐらせて，喉頭蓋が視野を遮らないようにします。

ここで，声門を見て，解剖学的構造を確認します。披裂軟骨と声帯が見えるはずです。ときに，声門の一部しか見えないことがありますが，その場合は，見えない部分を記憶で補う必要があるので，解剖学の知識があることが重要です。

声門が見えたら，気管チューブを慎重に口から入れて，声門を通過させます。患者の口角を友人（友人でなくても，誰でもよいのですが……）に引っ張ってもらえば，気管チューブを口から入れやすくなります。

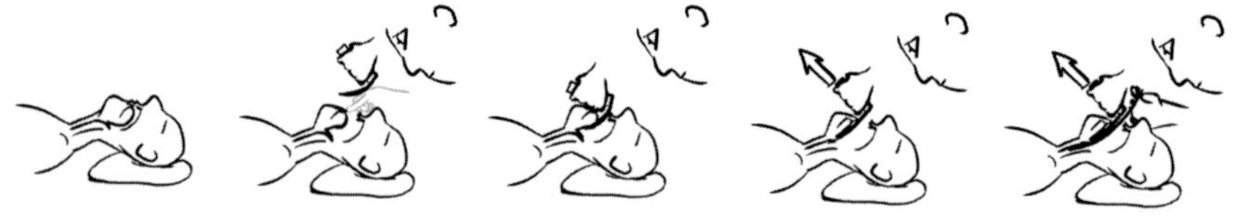

ビデオ喉頭鏡

気管挿管で筆者がよく使うのはビデオ喉頭鏡です。ビデオ喉頭鏡のブレードにはビデオカメラが付いていて，このカメラで喉頭を見ながら，気管チューブを挿入できます。

さまざまな気道に対応できるよう，ビデオ喉頭鏡にはいろいろなブレードがあります。声門が前方に位置する場合には強湾曲のブレードを，正常の気道であれば通常のブレードを使います。直接喉頭鏡では，強湾曲のブレードを使うと声門を直接見ることができなくなるので使えませんが，ビデオ喉頭鏡であれば前方に位置する気道を見るのが容易になります。

ビデオ喉頭鏡を使うときには，カメラで声門を確認できるので，患者の体位はそれほど重要ではなくなります。声門まで一直線に軸を揃える必要はないのです。患者が通常の体位を取っていても，声門をしっかり見ることができます。そのため，頸部に問題があってスニッフィング・ポジションを取れなかったり，首を動かせなかったりする患者に，ビデオ喉頭鏡は最適です。

ビデオ喉頭鏡で重要なのは，ブレード（気管チューブも）を口から挿入するときに，患者の口から**目を離さない**ことです。つい忘れて，ブレードを挿入するときにも画面を見てしまいがちですが，やってはいけません。ブレードの先端が舌の裏側を過ぎて見えなくなるまで，直接口の中を覗き込むようにして，その後で画面に目を移します。

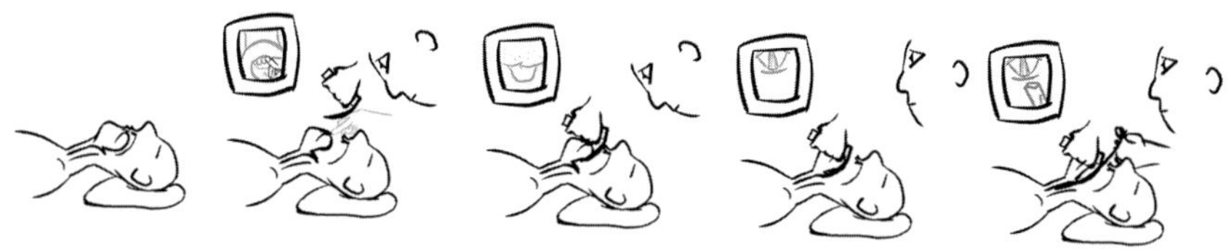

ビデオ喉頭鏡を使えば,声門を見るのは直接喉頭鏡より簡単ですが,チューブを気管に入れるのはより難しくなります。

直接喉頭鏡であれば，気管に気管チューブを直接まっすぐ入れることになります。しかし，ビデオ喉頭鏡を使う場合，気管チューブを声門に向けることはできますが，スタイレットに沿って気管に挿入する必要があります。これは，気管を直接見ていないため，気管チューブをまっすぐ入れることができないからです。まっすぐではなく，角度をつけて声門に入れなければなりません。

直接

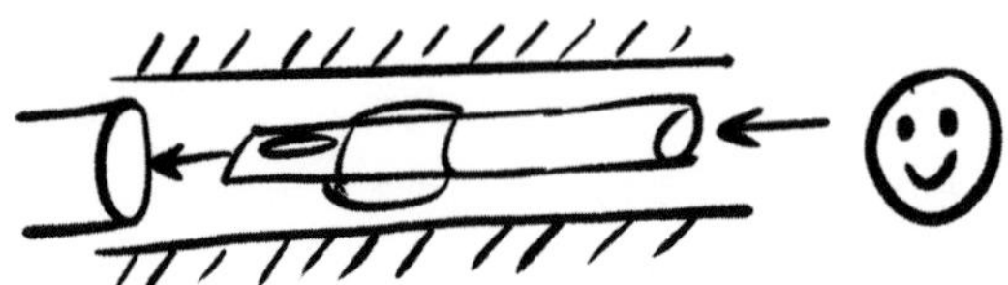

間接

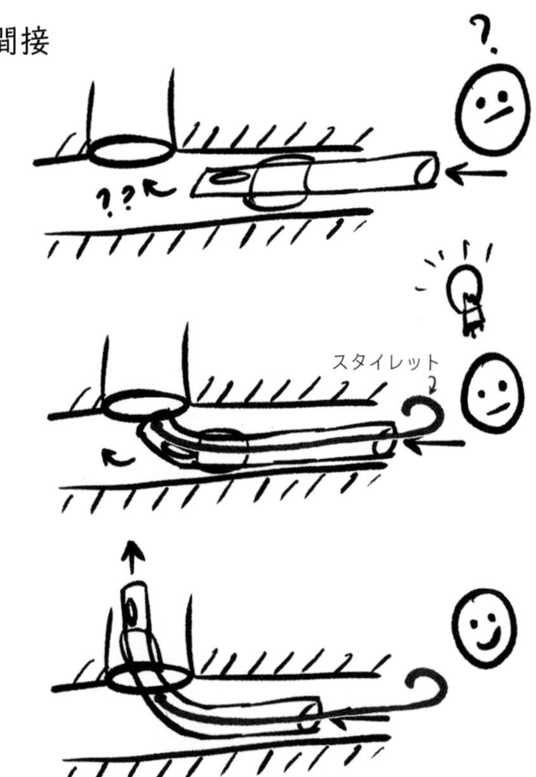

ビデオ喉頭鏡では，角度が極端だと，気管チューブを気管に入れにくいことがあります。ブレードの位置が声門に近すぎると，気管チューブを入れるためのスペースを塞いでしまい，気管チューブがカメラやブレードにぶつかることがあります。また，気管チューブが声門に引っかかったり，もっと多いケースとして，気管前壁にぶつかったりすることもあります。

●ビデオ喉頭鏡をうまく使うには

第一に，ビデオ喉頭鏡のブレードを**声門に近づけすぎない**ようにします。ブレードを近づけすぎるというのが，一番よく起こしがちな間違いです。近すぎると，後咽頭でブレードが邪魔になり，気管チューブを操作して気管に入れるのが難しくなります。気管チューブはブレードに押されて食道に向かうことになります。ビデオ喉頭鏡を使うときには，コーマック・レハインの分類でグレード２を目標にすれば，ブレードが声門に近づきすぎず，気管チューブを入れるのに十分なスペースを保つことができます。

ビデオ喉頭鏡でよくあるもう１つの間違いは，喉頭鏡の持ち上げ方です。直接喉頭鏡の場合，舌根を持ち上げれば，視野が邪魔されずに声門を見られるようになりますが，ビデオ喉頭鏡では，ビデオカメラで声門を見ることができるため，**喉頭鏡を持ち上げる効果はあまりありません**。特にブレードの先を持ち上げた場合，よく見えるようになるかもしれませんが，声門が前方に動いてしまって角度がさらに急になり，気管チューブを入れにくくなってしまいます。

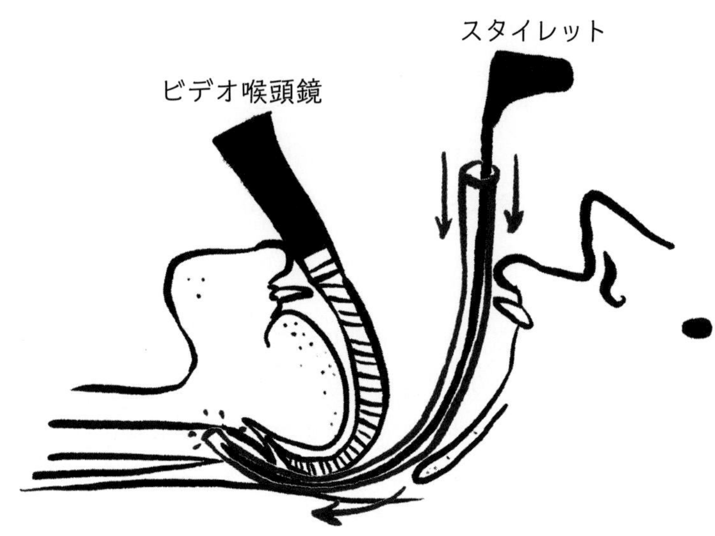

声門で気管チューブが気管前壁にぶつかって進まなくなったら，**チューブを回転**させます。時計回りでも反時計回りでもどちらでもかまいません。要は，気管前壁に対する角度を変えるのです。声門に入る角度と，気管が胸部に入る角度は異なります。特に気道が前方に位置している場合，気管チューブは気管に対して斜めの角度で声門を通ります。

最後に，それでも気管チューブが入らない場合に，スタイレットの代わりに**ブジーを使う**必要があるかもしれません。ブジーを気管に挿入して，ブジーをガイドに気管チューブを気管に進めます。この方法では，気管チューブが喉頭で披裂軟骨などに引っかかることがあります。これはブジーと気管チューブの間に隙間があるためです（ブジーは気管チューブより細いので，間に隙間ができます）。この場合，気管チューブを一旦引き戻して，回転させることで引っかからないようにします。

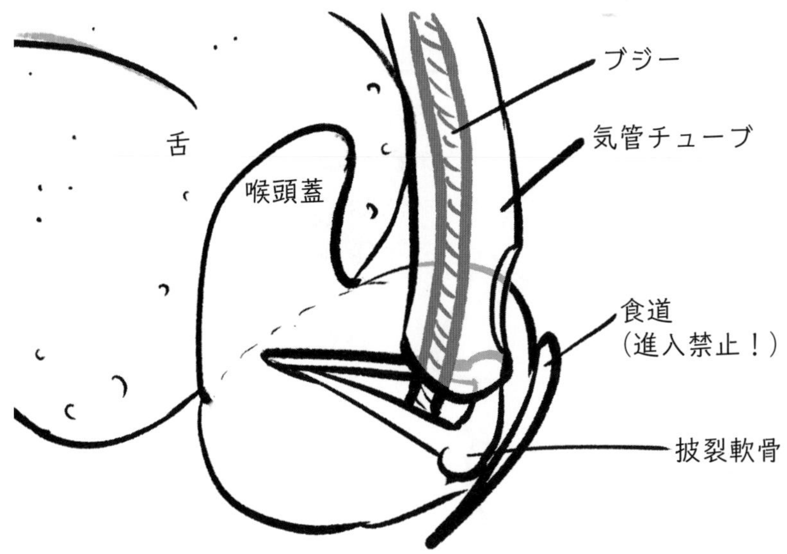

気管挿管にはほかにも多くの方法があり，学習に役立つ素晴らしい教科書，教材，講習も数多くあります。

気道評価

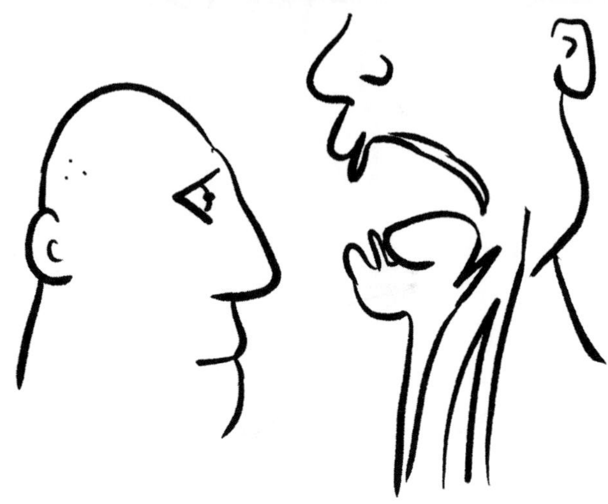

時間が許せば，気道の評価をします。ただし，集中治療室（ICU）では，常にこのような時間があるとは限らず，緊急気管挿管では気道を評価する時間がないこともあります。

挿管困難とは，声門が見えないか，気管チューブを入れられないことを意味します。挿管困難を予測するのに役立つツールがあります。

気道評価の方法

気道評価とは，声門が見えなかったり，気管チューブを入れられなかったりする可能性を前もって予測することです。

以前から使われている評価方法に，**LEMON** という語呂合わせがあります。

Look（見る）：口が小さい，顎に異常がある，歯が大きいなどの場合，気管挿管は難しい可能性があります。

Evaluate（評価する）：3-3-2 ルールを使うことで，気道の解剖学的な情報が得られます。口の開きが3横指，顎から舌骨までの距離が3横指，舌骨から甲状軟骨までの距離が2横指あるか評価します。とはいっても，患者の口の中に実際に指を入れてはいけません（友人のスタンピーが言うには，患者が指を噛むことがあるのだとか）。

顎から舌骨までの距離は，気道がどれくらい前方に位置しているかを知る手がかりになります。距離が短ければ，声門が前方にあることを意味します。同様に，舌骨と甲状軟骨の距離から，声門と舌根との距離を知ることができます。距離が短いほど，声門への角度は急になります。

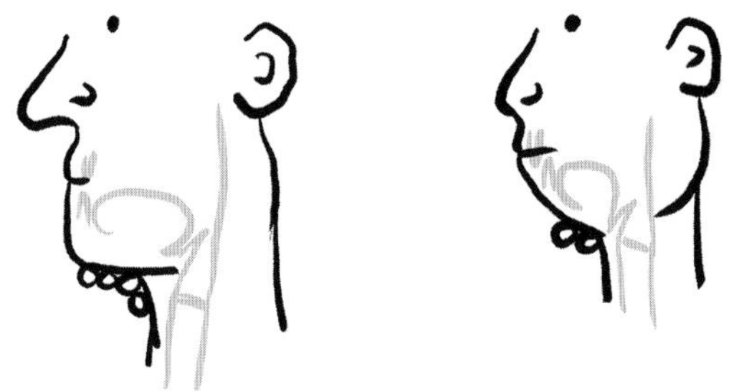

Mallampati（マランパチ）スコア：挿管困難の要因の1つに，口の中にスペースがないことがあります。Mallampati スコアを使えば，患者が口を開けたときに後咽頭がどの程度見えるか評価できます。

Mallampati スコアが4であれば，口を開けたときに見えるのは口蓋だけです。つまり，口の中にスペースがほとんどなく，気管チューブを挿入するのが難しい可能性があります。

Obesity（肥満）・**O**bstruction（閉塞）：気道が閉塞していれば，気管挿管は難しくなります。空気の出入りが妨げられるのであれば，気管チューブが通るのも難しいと予測されます。

Neck（頸部）の可動性：患者が首を動かせなければ，気管挿管のために体位を取るのが難しくなります。適切な体位を取れなければ，最適な視野を得ることができません。

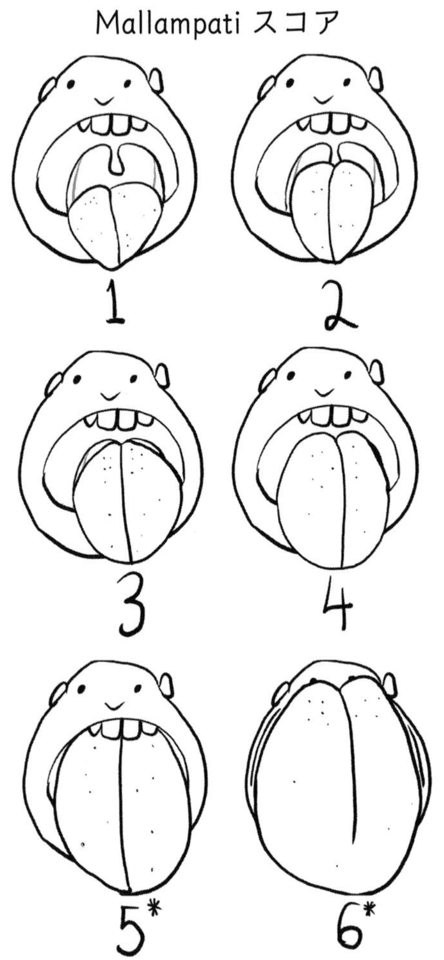

●バッグ・マスク換気できるかの評価

気管挿管の手技中に患者が低酸素血症になったら，手技を中断して**バッグ・マスク換気**を行い，酸素飽和度を改善させる必要があります。しかし，バッグ・マスク換気が困難な患者もいます。

バッグ・マスク換気が困難か評価する方法に，**MOANS** という語呂合わせがあります。

Mask seal（顔にマスクを密着させられない）：バッグ・マスク換気（練習して必ず習得すべき手技です）を行うときには，マスクを顔に密着させて，空気・酸素を肺へ送り込みます。ひげが長かったり，歯がなかったり，顔に何らかの異常があったりすると，マスクを密着させることができません。

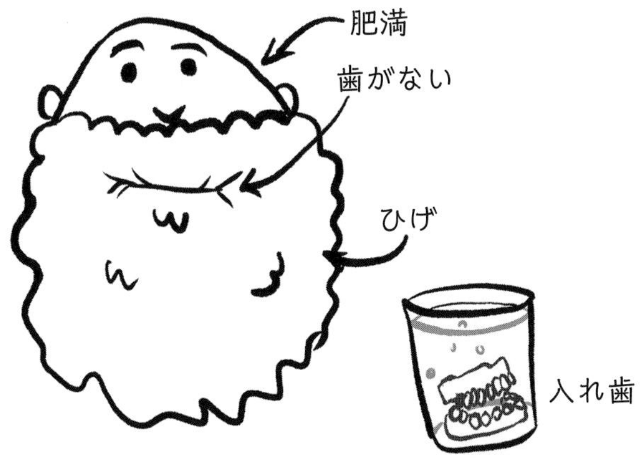

Obesity（肥満）・**O**bstruction（閉塞）：腹部が大きくて胸を圧迫していたり，気道閉塞があったりすると，バッグ・マスク換気は容易ではありません。

Age（年齢）：55 歳以上

No teeth（歯がない）：歯がないと頬がくぼんで，バッグ・マスク換気のときにマスクを密着させるのが難しくなります。入れ歯があれば，バッグ・マスク換気の間は入れ歯を入れたままにします。

Stiff lungs（肺が硬い）：急性呼吸窮迫症候群（acute respiratory distress syndrome：ARDS）のように肺が硬くなっていると，バッグ換気が難しくなります。肥満の場合に腹部が胸を押すのと同様に，肺が硬くてもバッグ換気は難しくなります。

●ラリンジアルマスクを使えるかの評価

ラリンジアルマスクとは，声門に密着させて換気するためのマスクです。気管挿管もバッグ・マスク換気もできないときに使用します。患者の口からバッグ換気する代わりに，マスクを声門に装着し，そこからバッグ換気するという考え方です。

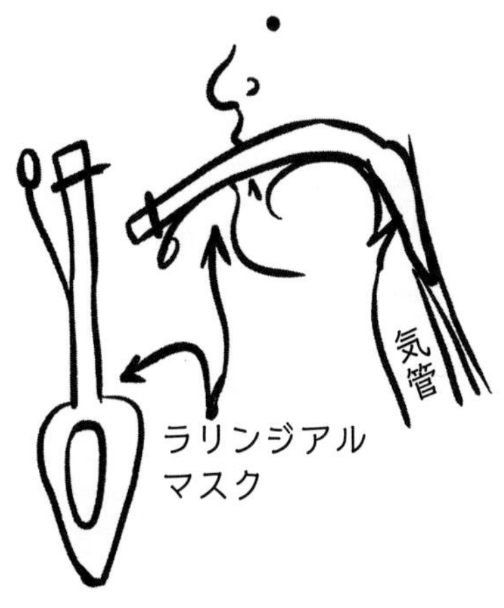

ラリンジアルマスクを喉の奥に入れて，声門に密着させます（この手技も練習して習得しなければなりません）。

気道に解剖学的異常があると, ラリンジアルマスクは密着しません。また, バッグ・マスク換気が困難な患者は，ラリンジアルマスクを使ってもバッグ換気は難しいです。

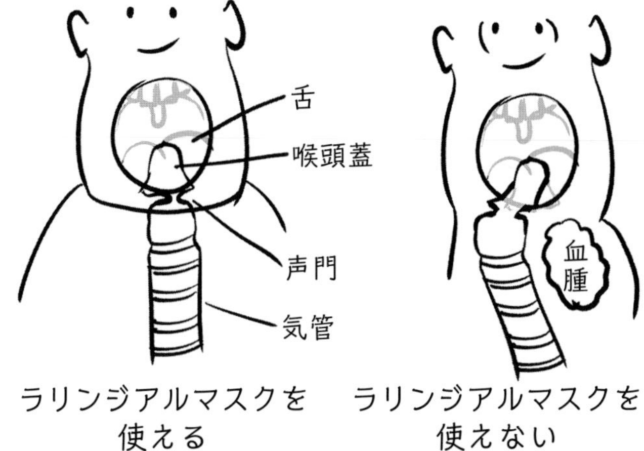

●輪状甲状膜切開できるかの評価

気管挿管やバッグ・マスク換気ができず，ラリンジアルマスクも使えない場合，**輪状甲状膜切開**を行う必要があります。しかし，なかにはそれが困難な患者もいます。血腫や頸部腫瘤などのために解剖学的異常があったり，肥満で軟部組織が厚かったり，首が非常に短かったりする場合がそうです。

挿管困難が予測される場合には，時間が許す限り，輪状甲状膜切開を想定して頸部を触診しておきます。手技は慎重に準備してから行います。

輪状甲状膜切開の手技については，本書の範疇を超えるので割愛します。

挿管困難に遭遇したら

これまでに述べたような評価は，挿管困難を予測するのに役立ちます。

挿管困難を予測する目的は，計画を立てるためです。挿管困難だと予測できれば，助けを呼んで，手元にない器具を準備することができます。

挿管困難の可能性があり，バッグ・マスク換気やラリンジアルマスクの挿入も容易ではなさそうであれば，意識下での気管挿管を検討します。

意識下挿管とは, 意識（と自発呼吸）を保ったまま気管挿管することです。そのためには, 麻酔導入薬の代わりに局所麻酔を使って喉と声帯に麻酔をし,気管チューブを挿入できるようにします。筆者自身は，意識下気管挿管には気管支鏡を使いますが，ほかの器具を使って行うことも可能です。

挿管困難とその対処法は本書の範疇を超えるので割愛します。挿管困難についての講習会や書籍はたくさんありますので，そちらを参照してください。重要なのは，予測して，計画を立てることです。

ときに，予期せず挿管困難に遭遇することがあります。気管挿管は箱詰めのチョコレートのようなものです。ふたを開けるまで何が出てくるかわかりません。

気管挿管チェックリスト

気管挿管の準備ができたら，すべてが揃っていることを確認します。

患者，**器具**，そして**自分自身**の準備です。

ICU では，常に患者の準備を整えるゆとりがあるわけではありませんが，時間が許せば患者の状態を最適にします。

気管挿管チェックリスト

患者	・気道評価（LEMON，MOANS，輪状甲状膜切開） ・前酸素化 ・非侵襲的酸素療法の準備 ・血行動態の最適化 ・誤嚥の予防 ・体位 ・輪状甲状膜切開が必要そうなら，頸部に目印をつける

（続く）↗

↘(続き)

器具	・吸引器（自分で確認する） ・静脈アクセス（自分で確認する） ・気管挿管のための器具 　直接喉頭鏡・ビデオ喉頭鏡 　気管チューブ（バルーンを確認して，潤滑剤を付けておく） 　ブジー 　カプノメータ 　経口エアウェイ ・バッグ・マスクと酸素供給源 ・バックアップのための器具 　径が細めの気管チューブ ・挿管困難用カート（必要な場合） 　気管支鏡 　輪状甲状膜切開キット ・薬剤 　麻酔導入薬・筋弛緩薬 　単回投与できる昇圧薬 ・モニター 　血圧計 　パルスオキシメータ
自分自身	気管挿管とバックアップのための方法をスタッフに伝える 深呼吸をする（COVID-19 の患者からは離れたところで）

前酸素化

前酸素化の目的は，単に酸素飽和度を上げるだけではなく，患者の肺の中の空気（窒素を多く含む）を酸素と置き換えることです。

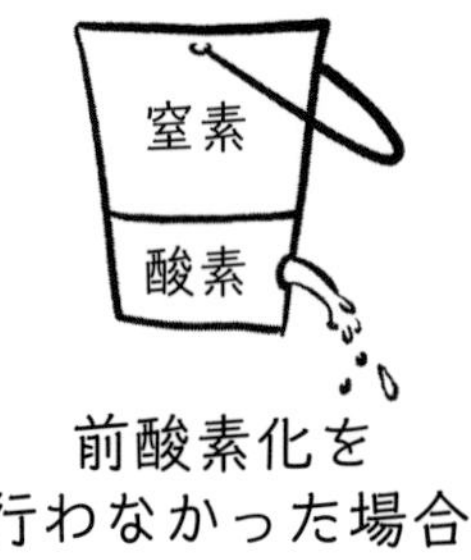

前酸素化を
行わなかった場合

前酸素化を
行った場合

患者の肺の中には，酸素（20%）と窒素（80%）が混じった空気が入っています。呼吸が止まった後，患者は肺にある空気から酸素を使い続けます。その中にある酸素が多ければ多いほど，使える酸素が多くなるので，息を止めてから低酸素になるまでの時間が長くなります。

肺の中にある気体が，バケツに入っているところを想像してみてください（また身近なたとえで恐縮）。バケツの中の水の量が，この気体に含まれる酸素の量に相当します。患者が息を止めると，バケツの穴から水が漏れ始めます。この穴は，酸素利用率を表しています。前酸素化をしておけば，バケツは水で満たされるので，気管挿管により長い時間をかけられることになります。あなたも挿管困難に遭遇したら，1分でも長く時間があることがどれほどありがたいかきっとわかるはずです。

肺の中の気体を酸素に置き換えるには，非常に高い流量で酸素を投与する必要があります。

患者が室内気を吸い込まないくらい高流量で酸素を投与すれば，前酸素化を行うことができます。

筆者が推奨する前酸素化の方法は，少なくとも3分間，リザーバーマスクを使って「フラッシュフロー」で酸素投与するというものです（患者が覚醒していれば，深呼吸をするよう指示します）。酸素流量計の目盛は15L/分までですが，フラッシュフローではそれ以上に酸素流量を高くします。酸素流量計のつまみを，回せなくなるところまで時計回りに回し続けます。これがフラッシュフローです。このとき酸素流量計は大きな音を立てているはずです。最大限の流量で酸素を流しているためです（通常，酸素流量計の前面には，最大流量を示すステッカーが貼ってあります）。

低酸素血症があって，フラッシュフローで酸素を投与しても酸素飽和度が95% 以上に上がらない場合，非侵襲的人工呼吸（non-invasive ventilation：NIV）を使うこともできます。この場合，長期的な人工呼吸として NIV を使うのではなく，気管挿管に備えて肺をリクルートして前酸素化を行うために使用します。

その他の方法として，PEEP 弁を付けてバッグ・マスク換気を行って，肺をリクルートすることも可能です。ただし，この方法は患者にとって苦痛なばかりでなく，医療者の両手が塞がってしまうことになるので，可能な限り NIV を使うほうがよいでしょう。

非侵襲的酸素療法

すでに通常の鼻カニューレか加温式の高流量鼻カニューレを装着している場合，酸素供給源が十分にあるのであれば，気管挿管の手技中も装着したままにします。これによって，低酸素血症になるまでの時間が長くなることが小規模な研究[1)]で示されています。

血行動態の最適化

血行動態を最適化するには，患者の血圧と循環血液量が気管挿管と人工呼吸に適切であることを確認します。気管挿管後に血行動態が悪化する危険性があることは，Chapter 5 の「心臓・肺の相互作用」の項（p.187）で理解していることと思います。

時間が許すのであれば，気管挿管の前に血行動態を最適化します。血圧が適切であることを確認し，もし循環血液量が不足していれば，輸液をボーラス投与します。すでに低血圧であるか，低血圧になりかけている場合は，昇圧薬を開始します。すでに低血圧になっている場合，麻酔導入薬を投与して人工呼吸を開始した後に心停止を起こす危険性が高いです。

誤嚥の予防

ICU では，患者が絶飲食かどうかわからないまま気管挿管しなければならないことがよくあります。時間がある場合，以下の方法で誤嚥の危険性を低くすることができます。

すでに経鼻胃管や胃瘻が入っている場合には，吸引します。気管挿管前に胃の中から液体を取り除いておくことで，誤嚥を予防できます。

誤嚥のリスクが非常に高い患者がいます。消化管出血や腸閉塞があると，特にリスクが高くなります。このような場合，気管挿管前に経鼻胃管を留置して胃の内容物を取り除くことの欠点と利点を考えます。患者が気道を保護できていて，協力的で，経鼻胃管の留置に耐えうるのであれば（経鼻胃管を留置するためには，鼻を麻酔しなければなりません），留置することで誤嚥を防ぐことができるかもしれません。場合によっては，経鼻胃管を留置することで腹圧が下がり，機能的残気量（functional residual capacity：FRC）が増えて，酸素化が改善することもあります。

患者を安心させる

気管挿管のための準備は，患者にとって恐怖です。スタッフがせわしなく動き，さまざまな器具が部屋に運ばれてくるのを目の当たりにするのですから。スタッフの緊張が伝わってきます。

患者に話しかけるようにしましょう。気管挿管は ICU では日常的に行われる手技であることを説明し，患者からの質問に答えます。鎮静すること（鎮静薬を使う場合），あるいは短時間のみ不快であること（意識下気管挿管をする場合）を伝えます。時間が許せば，気管挿管の前に患者が家族と話ができるようにします。

器具

気管挿管をする前には，必要な器具が揃っているか確認します。時間が許す限り，この確認は自分で行います。

吸引器を確認します。必要なときに吸引器が吸引しないことほど窮することはありません。事前に手に取って，吸引が機能しているか確認します。

静脈アクセスも確認します。静脈アクセスが１本しかない場合，筆者は気管挿管の前にもう１本入れるようにしています。静脈アクセスをフラッシュして，漏れがなく，問題がないことを自分で確認します。気管挿管の最中に，点滴が漏れることほどイタいことはありません。

喉頭鏡のブレードと，バックアップのための器具に問題がないことを確認します。ビデオ喉頭鏡を使う場合，電源が入ることを確認します。直接喉頭鏡を使用する場合，ブレードを伸ばしたときにランプが点灯することを確認します。

バッグ・マスク換気が必要になった場合に備えて，経口エアウェイを準備しておきます。経口エアウェイとは，口腔内に挿入して，声門への空気の通り道を確保する器具です。

気管チューブのバルーンに漏れがないことを確認して，チューブに潤滑剤を塗っておきます。念のため１サイズ径が細い気管チューブも準備しておきます。

モニター機器が作動していることを確認します。自動血圧計で血圧を頻繁に測定するか，または動脈ラインを使います。パルスオキシメータがオンになっていることを確認して，可能であれば血圧を測定する腕とは別の箇所に装着します。

薬剤

この Chapter では薬剤については説明しません。さまざまな組み合わせがありますので，麻酔導入薬として，あるいは意識下気管挿管のための薬剤として，自信を持って使えるものを選びます。

ICU では，**迅速導入気管挿管（rapid sequence intubation：RSI）**を行います。「迅速導入」と聞くと，「ゆっくり導入する気管挿管があるの？」とまず頭に浮かぶかもしれませんが，そのような気管挿管はありません。あるのは，絶飲食の患者に対して手術室で行う標準的な導入での気管挿管です。

標準的な導入での気管挿管では，患者に鎮静薬を（完全に導入するよりは少なく）投与し，バッグ・マスク換気を行い，バッグ・マスク換気が可能であることを確認してから，完全に鎮静して筋弛緩を行います。手術室ではリラックスできるような音楽が流れていることが多く，ゆっくり数独の話やら噂話やらをしているうちに，気管チューブが気管に挿入されます。

迅速導入では，麻酔導入薬と筋弛緩薬を続けざまに投与し，その間にバッグ・マスク換気は行いません。患者の意識がなくなり筋弛緩されれば，すぐに気管挿管を行います。音楽を流している暇はありません。患者が低酸素血症になる前に素早く気管挿管を行います。

RSI でバッグ・マスク換気をしないのは，胃を膨らませないようにするためです。満腹の胃に空気を送り込むと，嘔吐や誤嚥の原因となります。ICU では，絶飲食でない状態で気管挿管することがよくあります。もし，しばらく食べていなかったとしても，ショックや疾患，薬剤の影響のために，腸の動きが遅くなっていることがよくあります。

薬剤の確認

薬剤について重要なことは，看護師が正しい薬剤を正しい用量で準備しているか確認することです。看護師が新人の場合，薬剤の種類，用量，投与方法を確かめます。また，指示するまで薬剤を投与しないよう伝えます。筆者の場合，面識のない看護師であれば，バイアルを見て，正しい薬剤を準備していることを確認するようにしています（COVID-19 の影響で，面識のない看護師と働くことも多いですから）。

自分自身

深呼吸をして（できれば COVID-19 の患者からは離れたところで），頭のなかでプランを再確認します。そして，もう一度深呼吸をします。

いざ，気管挿管

バックアップが（ある場合は），準備されていることを確認します。

気管挿管のプランをスタッフと共有します。何をするつもりなのか，うまくいかなかった場合にはどうするのかを，前もって説明しておく必要があります。たとえば,「まずはビデオ喉頭鏡で始めて，うまくいかなかったらバッグ・マスク換気をしてから気管支鏡を使って，それでもうまくいかなかったら輪状甲状膜切開をします」といった具合です。

プランを共有することで,器材が揃っているのか確認することができます。気管支鏡の準備はできているのか？　喉頭鏡は？　輪状甲状膜切開キットはすぐ使えるところにあるか？　輪状甲状膜切開が必要な場合に備えて，頸部に目印をつけておくべきか？

患者の体位を整えます。気管挿管のために麻酔導入薬を使うのか，それとも意識下気管挿管をするのかによって，患者の体位は異なります。麻酔導入薬を使う場合，筆者は患者をスニッフィング・ポジションにするようにしています。ベッドの頭部は，麻酔導入薬を投与した後，気管挿管する直前に倒すようにしています。それまでは，患者を最も楽な姿勢のままにして，肺容量を保つためにできる限り上体を起こした体位にしておきます。

麻酔導入薬を使って気管挿管する場合

可能であれば，スニッフィング・ポジションにします（禁忌があることを忘れずに）。

重力によって胃内容物を下に下げて誤嚥を減らし，肺容量を保ち（腹部が胸を押さないようにすることで），気道を見やすくするために，筆者は患者の上体を 30 ～ 40° 起こした状態で気管挿管するようにしています。

患者の頭がベッドの上端にくるようにしておきます。頭がベッドの端から離れていると，手技者は前屈みの姿勢になるため気管挿管が難しくなり，また筆者のような年寄りはすぐに腰を痛めてしまいます。

バイタルサイン

スタッフの１人にバイタルサインを見ておくよう指示します。

このスタッフは**酸素飽和度**に注意して，90％まで低下したら，バッグ・マスク換気をして酸素化するようにあなたに伝えます。可能であれば，パルスオキシメータから脈拍ごとに音が出るようにしておきます。この音のトーンは酸素飽和度と相関していて，周波数が高いほど酸素飽和度が高いことがわかります。

「ピッ，ピッ，ピッ」と鳴っているのはよい状態です。これが，「プッ，プッ，プッ」になるとよくありません。「ブッ，ブッ，ブッ」だと，さらに悪いです。「ブッ」ではなく，「ピッ」を保つようにします。

また，**血圧**にも気を配ります。特に，気管挿管前にアドレナリンが分泌されている患者では，麻酔導入薬を投与した後に，急に血圧が低下することがあります。その場合，早めに昇圧薬を単回投与するか，持続投与を開始することで，心停止を防ぐことができます。

気管挿管後の低血圧については，Chapter 5 の「気管挿管後の低血圧」の項（p.192）で詳しく説明しています。

トラブル

トラブルに遭遇したら，何が問題なのかを特定し，アプローチを変えるようにします。問題が何かによって，対処の方法は異なります。気管挿管前に立てたプランに沿って対応します。

考えるべきこと

まずは口腔内に注目します。喉頭鏡のブレードが舌を乗り越えられないことが問題なのでしょうか？　喉の奥に十分なスペースを作るために，介助者に下顎挙上をしてもらうとよいでしょう。胸が大きくて，**喉頭鏡のハンドルがぶつかる**のであれば，ブレードを横向きにして挿入し，口の中に入ってから向きを変えるようにします。**口が十分に開かない**のであれば，小さいサイズのブレードや，気管支鏡を考慮します。

喉頭蓋が見えないのが問題なのでしょうか？　ブレードを深く入れすぎているなら，ゆっくりと引き戻します。ブレードが届いていないのであれば，もっと長いブレードが必要か考えます。

声門が見えないのが問題なのでしょうか？　頭の位置は適切でしょうか？喉頭鏡のブレードは口の真ん中にありますか？　首を動かせるのであれば，もう一方の手で頭を持って位置を調節することで，声門が見えるか試します。これで声門が見えるようになるのであれば，誰かにその位置で頭を支えてもらうか，頭の下にタオルや枕を入れます。また，前頸部の喉頭のところに手を置いて，背側・上方へ押して声門が見えるように操作することもできます。声門が見えるようになったら，誰かにその位置で喉頭を押さえてもらうようにします。気道が非常に前方に位置している場合，ビデオ喉頭鏡で強湾曲のブレードに変えるとよいでしょう。

気管チューブを気管に入れられないのが問題なのでしょうか？　ビデオ喉頭鏡のブレードが声門に近すぎるために，気管チューブが食道のほうに押されていませんか？　そんなときは，ブレードを引き戻します。気道が前方に位置していたり，口腔内や喉の奥に十分なスペースがない場合には，硬性スタイレットを使用します。硬性スタイレットなら，気道の構造によって曲がることがないので，向きをコントロールしやすくなります。

気管チューブが披裂軟骨や軟部組織に引っかかっているのでしょうか？気管チューブを少し引き戻して，回転させながら挿入すれば，引っかからなくなります。

気管前壁に気管チューブが当たっていませんか？　気管チューブを回転させてカーブの向きを変えるか，ブジーを使います。大事なのは，器具の使い方を変える，患者の体位を変える，新しい器具を使うなど，**アプローチを変えて**気管挿管を試みることです。

何も変えずに同じことを何度も繰り返すのは災いのもとです。

トラブル		対応
ブレードが口に入らない	喉頭鏡のハンドルが大柄な患者の胸に当たる	当たらないようブレードを横向きにして口に入れてから，まっすぐになるよう回転させる
	口が十分に開かない(緊急でない限り，気管挿管前に気づくべき)	薄いブレードか気管支鏡を使う
舌を乗り越えられない	気道が狭い	・介助者に下顎挙上してもらって，後咽頭を開く ・長いブレードを使う（サイズ3からサイズ4へ変更する） ・介助者にガーゼを使って舌を引っ張ってもらう
喉頭蓋が見えない	ブレードを深く入れすぎている？	ブレードを引き戻す。行き過ぎているかもしれない
	ブレードが届かない？	大きなサイズのブレードに変更する
	気道が前方に位置している	強湾曲のブレードか気管支鏡を使う
声門が見えない	気道が前方に位置している	・ビデオ喉頭鏡で強湾曲のブレードを使う ・頭部を持ち上げて，声門が見えるように動かし（可能であれば），見える位置で誰かに頭部を保持してもらう ・喉頭を背側・上方に押して，見えるようにする ・気管支鏡を使う*
	声門の一部でも見えるか？	ブジーを使って気道を確保する

（続く）↗

↘(続き)

トラブル		対応
気管チューブを気管に入れられない	披裂軟骨や軟部組織に引っかかる	少し引いて，回転させてから再挿入する
	気管前壁に引っかかる	気管チューブを回転させて曲がる向きを変え，気管前壁に当たらないようにする

＊筆者自身は呼吸器内科医なので，多くの問いに対する答えが「気管支鏡を使う」となります。

助けを呼ぶ

トラブルに遭遇したと感じたら，すぐに助けを呼ぶようにします。たとえ，自分で気管挿管できなくても，ほかの人ができるかもしれません。熱くなりすぎた頭では思いつかないようなアイディアを出してくれるかもしれません。少なくとも，次のプランを準備し始めてくれるはずです。次のプランがありましたよね？

気管挿管を３回試みてうまくいかず，酸素飽和度は保たれていて，バッグ・マスク換気をすることが可能なら，ほかの人に気管挿管を試みてもらいます。このとき，同時に輪状甲状膜切開のために頸部の準備をします。準備したプランがどれもうまくいかないのなら，輪状甲状膜切開を行うタイミングです。酸素化できないときにも，輪状甲状膜切開を行います。

気道を確保できない状態では，気管挿管することに意識が集中してしまう危険性があります。低酸素血症になっていれば，輪状甲状膜切開をするタイミングです。「次こそ気管挿管できる」と考えて輪状甲状膜切開を遅らせると，患者を傷つける危険性があります。

バッグ・マスク換気できない

バッグ・マスク換気で安全な酸素飽和度を得られなければ，次善の策として**ラリンジアルマスク**を使います。そのためには，ラリンジアルマスク挿入に習熟している必要があります（手技についてはここでは述べません）。

ラリンジアルマスクを挿入したら，位置を固定して，酸素飽和度が適切になるようにバッグ換気します。ラリンジアルマスクの種類によっては，マスクを通して気管挿管できるものもあります。

ラリンジアルマスクを準備すると同時に，あなた（またはほかの医師）は，**輪状甲状膜切開**の準備を始めます。

ラリンジアルマスクが使えない場合は，輪状甲状膜切開を行います。この場合も，判断を遅らせないようにします。

気管挿管の後

●気管チューブの位置確認

気管挿管の後，最初に行うのは，気管チューブが気管に入っていることの確認です。これは非常に重要なステップで，絶対に省略してはいけません。たとえ，気管チューブが気管に入ったという確信があっても，改めて確認します。

気管チューブが気管に入っているのを確認する方法はいくつもあります。一番よいのは，**カプノメータ**を使って，安定して呼気中に二酸化炭素が検出されるのを確認することです。二酸化炭素が胃に入ることがあるため，1回だけの呼気から検出されるのでは不十分で，少なくとも3呼吸で確認する必要があります。

気管チューブが気管に入っていることを確認する補助的な方法に，聴診があります。ただし，聴診だけでは信頼性が低く，気管チューブが食道に入っていても呼吸音のように聞こえることがあります。聴診するときには，まず胃で聴いて，その後に肺で聴診します。繰り返しますが，聴診だけでは信頼性の高い確認方法とはいえません。一方で気管チューブが深く入りすぎて主気管支に到達してしまっていないか確認するときには，聴診がより有用です。

もう1つ，信頼性は低いですが補助的な確認方法として，呼吸のたびに気管チューブに霧が見えるというものがあります。

気管チューブの深さ

気管挿管した後，気管チューブの深さが適切であることを確認する必要があります。目安としては，平均的な体格の男性であれば門歯から 23cm，女性であれば 21cm の位置にします。もちろん，すべての患者にこれが当てはまるわけではないので，胸部 X 線でチューブの深さを確認します。気管チューブの種類によっては，カフ上のどこかに位置を示す黒い印がついているものがあります。そのマークが声帯のところに位置するようにすると，気管チューブはちょうどよい深さになるわけです。この場合も，やはり胸部 X 線で確認します。

気管挿管した後に，低酸素血症が続くことがあります。気管チューブの深さが適切か確証がなく，胸部 X 線の撮影に時間がかかる場合，深さを確認する方法として気管支鏡があります。気管支鏡を用いれば，必要に応じて，同時に気道分泌物を取り除けるというメリットがあります。超音波で，両肺に lung sliding があれば，気胸も主気管支挿管も可能性は低いといえます[2)]。

おめでとう

気管挿管の後は，自分自身をねぎらいます。ただし，手短に。Chapter 5 の「心臓・肺の相互作用」の項（p.187）で学んだように，慌ただしく治療する時間がまた始まるのです。

Chapter 7 人工呼吸管理中のケア

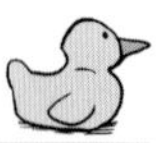

このChapterでは，人工呼吸管理中に起こりうる多くの合併症とその対処について解説します。また，人工呼吸器から離脱する方法についても説明します。最後に，急性低酸素性呼吸不全など状態に応じた人工呼吸管理についても検討します。

人工呼吸器の合併症

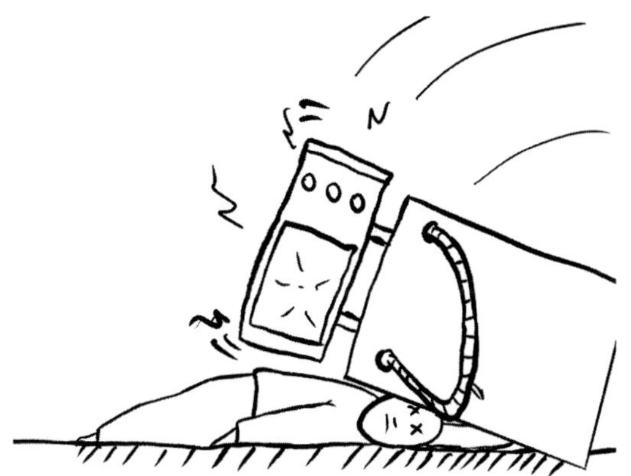

人工呼吸器は無害ではありません。この項では，回復を遅らせたり，完全に台無しにしてしまったりするような，人工呼吸器の合併症について詳しく説明します。

人工呼吸器誘発肺傷害
(ventilator induced lung injury：VILI)

人工呼吸器による呼吸は肺組織を傷害します。器械呼吸が送られるたびに，肺は引き伸ばされ，引き裂かれるのです。人工呼吸を開始するとすぐに，傷害が蓄積し始めます。人工呼吸による傷害が蓄積するより先に，患者の病態が回復することを期待していますが，そうでない場合，人工呼吸器から離脱できなくなってしまいます。

人工呼吸器が及ぼす傷害を最小限に抑えるための戦略があります。この戦略を用いることで，患者が人工呼吸器から離脱できる可能性が高まります。

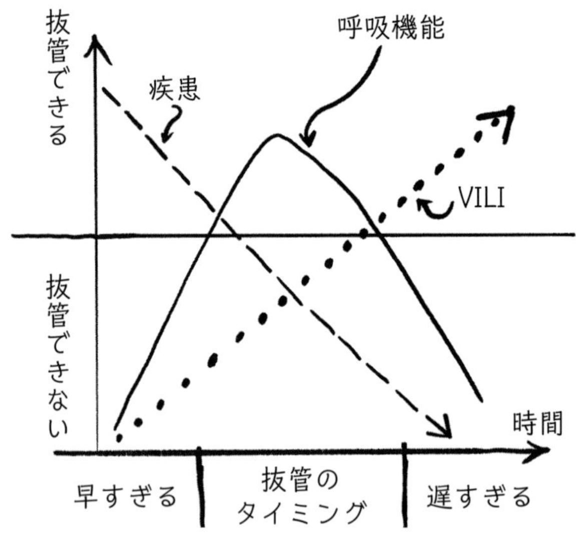

人工呼吸器が肺を傷害する機序として，繊細な肺組織に圧をかけて伸展させるということがあります。時間が経つにつれ，これが肺胞を傷害して，血管透過性を亢進させ，急性呼吸窮迫症候群（acute respiratory distress syndrome：ARDS）と見分けがつかないような進行性の呼吸不全を引き起こすのです。

●容量傷害

容量傷害（volutrauma）は，大きすぎる1回換気量が人工呼吸器から送られて，肺が過伸展することで起こります。ARDSのように，浸潤して換気されない肺組織が不均一に存在する状態では，これが問題になります。肺に送られた空気は，換気が可能な“baby lung”の部分を過膨張させます[1)]。

容量傷害を防ぐには，1回換気量を適切に設定します。ARDS Networkのプロトコルによる1回換気量設定は，死亡率を下げることが証明されているので[2)]，遵守すべきです。これはARDSの患者にも，人工呼吸器を要するARDS以外の患者にも当てはまります。

●圧傷害

圧傷害（barotrauma）は，肺組織に過度の圧がかかることで起こります。

肺傷害は肺の内側と外側の圧の差によって起こり，この圧較差のことを**経肺圧**と呼びます。肺の中の圧がどれほど高くても，経肺圧が低ければ肺は傷害を受けません。一方，肺の中の圧がどれくらいであろうと，経肺圧が高ければ肺は傷害を受けます。

肺の中の圧が高くても経肺圧は低い例として，病的肥満が挙げられます。肥満があると，肺に空気を送るために肺の中の圧を高くしなければなりませんが，この圧は腹部と胸壁の重さによって打ち消される（経肺圧が低くなる）ので，肺は傷害を受けません。

肺の中の圧は低くても経肺圧が高い例として，強い空気飢餓感がある場合が挙げられます。息を強く吸い込むため，胸腔内圧が大きく変動し，肺の中の圧は非常に低くなります。しかし，肺の外側の胸腔内圧が極めて低い陰圧になるため，経肺圧は高くなり，肺組織は傷害を受けます〔自発呼吸誘発性肺傷害（patient self-inflicted lung injury：P-SILI）[3)]の機序の1つです〕。

肺をゴム風船にたとえると，経肺圧がどれほど重要かよくわかります。風船をガラス瓶の中に入れて膨らませていくことを考えてみます。ある時点で，風船はガラス瓶の内腔全体を占めるようになります。そこからさらに空気を入れると，圧は高くなりますが，風船が破裂することはありません。どんどん，どんどん空気を入れて圧をかければ，最終的にガラス瓶が破裂してしまうでしょうが，それまでは風船の中と外の圧較差（経肺圧に相当）はごくわずかです。すなわち，風船の内側にかかっている圧と，ガラス瓶によって風船の外からかかる圧が等しくなっているのです。

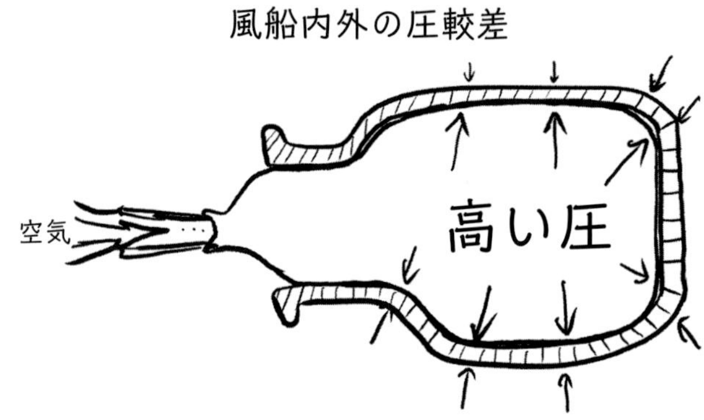

一方で，少しだけ空気が入った風船でも，真空空間に置けば破裂します。風船の外の圧が極端に低いため，風船の内外の圧較差は非常に大きくなるためです。

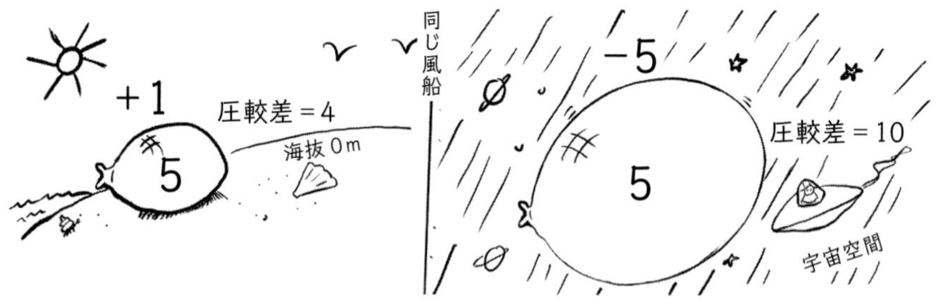

経肺圧が過度に高くなると，肺組織が破裂して，気胸や縦隔気腫，皮下気腫が起こります。さらに，この圧が肺に炎症を引き起こし，容量傷害と同様，

呼吸不全が進行します。

プラトー圧（肺の中の圧の指標）を **30 cmH$_2$O 以下**に保ち，**ドライビングプレッシャー**（駆動圧）を **15 cmH$_2$O 以下**に保てば，圧傷害を抑えられます。しかし，これは経肺圧を考慮していないので，すべての場合に当てはまるわけではありません。

●無気肺傷害

肺胞が虚脱と開放を繰り返すことで，肺組織が傷害を受けることがあります。これを，**無気肺傷害**（atelectrauma）と呼びます。

無気肺傷害を最小限に抑えるには，肺胞を閉じたままにしておくか，開いたままにしておくかのどちらかにして，閉じたり開いたりを繰り返さないようにします。

1回換気量を小さくして，プラトー圧を低く保てば，虚脱した肺が開く回数を最小限にできます。呼気終末陽圧（positive end expiratory pressure：PEEP）を使うことで，開いた肺胞を吸気と吸気の間でも開いたままにします。

理想的なPEEPを決める最善の方法はわかっていません。1つの方法として，**圧-換気量曲線**を使うものがあります。下変曲点は肺胞が完全にリクルートされる点なので，これよりもPEEPを高く設定すれば無気肺傷害を減らすことができます。

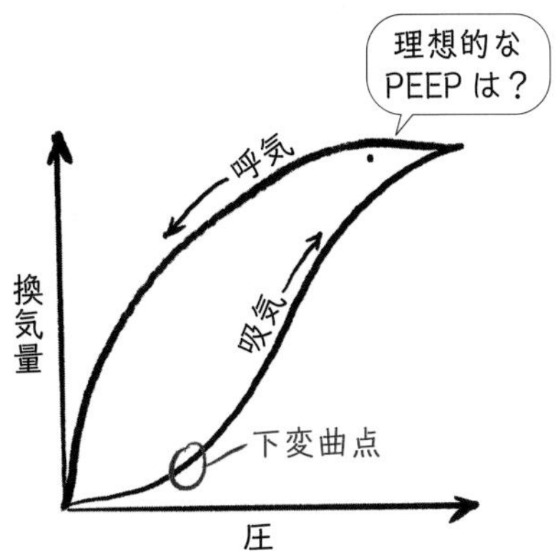

下変曲点で，肺胞は虚脱した状態から開いた状態に変化するので，肺コンプライアンスが改善します。下変曲点より低いところでは，肺胞は虚脱していて，圧をかけても肺胞は開きません。下変曲点を超えると肺胞が開き，さらに圧をかけると肺胞が膨らみます。

人工呼吸器関連肺炎（VAP）

順調に回復してきていたのに，ある日，必要な酸素濃度が増えたり，順調に下がってきていた白血球数が上昇したり，という状況はよくあります。そこで，胸部X線撮影をしてみると……。

人工呼吸の合併症として感染症が起こることがあります。侵襲的な気道デバイス（気管切開チューブ，気管チューブ）を通して人工呼吸を行うと，呼吸器系の通常の防御システムを迂回することになります。十分に咳をすることができず，また鎮静されているため，分泌物を除去することが難しくなります。

人工呼吸器関連肺炎（ventilator associated pneumonia：VAP）とは，気管挿管後，48時間以上経ってから発症する肺炎のことです。VAPは人工呼吸の重大な合併症で，患者によっては死亡率が10%にもなります。また，入院日数が長くなったり，抗菌薬の使用が増えたりすることとも相関しています。

人工呼吸器を装着している期間が長くなるほど，VAPの発生は増えます。発生頻度は最初が高く1日当たり3%程度で，10日目以降になると1日当たり1%へと低下します[4]。

身体診察や画像検査に悪化や新たな所見が見られたり，人工呼吸器設定が高くなったり，分泌物が増えたり，感染症を疑う所見（白血球数増加，発熱など）が現れたりといった臨床像の悪化があれば，VAPを疑います。

●VAPの診断と治療[5]

VAPを疑えば，下気道からの検体（気管内吸引）の検査と血液培養検査の結果を治療の指針とします。抗菌薬の使用歴と基礎疾患に基づいて，耐性菌のリスクを考えます。培養結果が出るまでは，病院のアンチバイオグラムを参考に，最も可能性の高い細菌を治療するための経験的な抗菌薬治療を開始します。培養結果が得られれば，使用する抗菌薬を絞り込むことができます。

●VAP の予防

VAP のリスクを減らす戦略がいくつかあります[6)]。適切な患者での非侵襲的人工呼吸（non-invasive ventilation：NIV）の使用，頭部挙上，気管チューブの声門下吸引，毎日の抜管評価，口腔ケアなどです。

VAP 予防のための戦略
・適切な患者への NIV の使用
・毎日の鎮静中断と抜管評価
・早期離床
・気管チューブの声門下吸引
・口腔ケア（心臓血管 ICU ではクロルヘキシジンを使用）
・目に見えて汚れている場合のみの人工呼吸器回路交換
・頭部の 30～45°挙上

気管チューブによる気道損傷と合併症

人工呼吸器の合併症は，器械呼吸によるものだけとは限りません。人工呼吸を行うのに必要な器具が原因になる合併症もあります。

気管チューブと気管挿管手技，気管チューブを固定する器具によっても，患者に損傷を与えることがあります。

気管チューブの挿入（気管挿管）により損傷が起こることがあります。気管挿管の合併症については詳しく述べませんが，簡単に言うと，歯，口，上気道への損傷があります。気管挿管しようとしているときに，気道を確保できず，換気も酸素化もできなくなるというリスクもあります。また，血行動態が不安定になり心停止を起こすこともあります。このような合併症は，気管挿管が緊急か急ぎの場合（重症患者で予備力がない場合）に起こりやすいです。

気管チューブはテープで固定するか，より適切な方法としてチューブホルダーで固定します。このようなチューブ固定器具によって皮膚に圧がかかったり，湿ったままになることで，皮膚の状態が悪化して褥瘡ができることがあります。

チューブホルダーによる損傷を防ぐには，毎日ルーチンで注意深く観察して，同じ部位に圧がかからないようにします。圧がかかる部分の皮膚は頻繁に観察し，乾燥を保ち，なるべく圧がかからないようにします。

気管チューブ自体によっても損傷が起こることがあります。気管チューブが口腔咽頭の構造を圧迫することで，唇や口腔内に褥瘡ができます。気管チューブは声帯や喉頭といった繊細な構造物を通るので，こうした部位にも褥瘡を作ったり，脱臼を起こしたりすることがあります。

気管チューブのカフは気道を密閉して，空気の漏れや重大な誤嚥を防ぎますが，繊細な気管に圧をかけることになります。この圧によって血流が減少し，場合によっては（血圧が低かったり，カフ圧が高かったりした場合）虚血を引き起こす危険性があります。気管は虚血を起こすと，反応性に瘢痕を形成して狭窄します。気管を支持する軟骨が損傷を受けると，気管は軟化して，その部分が虚脱しやすくなります。また，カフが反回神経を圧迫することで，片側または両側の声帯麻痺が起こることもあります。

●気管チューブによる合併症を予防する方法

・適切な径の気管チューブを選択する：気管チューブが細すぎると換気の妨げになりますが，太すぎると声門を圧迫します。一般的に，平均的な体格の女性には 7.5 mm，男性には 8.0 mm の気管チューブを使います。このサイズの気管チューブであれば，必要なときに気管支鏡を用いながら換気することも可能です。これより太い気管チューブが必要になることはあまりありません。

・**カフの大きさと圧を最低限に保つ**：これによって，気管への損傷を最小限に抑えることができます。そのための方法がいくつかあります。マノメータを使ってカフ圧をチェックし，安全な範囲に保ちます。カフの大きさを最低限にするには，まずリークがなくなるまでカフに空気を入れて，その後，リークが起こらないことを確認しながら，ゆっくりと空気を抜いていきます。カフに入れる空気の量をパイロットバルーンを触ったときの「軟らかさ」だけで決めるのは，最も不正確な方法です。

・**できる限り早期に気管チューブを抜去する**：合併症を最小限に抑えるための重要な方法です。留置している期間が長くなるほど，気管チューブに関連する合併症の頻度が高くなります。

体液貯留と体液過剰

人工呼吸管理中には体液過剰になりがちです[7)]。心臓・肺相互作用，輸液，基礎疾患のためにストレス反応が活性化され，ストレスホルモンの放出とレニン・アンジオテンシン系の刺激により体液が貯留します。

人工呼吸器を要するのが数日だけなら，体液貯留は重大な問題にはなりません。しかし，人工呼吸器を長期間にわたって要する場合，体液バランスが連日プラスであると，かなりの体液が貯留することになります。

利尿薬を投与することで，人工呼吸器非使用日数（ventilator-free day）と酸素化が改善します[8)]。

昇圧薬を使用しておらず，体液量を多めにしておく理由もないなら，低用量の利尿薬を使って体液バランスを±0またはややマイナスにして，体液過剰による抜管の遅れを防ぎます。

筋力低下とディコンディショニング

人工呼吸管理中の患者では，わずか4日間で筋力低下が生じることがあります[9)]。集中治療室（ICU）滞在中に筋力低下を起こすと，回復が長引き，1年死亡率の上昇と相関します。

筋力低下の原因は，重症疾患ミオパチー，薬剤，ベッド上安静によるディコンディショニングなど数多くあり，最も頻度が高いのはこれらが組み合わさって起こることです。筋力低下の原因検索は本書の範疇を超えるので，ここでは述べません。

現在では，人工呼吸器を 24 時間以上要する成人患者に，**離床**が推奨されています。人工呼吸器使用中であっても，早期から理学療法と離床を行うことで，人工呼吸器を要する日数を短縮できると示されています[10)]。

過鎮静とせん妄

侵襲的な人工呼吸は患者にとっては不快です。患者が不快に感じたり，気管チューブを抜いてしまったりするのを防ぐために，鎮静が必要になります。

一方で，鎮静薬使用と重症疾患が合わさることで，**せん妄**が起こりやすくなります。鎮静薬を過剰に投与すると，人工呼吸器を要する日数が延長します。

そのため，鎮静を最小限に抑えて，可能な限り患者を覚醒させておくようなプロトコルが必要になります。

胃潰瘍と出血

重症疾患と人工呼吸のストレスに曝されている患者では，胃の保護粘膜層が失われるため，胃潰瘍になるリスクが高くなります。

人工呼吸器を 48 時間以上要する患者へは，H_2 阻害薬またはプロトンポンプ阻害薬による**ストレス潰瘍予防**を開始することが推奨されています。プロトンポンプ阻害薬のほうが効果的ですが，*Clostridioides difficile* 感染症のリスクがやや高くなるようです[11)]。

イレウスと便秘

麻薬系鎮痛薬の使用，ベッド上安静，灌流不良のために，人工呼吸管理中には**イレウス**や**便秘**を起こしやすくなります。早期から整腸薬を投与し，腸管機能をモニターします。筋弛緩や深い鎮静を要する患者で特に重要です。

このような患者は腹腔内疾患を起こすリスクがある一方で，鎮静のために（特に，筋弛緩薬を使う場合）身体診察には限界があることは念頭に置いておかなければなりません。

深部静脈血栓症と肺塞栓症

人工呼吸管理中には，患者は鎮静されてベッド上安静になります。予防をしても最大４人に１人の患者が**深部静脈血栓症**（deep vein thrombosis：DVT）を起こします[12)]。悪性腫瘍や中心静脈ラインがあれば，特にリスクが高くなります。

人工呼吸器離脱がうまくいかなかったり，原因不明の発熱があったり，浮腫があったりする場合には，原因として DVT を念頭に置くようにして，検索する閾値を低く保ちます。

注意すること

これまでに述べたような合併症を認識して，施設のプロトコルで対処すれば，合併症の多くを回避または改善することができます。

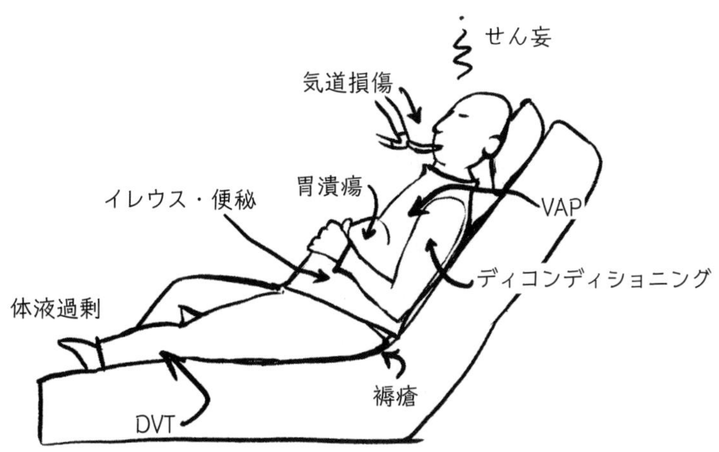

人工呼吸器離脱

ICU チームの主要な役割の 1 つに，**人工呼吸器離脱**があります。

人工呼吸を**開始したらすぐに**，いつどのように離脱するかを考え始めます。人工呼吸器を使用する期間が長くなるほど，合併症が起こるリスクが高くなります。

人工呼吸器に関連する合併症は数多くあります。気管挿管された患者では，VAP の発生率は装着から 10 日目以降では 1 日当たり約 1%で[4]，死亡率は約 20 ～ 50%と非常に高いです。気管チューブの事故抜管，喉頭や気管の繊細な構造の損傷といった，機械的合併症が起こることもあります。鎮静やベッド上安静が原因で合併症が起こることもあります。人工呼吸器との非同調は，過鎮静，肺・呼吸筋損傷と相関します。

ICU での人工呼吸管理では，できるだけ早く離脱することを目標にします。そのためには，人工呼吸器から離脱できるか頻繁に評価する必要があります。

逆に，抜管が早すぎても重大な転帰につながります[13]。再挿管には，気道を確保できなかったり，手技の間に低酸素血症になったり血行動態が不安定になったりするリスクが伴います。抜管失敗は，死亡，院内肺炎の発症，ICU 滞在日数の延長，医療費の増加（平均で約 35,000 ドル）の重大な独立リスク因子です[14]。

人工呼吸器離脱のタイミングは？

ここまでに述べてきたようなリスクを考えると，いつ人工呼吸器から離脱できるか知っておく必要があります。患者が基準を満たした時点で，抜管できるかどうか評価します。

人工呼吸器離脱の基準
呼吸不全になった原因から回復しているか？
酸素化できているか？（通常 $F_IO_2 \leqq 0.4$，PEEP $\leqq 5\,cmH_2O$）
血行動態が安定しているか？（昇圧薬を増量しているときには離脱できません）
吸気努力を始めることができ，気道を保護できるか？

人工呼吸器離脱の評価

人工呼吸器から離脱できるか予測するのに，臨床的判断だけでは不十分なので，臨床的パラメータを組み合わせて判断します。臨床的パラメータを得る最良の方法は**自発呼吸トライアル**（spontaneous breathing trial：SBT）で，最低限の換気サポートのもとで行います。

●自発呼吸トライアル（SBT）

SBT の役割は，人工呼吸器の助けがなくても，患者が自力で換気と酸素化を維持できるか確かめることです。人工呼吸器から離脱できるかを評価するには，モニター下で人工呼吸器からの助けを中断し，患者が呼吸仕事量のほとんどを自力でまかなえることを確認します。

SBT にはいくつかの方法があります。最も一般的なのは，**プレッシャーサポート換気**（pressure support ventilation：PSV）を用いる方法です。この方法では，プレッシャーサポートを 5 ~ 8 cmH_2O に設定します。このモードでは，気管チューブの抵抗を打ち消す程度のプレッシャーサポートに設定します。自発換気モードで SBT を行えば，患者の呼吸数と呼吸の大きさをモニターすることができます。SBT のもう 1 つの方法は，**T ピース**トライアルです。この方法では，気管チューブを人工呼吸器から外し，回路（T ピース）につなげ，何もサポートを加えません。

それぞれの方法には利点と欠点があります。プレッシャーサポート換気を使った SBT が推奨されるのは，人工呼吸器を要する期間を短縮すると示されているためです。人工呼吸器を使用するので，もしうまくいかなくてもアラームとバックアップ換気が作動して，大惨事になることは避けられます。一方，Ｔピースで SBT を行うメリットもあります。特に，最低限の PEEP ですら呼吸の助けになっていて，抜管すると呼吸不全に陥る危険性がある場合（例：重症心筋症）には，Ｔピースで行います。

SBT の失敗

患者が SBT に耐えられなければ，呼吸筋疲労の徴候を示し，通常，速くて浅い呼吸になります。1 回換気量が減少して，呼吸数が増加するのです。客観的な評価をすることで，速くて浅い呼吸は定量化することができます。SBT がどれほどうまくいっているか測定する指標として，多くの ICU では **rapid shallow breathing index**（**RSBI**）〔呼吸数÷1 回換気量（L）〕を使います。この数値が低いほどよい状態を示します。一般に，RSBI が 105 を超えていれば，SBT は失敗とみなされます[15)]。

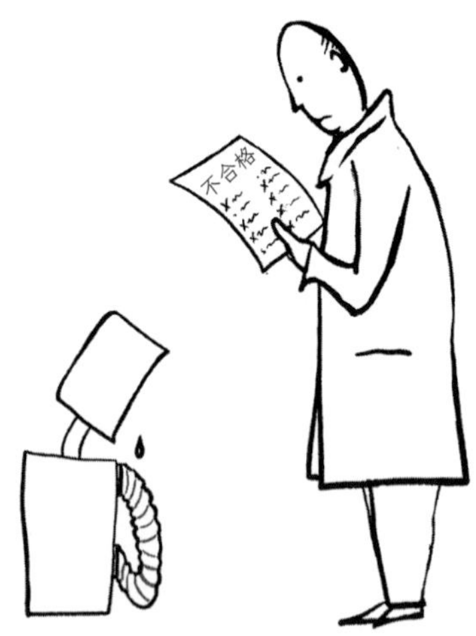

RSBI は人工呼吸器離脱失敗を予測するには優れていますが，成功を予測するのにはあまり適していません（RSBI < 105 の陰性的中率は 95%）。もともとの研究では，Ｔピースを使って，人工呼吸器のサポートがない状態で

RSBI を計算していました。現在は，人工呼吸器がプレッシャーサポートで手助けするので，RSBI が低めになって，SBT 失敗がわからないことがあるのかもしれません。

患者の特性によっては，RSBI の有用性がさらに下がります。慢性閉塞性肺疾患（chronic obstructive pulmonary disease：COPD）患者の場合，初期には RSBI が低く見えることがあります。これは，auto-PEEP があることで人工呼吸器をトリガーできず，呼吸数が実際よりも少なくカウントされるためです。また脳外科の患者で，気道保護のために気管挿管されている場合には，RSBI は抜管成功と相関しません[16]。

まだ鎮静されている患者が SBT に成功した場合には注意が必要です。麻薬系鎮痛薬を使っていると，RSBI はよいように見えても，患者は高二酸化炭素性呼吸不全になっていることがあります。鎮静がかかっている場合には，血液ガス測定をすれば，本当に SBT がうまくいっているのか，見た目はよくても失敗しているのかがわかります。

その他の SBT 失敗の徴候として，高血圧（血圧 > 180 mmHg）または低血圧（血圧 < 90 mmHg），頻脈，不安，冷汗があります[17]。

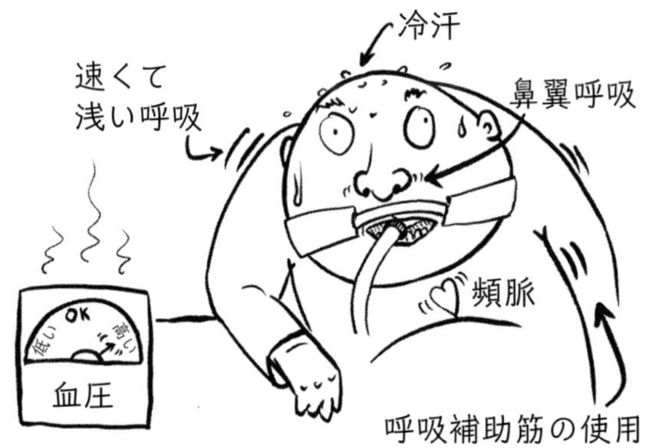

太いプラスチックのチューブが口に入っていて不安なため SBT に失敗しているのか，それとも呼吸ができないために失敗しているのかを見分けるの

が難しいことがあります。はっきりさせるためには，まず診察します（肺全野でラ音が聞こえていたり，喘鳴があったりすると，呼吸不全を示唆します）。浅く鎮静をかけて SBT を長めに行うこともあります。呼吸筋疲労がはっきりしない患者も，時間をかけることで明らかになります。場合によっては（特に若くて不安になりがちな患者で，典型的には中毒や精神疾患がある場合），明確に SBT に成功しなくても，抜管後に注意深く観察できるのであれば，抜管することがあります。

SBT に失敗したこと自体も，貴重な情報になります。呼吸不全になったそもそもの原因からまだ回復していない場合もありますが，体液過剰，VAP，過鎮静，虚血などが新たに起こっているのを知る手がかりとなることがあります。決して SBT 失敗を無駄にしてはいけません。

通常，SBT に失敗したら，同じ日にもう一度行うことはありません。失敗の原因が短期間に治療できるものでない限り，それが何であれ，急速に改善する可能性は低いからです。一度 SBT に失敗すると呼吸筋疲労が起こり，回復に時間がかかります。必要に応じて治療を変更し，翌日に再度 SBT を行います。次の SBT までの間，完全に人工呼吸器でサポートすることによって，離脱の助けになることが示されています。

自発呼吸トライアルに成功したら

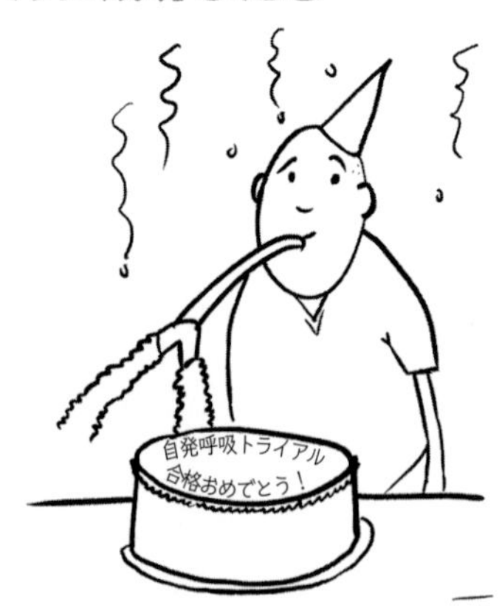

呼吸筋疲労の徴候が出たり，酸素化が悪化したりすることなく SBT に成功すれば，必要な呼吸仕事量に耐えられる可能性が高いので抜管を考慮します。

呼吸仕事量に耐えられても，抜管に失敗する原因はほかにもあります。そのため，SBT に成功したら，抜管失敗の原因となりうるこれらの要因を次に評価します。すなわち，**気道保護・開存**です。

気道保護

気道保護は，覚醒と分泌物喀出の 2 つの要素から成ります。

・覚醒：覚醒とは，嘔吐，異物，唾液の誤嚥から気道を保護する能力を意味します。覚醒しているかは，通常，患者に話しかけて反応を観察するだけで簡単に評価することができます。覚醒している患者は気道を保護できる可能性が高いです。

・分泌物喀出：覚醒していても，分泌物を喀出する体力がなかったり喀出するための機能が低下していたりすることがあります。吸引しても弱い咳しかしなかったり，重度の嚥下障害のために分泌物が声門まで上がってきても喀出できなかったりするのは，肺から分泌物を喀出できないことを示す徴候です。しかし，これらは相対的なものです。非常に弱い咳しかできなくても，分泌物がなければうまくいくかもしれませんし，分泌物が多くても咳が強ければうまくいくこともあります。

覚醒していない患者を抜管するかどうかには繊細な判断を要します。グラスゴー・コーマ・スケール（Glasgow coma scale：GCS）< 8 の患者の 80％以上は，抜管に成功します[18]。これまでに述べたように，抜管するかどうかは，複数の要因を考慮して判断します。

気道開存

気道開存も重要な要素です。気道開存とは，気道を開いたままにして，空気の流れを維持できることです。

気管挿管時に気道損傷を負ったり，気管挿管の期間が長かったりした場合，声門が腫れて，気道開存が失われる危険性があります。

気道が開存しているかを調べる方法の１つとして，**リークテスト**があります。リークテストでは，気管チューブのカフから空気を抜いて，気管チューブの周囲から空気がどれくらいリークする（漏れる）か調べるものです。リークが 110 mL 以上あれば，気道はある程度開存していることがわかります。カフから空気を抜いてもリークがない場合は，気管チューブの周囲の組織が腫脹していることを示唆し，抜管すると気道開存を維持できなくなる危険性があります。リークテストは常に正確なわけではありませんが，気道浮腫のリスクのある場合（例：気管挿管時の気道損傷，長期間の気管挿管）には推奨されます。

上気道浮腫を疑う場合，ステロイドが有効なことがあります[19)]。人工呼吸器離脱は可能でも，気道開存に懸念がある場合，チューブエクスチェンジャーを気管内に挿入してから抜管することがあります。チューブエクスチェンジャーとは，気管チューブを交換するときに気道に入れてガイドとして使う中空のチューブです。チューブエクスチェンジャーがあることで，リスクの高い患者の抜管でもすぐに再挿管が可能になり，再挿管ができなくても輪状甲状膜切開を行うまでの間，チューブを通して酸素を供給することができます。

人工呼吸器離脱の基準をすべて満たし，SBT に成功し，気道を保護することができ，気道が開存していれば，抜管することができます。気管チューブを抜去し，酸素を（通常は加湿して）投与し，上気道喘鳴がないか注意深くモニターします。

抜管した後は，薬剤の投与間隔と用量を忘れずに調節します。適宜投与していた高用量の鎮静薬は忘れずに中止します（経験豊富な看護師なら投与しないでしょうが……）。

抜管の失敗

SBT に成功しても，抜管がうまくいくとは限りません。抜管後には患者を観察します。状態が安定していると確認できるまでは，どうしても必要な処置を行う以外，ICU の外へ搬送するのは控えます。筋力低下，栄養不良，気管挿管による気道浮腫，分泌物喀出不良，薬剤効果の遷延による意識障害などは，どれも抜管失敗の原因になることがあります。抜管したばかりの患者は，清拭のための仰臥位，少量の嘔吐，麻薬系鎮痛薬の追加投与などによっても，状態が悪化することがあります。

抜管後に安定しない患者に，NIV を使うことができます。ただし，COPD の既往や肺水腫のリスクがあるなど，抜管失敗のリスクが高いと事前に判断されるときに使用し，**すでに呼吸不全に陥っている場合には使わない**ようにします。すでに呼吸不全になってしまっている場合，NIV の導入は必要な気管挿管を遅らせるだけで，最終的に気管挿管をするときのリスクが高まります。

人工呼吸器離脱困難

離脱が困難なために，人工呼吸期間が長期化することがあります。およそ 1～5％が人工呼吸器から離脱できないままになります[20)]。

人工呼吸器離脱困難の原因には，呼吸不全の原因となった疾患と，人工呼吸による合併症の両方があります。筋力低下とディコンディショニング，VAP，せん妄はすべて，人工呼吸器離脱困難をきたす要因になります。人工呼吸器を使っている限り，合併症が蓄積し続けるので，この状況から脱するのは難しくなります。

人工呼吸器離脱困難の定義はさまざまで，連続して 21 日間以上（1 日 6 時間以上）人工呼吸器を必要とするというものも，最初に SBT を行ってから離脱に 7 日間以上かかっているというものもあります[21)]。

人工呼吸器離脱に何度も失敗する場合，人工呼吸器による合併症を積極的に検索します。肺塞栓症や，これまで診断されていない神経筋疾患，未治療の感染症など，それまで考えていなかったほかの診断がないか注意深く探します。

人工呼吸器の使用が長期化しそうな場合，気管切開を行い，経皮的栄養チューブを留置します。

気管切開

気管切開は気管チューブと比べると不快感が少ないため，必要な鎮静薬の量が少なくなります。また，回路の死腔が減ったり，気管内を吸引しやすくなったりするというメリットもあります。

気管切開は，首に穴を開けるという侵襲的な手技なので，合併症が起こることがあります。合併症には，出血，感染，繊細な気管構造の損傷などがあります。

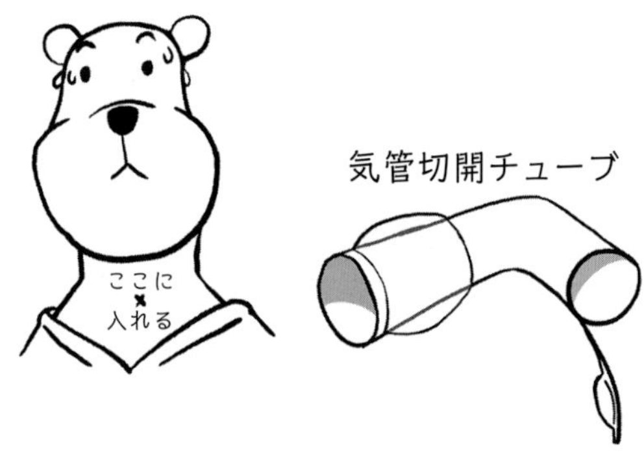

いつ気管切開を行うのがよいのかについては，以前から議論が続いています[22)]。早すぎると必要のない手技を行うことになりかねず，遅すぎると気管チューブによる合併症が蓄積するためです。

それでもなかには，早期に気管切開を行うべきであるとはっきりしている患者がいます。重度の神経学的損傷や，ギラン・バレー症候群（Guillain-Barré syndrome：GBS）のような神経筋疾患のために，回復に長期間を要する患者です。それ以外の場合は，10 日間ほど待って，人工呼吸器からの離脱が難しそうなら気管切開を検討します。

7 日ほど経った時点で，気管切開について患者の家族と話し合います。これは，治療目標について話し合う機会にもなります。回復に時間がかかることや，ライフスタイルの変化に大きな苦痛が伴うことは，患者本人が決して望まないことかもしれません。

その他の人工呼吸器離脱戦略

人工呼吸器からなかなか離脱できない場合の戦略として，プレッシャーサポート換気で圧を下げていったり，Tピースを使う時間を徐々に長くしていったりといった方法があります。本書の範疇を超えているため，このような戦略について詳しくは説明しませんが，それぞれの施設でのやり方があることが多いです。

状態に応じた治療

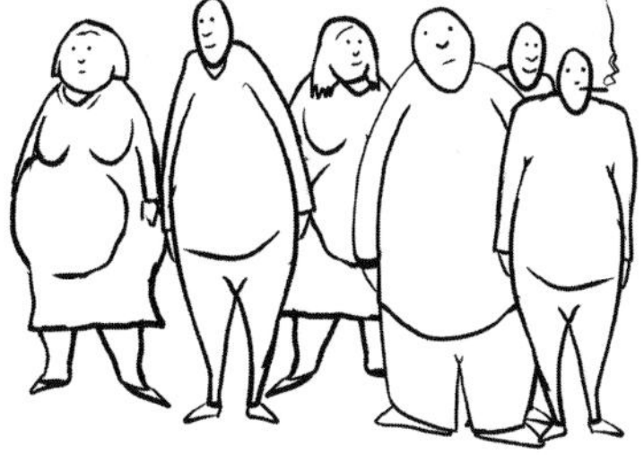

急性呼吸窮迫症候群（ARDS）

ARDSとは，急性（1週間以内）の肺傷害によって引き起こされる症候群で，肺浸潤と低酸素血症を呈します。同じような症状を示しますが，肺水腫は含まれません。

熱傷自体は疾患ではないように，ARDSもそれ自体は疾患ではありません*。肺が傷害され，肺胞が損傷し，肺が硬くなり，肺内シャントが生じる

* ハーマン・リッチ症候群（Hamman-Rich syndrome）と呼ばれる特発性ARDSがありますが，筆者としてはこれは「ARDSそれ自体は疾患ではない」という原則における例外だと思います。

症候群であり，原因となる何らかの疾患があります。

ARDS を引き起こす疾患は数多くあります。肺炎や吸入損傷などの肺への傷害から生じることが多く，急性膵炎のような肺とは関係のない臓器から生じた激しい全身性炎症反応によって肺が傷害されて起こることもあります。

ARDS は，PaO_2/F_IO_2 比（P/F 比）に基づいて重症度分類をします。

重症度	P/F 比
軽症	≦300
中等度症	≦200
重症	≦100

熱傷を治癒する特定の治療がないように，ARDS に特化した治療はありません。ARDS の原因を治療して，肺への傷害を止め，肺が回復するのを待ちます。原因が解決して，肺が回復するまでの間，患者が生き延びられるようにします。

その時間を稼ぐには，患者の酸素化を保つ必要があります。残念ながら，重症 ARDS では，酸素化と換気を保つのが非常に困難なことがあります。

ARDS では人工呼吸そのものが，肺傷害の原因になることがあります。多くの場合，人工呼吸によって肺傷害が起こるほうが早いのか，ARDS から回復するほうが早いのかの競争になります（「人工呼吸器の合併症」の項を参照）。

重症 ARDS では，肺のかなりの部分が硬くなります。硬くなった肺組織には空気が入らないので，人工呼吸器から送られる 1 回換気量は硬くなっていない部分を膨らませることになります。硬くなっていない “baby lung” の部分は，人工呼吸器による大きな 1 回換気量で傷害を受けやすいため，ARDS では小さい 1 回換気量を使うことが必須です。

1 回換気量を小さくして，プラトー圧を制限するのは，肺傷害を防ぐ最善の方法です。ARDS Network のプロトコルにある 1 回換気量設定を遵守することが極めて重要です。

重症 ARDS では，1 回換気量を小さくする以外に，**治療抵抗性低酸素血症**や**右心不全**への対応も必要になります。

●治療抵抗性低酸素血症

通常の PEEP（≦ 10 cm）や F_IO_2（≦ 60％）では酸素化が改善しない場合，重度の低酸素血症があると言えます。

換気血流比（$\dot{V}/\dot{Q}$）ミスマッチを理解することで，患者の生理的状態を変えて，低酸素血症を克服することができます。すべてではありませんが，治療のなかには患者の転帰を改善させるものがあります。

人工呼吸器モードについては，Chapter 3 でより詳しく説明しています。ここでは，治療抵抗性低酸素血症に使われることが多い救済療法の基本的な概念を説明します。

平均気道内圧を高くする

平均気道内圧を高くすることで肺を開いた状態に保てるので，酸素化が改善します。Chapter 4 の「肺リクルートメント」の項（p.149）を参照してください。

PEEP と肺リクルートメント

ARDS では，低酸素血症を改善するために **PEEP** を使用します。PEEP を高くすると平均気道内圧が上がり，気道が開き，肺がリクルートされるので，通常，酸素化が改善します。ある時点までですが。

PEEP には重大なデメリットがあり，有害になることもあります。PEEP によって肺血管が圧迫されて，右心の心拍出量が減少すると，血行動態が不安定になることがあります。これは，特に循環血液量が減少していたり，右室機能不全があったりする場合に起こります。肺血管が圧迫されると，**死腔**が増えて，二酸化炭素排出は減少します[23)]。ARDS による肺の変化が広範囲に及び，すでに死腔が増えている場合には，さらに状況が悪化します。

場合によっては，PEEP を高くすると酸素化が悪化することさえあります。PEEP は換気がある肺にのみ作用するため，PEEP を高くするとその部分の血管が最初に圧迫されます。そうすると，換気のある肺から換気のない（PEEP が作用しない）肺へ血流が追いやられ，低酸素血症が悪化します。

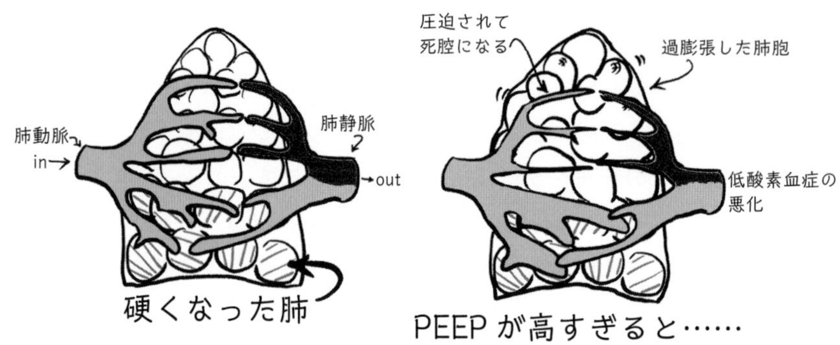

PEEP は酸素化以外にも患者の生理機能に影響を与えます。前負荷と右心後負荷に作用して，心拍出量を変化させます〔Chapter 5 の「心臓・肺の相互作用」の項（p.187）を参照〕。

PEEP は，ベッドサイドでモニターしながら，段階的に慎重に高くしていきます。カプノメータが役立つこともあります。PEEP を高くして肺をリクルートできれば，呼気中の二酸化炭素分圧が一時上昇します。肺をリクルートせずに死腔を増やしたり，心拍出量を減少させたりすると，逆に呼気中の二酸化炭素分圧は低下します。PEEP を高くして肺がリクルートされたか判断するもう 1 つの方法は，**プラトー圧**のモニターです。PEEP によって肺がリクルートされれば，PEEP を高くした分ほどにはプラトー圧は上昇しません。

Chapter 5 の「リクルートメント手技」の項（p.177）で説明したように，リクルートメント手技は肺リクルートメントによって，酸素化をより早く改善させます。リクルートメント手技を PEEP と合わせて使うことで酸素化が改善しますが，それ自体は一時的な効果しかありません。リクルートメント手技は血行動態を不安定にすることがあり，ルーチンで行うことは推奨されていません。

吸気時間延長と逆比換気

吸気時間を長くすることでも，平均気道内圧が上昇し，肺リクルートメントが改善します。極端な例では，呼気時間より吸気時間を長くすることもあり，**逆比換気**と呼ばれます（正常では吸気時間より呼気時間のほうが長い）。

逆比換気は，呼気時間を犠牲にして，平均気道内圧を上昇させる方法です。ARDSでは肺が硬くなっていて換気することは困難ですが，肺の硬さは均一ではないので，部位によってはauto-PEEPを生じることもあります。逆比換気によって，auto-PEEPのある部分が過膨張して，傷害を受け，場合によっては破裂することがあります。

高い平均気道内圧が禁忌とされる状況（例：循環血液量減少，不安定な血行動態）では，逆比換気は禁忌です。閉塞性肺疾患があると呼気に時間がかかるので，非常に慎重に行う必要があります。

逆比換気によって死亡率を改善するとは示されていません[24)]。ほかの治療が効果を示すまでの間，時間稼ぎに使う一時的な救済療法です。

人工呼吸器モードについては，Chapter 3で説明しています。

APRV

Chapter 3で説明したように，**気道圧開放換気**（airway pressure release ventilation：APRV）は高い平均気道内圧を使った自発換気モードです。APRVは逆比換気の一種で，高いPEEPの時間を長く設定し，その合間に非常に低いPEEPの時間を設定します。高いPEEPによって肺胞を開いたままにした後，短時間だけ圧を下げることで換気を行いつつ，肺リクルートメントの効果が失われないようにします。APRVでは，自発呼吸が可能なため，必要な鎮静の量が減り，血行動態が改善すると考えられています。

APRV を使うことで生存率が改善するとは示されておらず，効果は研究によってまちまちです[25)]。

HFOV

平均気道内圧を上げるもう 1 つの方法に，**高頻度振動換気**（high frequency oscillator ventilation：HFOV）があります。これは，極めて小さい呼吸（死腔より小さい）を，非常に高い振動数で行う方法です。

平均気道内圧が高いために肺リクルートメントが得られることと，1 回換気量が小さいために無気肺傷害が起こりにくいことの 2 つが利点とされています。HFOV によって酸素化が改善する患者もいます。

大きな欠点として，平均気道内圧が高く振動数が高いために auto-PEEP と圧傷害が起こる危険性が挙げられます。また，高い気道内圧によって右心機能が阻害され，死腔を増大させることがあります。

成人患者では，HFOV によって死亡率が低下するとは示されておらず，死亡率の上昇を示した研究が 1 つある[26)]ことから，今では推奨されていません[27)]。

酸素消費量を最小限に抑える

不穏であったり，人工呼吸器との非同調があったりする患者は，酸素を大量に消費します。発熱のある患者も，同様に酸素を大量に消費します。治療抵抗性低酸素血症では，酸素消費量を最小限にすることが有効です。

不穏や非同調による過剰な酸素消費を減らすには，まず鎮静を（治療抵抗性低酸素血症がある場合）行います。鎮痛薬と抗不安薬を組み合わせることで，昏睡状態になるか，人工呼吸器と同調して酸素化が改善するようにします。十分に鎮静してもまだ著しい非同調が続くようであれば，筋弛緩薬を使うこともあります。

解熱薬で発熱と震えを治療します。熱を下げるのにクーリングが役立つこともあります。

筋弛緩薬

筋弛緩薬とは骨格筋を弛緩させる薬剤のことです。人工呼吸管理中に投与すると，人工呼吸器との同期性が改善し，骨格筋による酸素消費量を最小限に抑えることができます。

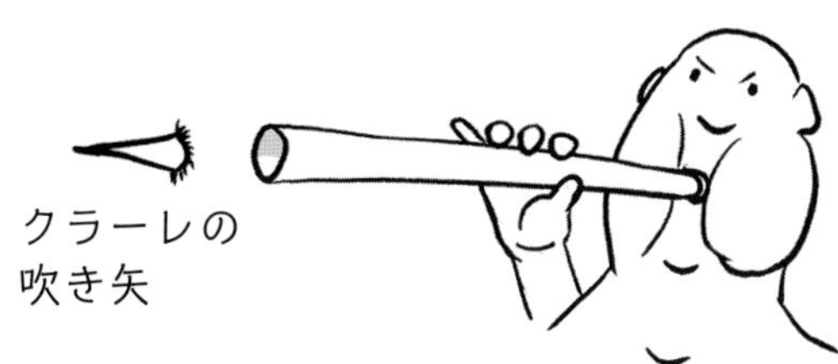

病初期に筋弛緩薬を48時間使用することで，筋力低下の合併症を増加させることなく生存率を改善させることが，小規模な研究で示されています[28)]。この理由は明らかではありませんが，1つの仮説は，患者自身の呼吸努力を止めることで経肺圧が低下するというものです。ただし，生存率の改善は一貫した所見ではなく，効果がないと示す研究もあります[29)]。筋弛緩薬を避けるべき理由がある場合には，使用を差し控えるべきです。

より長期間にわたって筋弛緩薬を使用することは筋力低下と相関しており，マイナス面が大きくなります。

筋弛緩薬は，十分な量の鎮静薬で患者の意識がなくなってから使用します。

腹臥位換気

重症ARDS患者の多くは，腹臥位によって酸素化が改善します。重症ARDSで早期に行えば，**腹臥位換気**は生存率を改善させます[30)]。

・有益性の根拠[31)]

腹臥位換気が酸素化を改善させる理由がいくつか提唱されています。

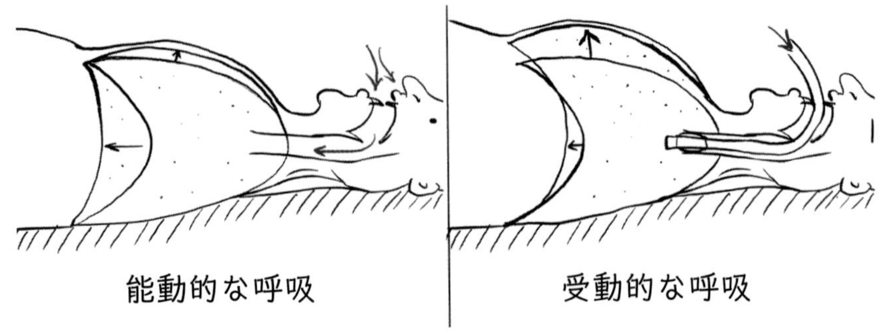

通常の呼吸（能動的な呼吸）では，横隔膜が平坦になることで肺底部が換気されます。重力がかかるこの部分は血流が多いので，換気が増えると $\dot{V}/\dot{Q}$ 比を維持するのに役立ちます。一方，陽圧換気（受動的な呼吸）を仰臥位で行うと，腹側の胸壁は広がりやすいため換気量が増え，重力がかかる背側の肺にはあまり空気が送られません。腹臥位にすることで，これがいくらか緩和され，腹側の胸壁はそれほど広がらなくなり，背側の肺への換気が増えます。

肺組織には重力がかかります。仰臥位では，肺の重さのために，より多くの肺組織が重力のかかる背側に位置することになります。この密な肺組織には血管が密集しているので，血液は換気の悪い肺に流れることになります。心臓の重さがかかることで，左下葉はさらに圧迫されて無気肺を引き起こし，状況がますます悪化します。

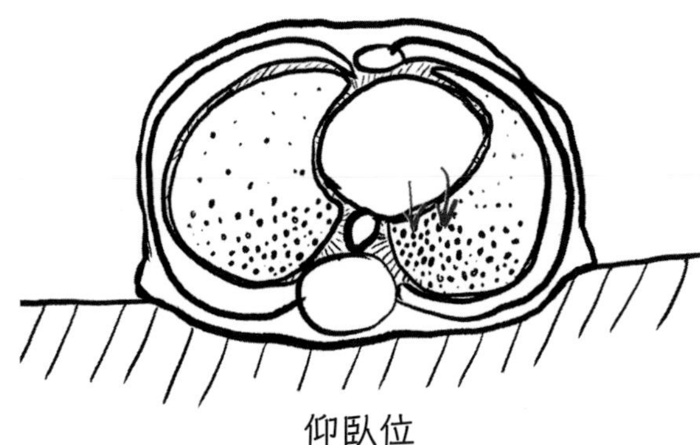

仰臥位

腹臥位にすると，換気も肺組織も分布はより均等になります。背側の肺に血流が多いのは変わりませんが（血管径と一酸化窒素産生が部位によって異なるため），換気は増えます。

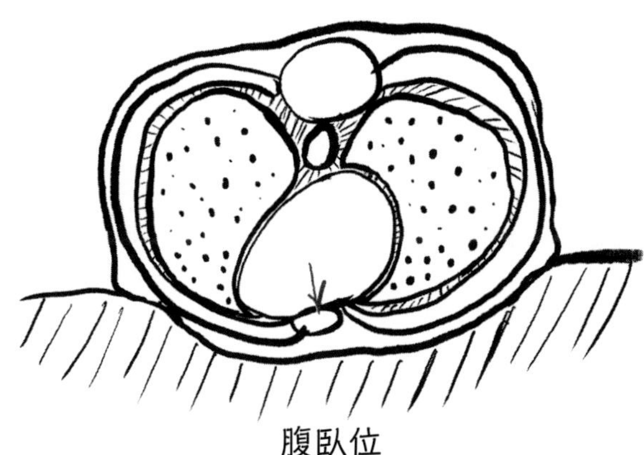

腹臥位

腹臥位換気によって，特にARDSの初期で酸素化が改善する理由は，$\dot{V}/\dot{Q}$比の改善のようです。

そのほかにも，腹臥位には分泌物を排出しやすくなったり，背側の横隔膜に腹部の重みがかからなくなったりする，という利点もあります。

腹臥位換気にはいくつか欠点もあります。仰臥位の場合と同じように，身体を動かさないために褥瘡を起こすことがあります。長時間腹臥位のままでいると，顔面や舌など重力がかかる部分に浮腫が起こり，気道確保が困難になります。腹臥位を長時間続けていると，高い眼圧のために，視力に影響が出ることがあります。

腹臥位にするには人手がいるので，安全に行うには医療者の連携が必要です。

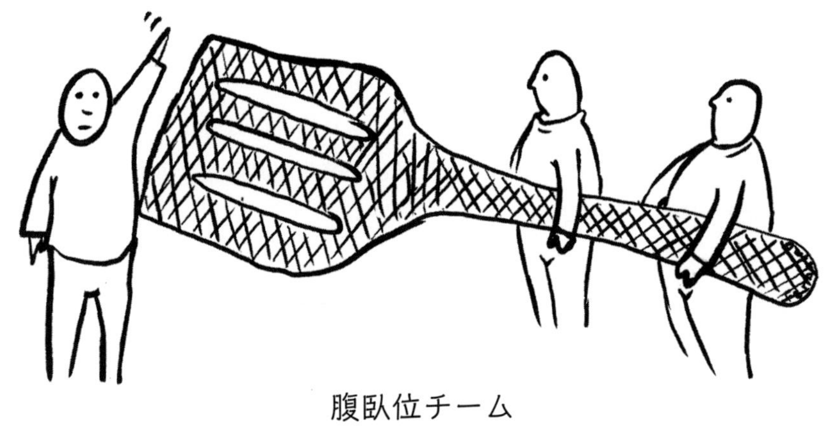

腹臥位チーム

欠点もありますが，適切な患者を選べば利点が大きいので，考慮するべきです。

吸入血管拡張薬

治療抵抗性低酸素血症へのもう１つの治療として，**吸入血管拡張薬**（エポプロステノール，一酸化窒素）の使用があります。

吸入血管拡張薬は，肺の換気のよい部分でのみ血管を拡張させます。換気の悪い部分には薬剤が届かないので，血管は収縮したままです。このように部位によって効果が異なることにより，換気のよい部分では血流が改善し，それ以外の部分では血流が減ります。換気のよい部分での血流が改善するこ

とで $\dot{V}/\dot{Q}$ 比が改善し，低酸素血症を是正するのに役立ちます。

吸入薬とは対照的に，血管拡張薬を全身投与すると非特異的に血管を拡張するため，$\dot{V}/\dot{Q}$ 比は悪化します。通常は肺の中の，換気が悪くて低酸素状態の部分への血管は収縮して〔低酸素性肺血管収縮（hypoxic pulmonary vasoconstriction：HPV）〕，$\dot{V}/\dot{Q}$ 比が保たれます。換気の状態に関係なく肺の血管を拡張させてしまうと，$\dot{V}/\dot{Q}$ 比が悪化することになります。

吸入血管拡張薬は，治療抵抗性低酸素血症で酸素化を改善することがありますが，生存率を改善するとは証明されておらず，また高価な治療でもあります。しかし，状態が改善するまでの時間稼ぎや，ECMO などの代替療法までのつなぎとしては有用です。

ECMO

比較的改善が早そうな治療抵抗性低酸素血症には，**体外式膜型人工肺**（extracorporeal membrane oxygenation：ECMO）が治療の選択肢になります。

ECMO は，太いカテーテルで患者から血液を取り出し，人工肺（血液が一連の細い管を流れて，酸素と膜を挟んで近接する）に通した後，体内へ戻します。

ECMO は高価で手間がかかるうえ，いくつもの合併症が起こりえます。カテーテルを挿入することで血管が破れたり出血したりするなど，機械的合併症を起こす危険性があります。カテーテルから感染することもあります。血液が流れる回路では，血液が凝固したり，接続が外れたり，空気が入り込んで患者の血管内に送られたりすることがあります。回路の凝固を防ぐのに必要な抗凝固薬のために，出血することがあります。

このような合併症は時間が経つにつれて積み重なっていくので，合併症を起こす前の限られた時間で患者は回復して ECMO から離脱しなければなりません。このため適応は，肺炎や可逆的な原因による ARDS など，比較的早く回復できそうな呼吸不全に限られます。

可逆的な原因でなくてもよい唯一の例外は，肺移植のリストに載っている待機中の患者です。このような場合，移植までの橋渡しとしてECMOを短期間使用してもかまいません。

ECMOによる恩恵があるかどうかを判断するために，RESPスコア[32]を用いて生存率を推定することができます（www.respscore.com）。

また，抗凝固療法の禁忌がなく，カテーテルを挿入できる血管がなければなりません。

ECMO自体がARDSの死亡率を改善するとは証明されていませんが，ECMOセンターへ転院することによって重症ARDSの死亡率が改善すると示した研究があります[33]。しかし，この研究では，ECMOセンターへ転送された患者のほうが肺保護戦略を受けることが多く，人工呼吸管理が両群で異なっていたことが指摘されています。

肺外シャント

肺実質に重大な病変がないのに治療抵抗性低酸素血症があったり，PEEPを使うことで酸素化が悪化したりするような場合，**肺外シャント**の可能性を考えます。

肺外シャント（心内シャント）は，右心圧が上昇してシャントが開き，右心の血液が左心に流れ込むようになるまで，はっきりしないことがあります。

人工呼吸と肺疾患には，右心圧を上昇させる要因が数多くあります。気管挿管と肺にかかる圧によって肺血管は虚脱し，右心圧が上昇します。低酸素血症や高二酸化炭素血症，肺疾患そのものも，右心圧上昇の原因となります。

卵円孔開存（patent foramen ovale：PFO）などの肺外シャントは，心エコーによるマイクロバブルテストで診断できます。この検査は，心エコーで心臓を観察しながら，少量の攪拌した生理食塩水を注入して行います。攪拌された生理食塩水は，気泡を形成し，エコーで確認することができます。気泡が静脈循環から動脈循環に流入すれば，シャントがあることがわかります。動脈循環に入るタイミング（早いか遅いか）によって，シャントが肺外（心内）にあるのか肺内にあるのかを鑑別することができます。心内シャントの場合，通常 3 心拍以内に気泡が左心に現れます。

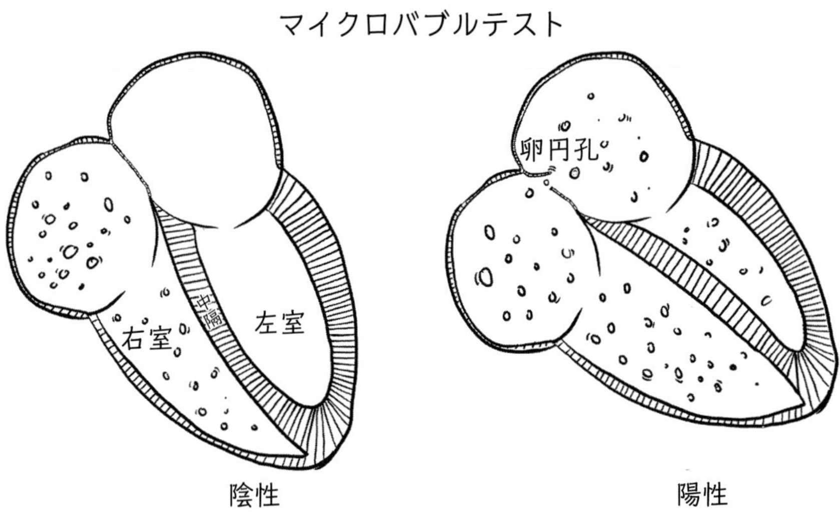

肺外シャントが見つかった場合，治療としてできるのは右心圧を下げることだけです。そのためには，酸素消費の減量，利尿による循環血液量の最適化，PEEP の制限，可逆的要因（例：アシドーシス）の是正を行います。

●ARDS と右心不全

Chapter 5 で述べた心臓・肺の相互作用は，特に ARDS で重要です。重症 ARDS では，右心はストレスに曝されており，右心不全のために血行動態が不安定になったり，臓器不全を起こしたりします。右心不全（肺性心）はよくない徴候で，死亡率上昇と相関します[34)]。

ARDS で右心不全が起こる要因には，以下のようなものがあります[35)]。

・酸素化の悪化
・高二酸化炭素血症
・アシドーシス
・高い気道内圧

・肺炎が原因の ARDS

低酸素血症があると肺血管が収縮します（低酸素性肺血管収縮）。これには，低酸素になっている部分への血流を減らして，$\dot{V}/\dot{Q}$ 比と酸素化を改善する作用があります。一方で，肺血管抵抗を上昇させて，右心からの血流を阻害するという欠点があります。

ARDS では特に低酸素になる範囲が広いため，低酸素性肺血管収縮による肺血管圧の上昇が問題となります。右室が機能しなくなるほど重大になることもあります。

ARDS では，死腔が大きく呼吸性アシドーシスになりやすいため，アシドーシスや高二酸化炭素血症からも肺血管収縮が起こることがあります。

輸液と ARDS

低血圧には通常，輸液をボーラス投与します。多くの状況でこの対応は適切ですが，右心負荷がある場合，輸液を投与することでさらに右室に負荷がかかり，事態を悪化させることがあります。負荷のかかった右室は拡大し，輸液によってさらに悪化します。

左室と右室は心膜の中に収まっていて，中隔で隔てられています。このようにスペースを共有しているため，左室と右室は相互依存の関係にあります。右心不全と循環血液量過剰のために右室が拡大すると，左室が圧迫され，最終的には左室不全をきたします。

軽度の血管障害とショックでも，ストレスホルモンが放出され，体液貯留を促進するように働きます。ARDS では体液が貯留し，時間とともに循環血液量過剰になります。人工呼吸を行っていて，ストレス下にある患者であれば，時間とともに必ず循環血液量過剰になります。

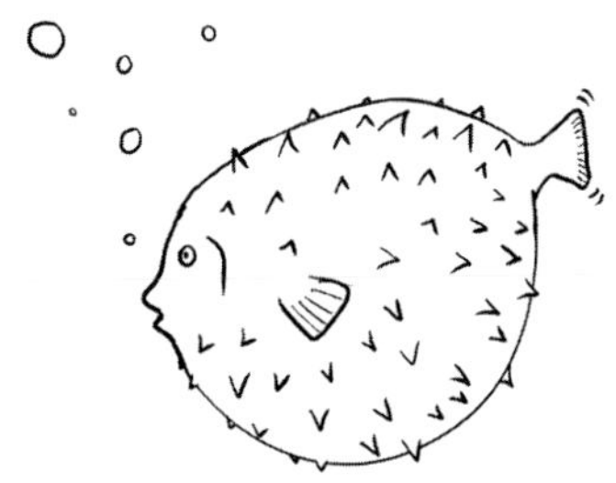

ARDSでは，輸液を制限することで人工呼吸器を要する期間が短縮します[36)]。ARDSの患者が低血圧でなければ，利尿薬を投与して体液バランスを±0またはマイナスに保ち，循環血液量過剰や右心負荷は避けるべきです。

右心の治療

ARDSでは，肺の中の換気がある部分が小さくなっているため，人工呼吸器からの1回換気量がすべて，その部分にのみ送られることになります。呼吸が肺の中の狭い領域にのみ送られると，そこの血管を圧迫して，右心からの血流を妨げます。

ARDSでは右心を治療する必要があります。無気肺を避けられる限り，1回換気量を小さくすることが，肺血管抵抗を低くするのに役立ちます。輸液を制限し，ドライビングプレッシャーを低くして，動脈血二酸化炭素分圧（$PaCO_2$）< 50に保ち，右室負荷を警戒する，といった戦略が右室不全を回避するのに役立ちます[37)]。

COPDと閉塞性肺疾患

喘息やCOPDなどの閉塞性肺疾患では，人工呼吸管理が難しい場合があります。主な問題は，呼気時間が長いことによる制限です〔Chapter 1の「呼気時間」の項（p.20）を参照〕。閉塞性肺疾患では，細い小気道を通じて肺から空気を出すのに長い時間が必要です。

呼気時間が長いため，閉塞性肺疾患がある患者は**auto-PEEP**を起こしやすくなります。auto-PEEP によって平均気道内圧が上昇し，その結果，よい影響も悪い影響も生じます。

●auto-PEEP による呼吸筋疲労，不快感，非同調

閉塞性肺疾患では息を吐き出しにくいため，肺が**過膨張**して，胸部の筋肉を機械的に不利な状態にします。それによって，呼吸筋疲労や不快感が生じ，呼吸仕事量が増えます。auto-PEEP により生じる不快感がより強いのは，患者が人工呼吸器の呼吸をトリガーできなくなるときです〔Chapter 3 の「非同調」の項（p.115）を参照〕。

auto-PEEP については，Chapter 3 の「呼気と auto-PEEP」の項（p.99）で詳しく説明しています。

呼吸仕事量と非同調を減らすための PEEP 設定

PEEP 設定を上げて内因性の auto-PEEP に近づけることで，人工呼吸器をトリガーしやすくなり，呼吸仕事量が減少します。

PEEP とは，肺から空気が出てくるときにかかる圧なので，PEEP を上げると呼気が邪魔されるはずです。しかし，必ずしもそうではありません。

閉塞性肺疾患で設定した PEEP が呼気を邪魔しないのは，閉塞した気道よりも人工呼吸器側に PEEP がかかるからです。閉塞のある肺では，胸腔内圧が気道内圧より高くなることで小気道が虚脱します。そのため，閉塞しているところよりも人工呼吸器側に PEEP をかけても，呼気を妨げないのです。

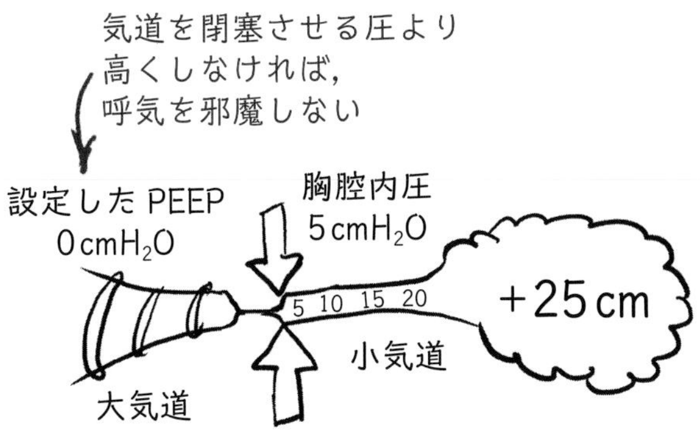

PEEPと滝

先に述べた現象を滝にたとえて説明してみます[38)]。大気道の圧が滝の下流側，肺胞の圧が滝の上流側で，auto-PEEPと設定したPEEPの差が滝の高さに相当します。下流の水面がどれほど高くても，上流よりも高くならない限り，水の流れには影響しません。

実際には，auto-PEEPがどのくらいか，肺のどれくらいが閉塞しているかを正確に知ることはできません。そのため，慎重にPEEPを設定する必要があります。不適切にPEEPを高くしてしまうと，呼気を妨げてauto-PEEPを悪化させることがあります。

閉塞性肺疾患に対してPEEPを上げる場合には，慎重に調節して，注意深く観察します。PEEPを上げるたびに，換気量ターゲットではピーク圧とプラトー圧を測定し，圧ターゲットでは1回換気量をモニターします。換気量ターゲットでプラトー圧が上昇するか，または圧ターゲットで1回換気量が減少した場合，息を吐きにくくなっていることを意味するので，PEEPを下げます。換気量ターゲットでプラトー圧が上昇しなければ，適切なPEEP設定になるまでゆっくりPEEPを上げます。通常，auto-PEEPの80%程度になります。

閉塞性肺疾患では，PEEPを上げることで呼気が改善することがあります。肺のそれぞれの部分は不均一です。肺自体の重量のために，胸腔内圧が高くなっている部分があります。そのため，肺の部分によっては，高い胸腔内圧に曝され，auto-PEEP をきたしやすくなっています。人工呼吸器で PEEP を使用すると，このような部分の小気道を開いて，空気が肺により均一に流れていきやすくなることがあります。

肺は不均一であるため，もともと閉塞していなかった肺では，逆に PEEP を上げることで肺胞内と気管の間での圧較差が減少して，呼気の流れが遅くなるかもしれません。PEEP を上げることでよくなる患者と悪くなる患者を事前に見分けることはできません。空気の流れがよくなる部分と悪くなる部分がどれくらいあるかによります。

閉塞性肺疾患がなければ，PEEP を上げても auto-PEEP は改善せず，過膨張と圧傷害が必ず悪化します。

●死腔の増加

閉塞性肺疾患では死腔が増えています。肺疾患によって換気の分布が不均一になっているため，**$\dot{V}/\dot{Q}$ ミスマッチ**が顕著です。$\dot{V}/\dot{Q}$ 比が低い部分だけでなく，高くなっている部分もあります。さらに，疾患によっては（例：嚢胞性線維症），小気道の一部が完全に閉塞されて，空気が肺胞まで到達しないこともあります。$\dot{V}/\dot{Q}$ 比が高い部分では換気は無駄になり，死腔が増えることになります。

重度の閉塞性肺疾患では肺が過膨張するため，1 回換気量は制限されます。そのため，分時換気量を維持するには呼吸数を増やす必要がありますが，浅い呼吸では換気量に対する死腔の割合が高くなります（1 回の呼吸当たりの死腔の割合が増えます）。

死腔が増えると，分時換気量が正常より大きくても，$PaCO_2$ を正常に保つのに十分でないこともあります。嚢胞性線維症などの疾患では，$\dot{V}/\dot{Q}$ ミスマッチや，小気道の閉塞，1 回換気量の減少などによる死腔増大が顕著なことがあります[39)]。

●閉塞性肺疾患における高二酸化炭素許容換気法

閉塞性肺疾患では auto-PEEP があるために，人工呼吸器を使っても二酸化炭素を除去するのに十分な分時換気量を確保できないことがあります。これは，特に急性増悪のときに当てはまります。

幸い，ヒトは $PaCO_2$ の上昇に耐えられるので，高二酸化炭素血症を許容することができます。**高二酸化炭素許容換気法**とは，$PaCO_2$ を正常にせず高いまま許容して，血行動態が悪化するのを防ぐのに十分な分時換気量にすることを意味します。

有害事象や禁忌がない限り，pH が 7.2 に下がるまでは高二酸化炭素血症を許容します。

●重度の閉塞性肺疾患での人工呼吸器設定：喘息の場合

人工呼吸器設定については Chapter 5 でお話ししました。COPD などの閉塞性肺疾患でも同じ考え方が当てはまりますが，少し異なる部分について説明します。

閉塞性肺疾患（特に喘息）では，人工呼吸器設定をよく考える必要があります。

COPD での人工呼吸管理の中心は，**分時換気量を制限**することです[40)]。そのためには，呼吸数または 1 回換気量を減らします。換気量ターゲットを使う場合，1 回換気量を小さめの 6 mL/kg に設定するのがよいでしょう（予測体重が 70 kg なら 420 mL）。呼吸数を 10 回/分にすれば，分時換気量は 4.2 L/分になります。この分時換気量は小さいので，高二酸化炭素血症になると予測されます。

重症の喘息では，粘液や炎症によって小気道が閉塞するため，生理的死腔が大きくなることがあります。そのため，分時換気量を正常にしても，高二酸化炭素血症を是正するのに十分ではないことがあります。注意しなければならないのは，**「正常」の $PaCO_2$ を目標にしない**ことです。1 回換気量を小さくすると，1 回の呼吸当たりの死腔の割合が増えるので，1 回換気量を少し大きめに（7～8mL/kg）して，呼吸数を少なくすることで，分時換気量を低く抑えながら，同時に死腔率も低く抑えることができます。

重症の喘息では，薬剤（ステロイドや気管支拡張薬）が効果を示し，肺が回復してくるまで，患者の生命を維持するのが目標です。そのために，高二酸化炭素血症と低い pH を許容して，肺過膨張とそれによる有害事象を避けます。

●慢性高二酸化炭素血症は正常にしてしまわない

重度の閉塞性肺疾患があり，**腎臓による代償**が起こっている場合，$PaCO_2$ ではなく pH に応じて人工呼吸器の設定を調節します。人工呼吸器を使って $PaCO_2$ を正常にしてしまうと，腎臓による代償がなくなってしまいます。そうなると，患者は $PaCO_2$ を正常に保つだけの換気をしなければならなくなり，抜管後に pH を維持することが難しくなります。人工呼吸管理中も $PaCO_2$ を（患者にとって）普段通り高いままにしておけば，抜管した後に備えて腎臓による代償を維持することができます。

ただし，Chapter 5 の「ARDS Network の推奨に基づく１回換気量の調節」の項（p.179）で述べたように，高二酸化炭素血症には禁忌があります。

妊娠

妊娠は呼吸器系にいくつか影響を及ぼします。子宮で押されて機能的残気量（functional residual capacity：FRC）が減少し，胸部コンプライアンスは低下します。そして，胎児がいることで酸素消費量が増えます。このような変化のために妊婦は呼吸・循環系のストレスに影響を受けやすく，本来であれば若くて回復力があるはずなのに，呼吸不全を起こすリスクが高くなります。

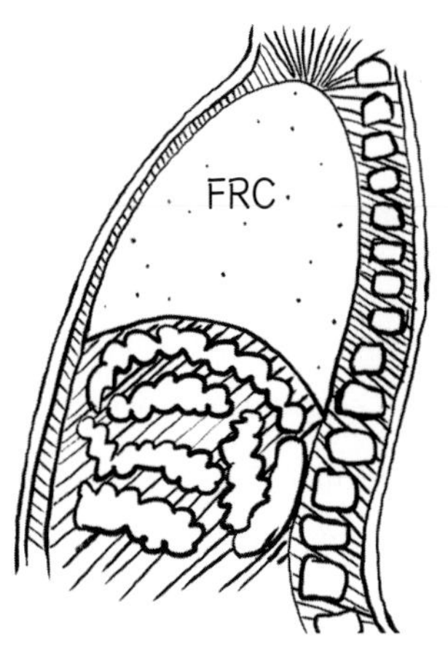

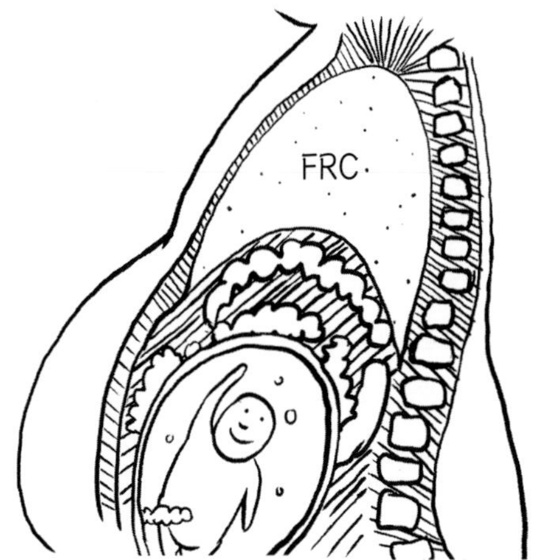

妊娠中の正常な生理学では，1回換気量が増えることで分時換気量は増加します。そのため，妊娠中は**軽度の呼吸性アルカローシス**になっており，正常 $PaCO_2$ は 27 ~ 34 mmHg です。

子宮による FRC の減少と胎児による酸素消費量の増加のために，無呼吸になったとき（例：気管挿管の導入）には急速に低酸素血症に陥りやすくなります。

妊婦の気管挿管には危険が伴います。妊婦は常に挿管困難でフルストマックだと考えておく必要があります。酸素飽和度が急速低下することや，粘膜浮腫と毛細血管充満のために気道浮腫があることから，気管挿管は困難になります。粘膜が腫れているので，気管チューブは細めの径のものを使う必要があります。

妊娠中には，下部食道の緊張は低下し，腹腔内圧が上昇し，胃排出は遅くなります。このような変化のため，誤嚥のリスクが高まります。NIV を使うには，患者は覚醒していて，気道保護の反射が正常であり，血行動態が安定していなければなりません。妊婦への NIV は誤嚥のリスクが高いため，特に綿密なモニターが必要であり，呼吸不全の原因がすぐに改善する場合のみに限定すべきです。

妊婦への人工呼吸管理では，PaO_2 は約 70 mmHg を目標にし[41]，酸素飽和度は通常推奨されている 92％以上ではなく，95％程度に維持します。これは，エビデンスに基づく診療ではありませんが，現時点では最善と考えられます。

$PaCO_2$ を 30 ～ 32 mmHg 程度にすれば，妊婦の正常な生理学的レベルにも近く，軽度の呼吸性アルカローシス（pH 7.4 ～ 7.47）を維持することができます。胎児から二酸化炭素を除去するには，胎児血と母体血の CO_2 分圧の間に 10 mmHg 程度の較差が必要です。そのため高二酸化炭素血症を許容すると，胎児がアシドーシスを起こす危険性があるので，妊婦での研究は行われていません。逆に，呼吸性アルカローシスで pH が 7.48 以上になると，子宮動脈収縮を引き起こす可能性があるため[42]，これも避けるべきです。

妊娠中には，胸壁コンプライアンスは低下し，横隔膜が下から圧迫されます。このため，経肺圧は低下して，ARDS Network が推奨するプラトー圧の目標 30 cmH_2O（「圧傷害」の項を参照）を超えても肺傷害が起こりにくい可能性があります。しかしそれでも，安全のため 30 cmH_2O を目標にして，呼吸数を増やして分時換気量を維持することを推奨する専門家もいます[43]。

異常な呼吸パターン

●チェイン・ストークス呼吸

チェイン・ストークス呼吸は，呼吸の大きさと回数が増加した後，徐々に減少して無呼吸になるという，漸増・漸減パターンの周期が特徴です。

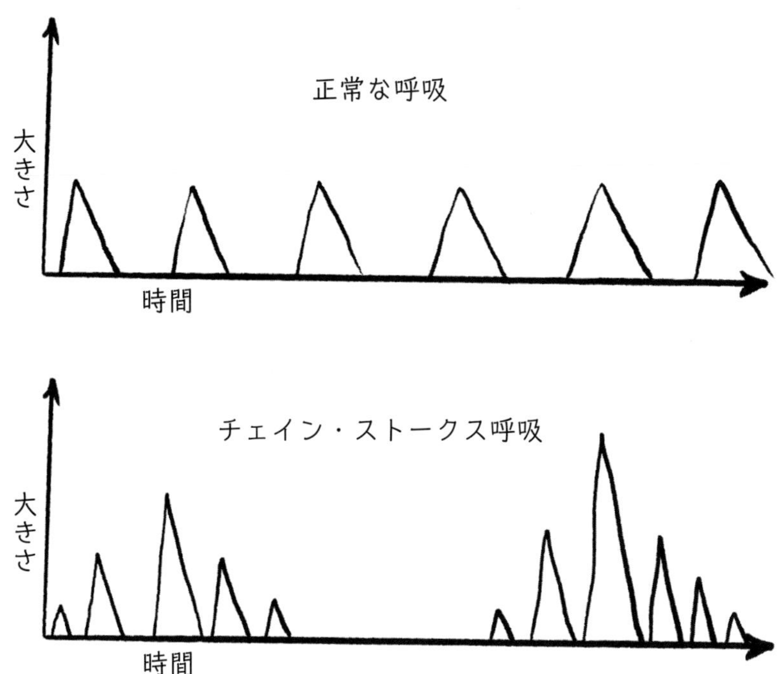

この異常パターンを認識するのは重要です。というのは，漸増・漸減の周期を通じて，さまざまな人工呼吸器アラームが鳴るためです。無呼吸になると無呼吸アラームが鳴り，呼吸が大きくなると，通常，2 段呼吸になります。チェイン・ストークス呼吸であることを認識しなければ，鎮静を深くしてしまったり，非同調が続いてスタッフから苦情を受けたりすることになります。

デュアル・ターゲットモードでは，呼吸努力が変わるにつれて人工呼吸器からのサポートが常に変化することになるので，使わないようにします。ある程度の分時換気量が保証されるモード［アシスト・コントロール（A/C）〔持続的強制換気（continuous mandatory ventilation：CMV）とも呼ばれる〕または SIMV（synchronized IMV）］を選択します。圧ターゲットモードを使えば，呼吸が大きくなっていくときに流量による非同調が起こりにくくなります。

●クスマウル呼吸

クスマウル呼吸とは，重度の空気飢餓感に伴う大きく速い呼吸です。糖尿病性ケトアシドーシス（diabetic ketoacidosis：DKA）のような代謝性アシドーシスが重度の場合に見られます。

クスマウル呼吸で問題になるのは人工呼吸器との非同調です。重度の代謝性アシドーシスがあるときには，pH を適切に保ち，血行動態が悪化するのを防ぐために，極めて大きな呼吸が必要です。人工呼吸器を使ってより正常な呼吸パターンに当てはめてしまうと，重度のアシドーシスから合併症を引き起こすことになります。

クスマウル呼吸を改善するには，代謝性アシドーシスの原因を治療します。人工呼吸器との同調性を改善するための一時的な手段として，低い圧でプレッシャーサポート換気を使うというものがあります。これによって，大きく息を吸えるようになり，2 段呼吸が起こらなくなります。

ECMO 使用中

治療抵抗性の心原性ショックや低酸素血症の治療に，**ECMO** を使うことが増えてきています。ECMO を使うと，体外の人工肺が肺の代わりになります。ECMO の大きな利点の 1 つとして，高い人工呼吸器設定による肺傷害を避けられる点が挙げられます。

ECMO を開始したら，酸素化と換気を維持できる最低限まで人工呼吸器設定を急速に下げます。回路への血流が十分であれば，ECMO は肺機能を完全に代替することができます。そうなれば，プレッシャーサポート換気にして，PEEP は肺を膨らませておくのに必要最低限の 5 ～ 10 cmH_2O に設定します。覚醒して，気道を保護できる患者では，抜管を検討します。

気胸と気管支胸膜瘻

気胸からの空気の**リーク**（漏れ）が続いていたり，気管支胸膜瘻があったりする患者では，肺に開いた穴から胸腔へ持続的に空気が漏れます。

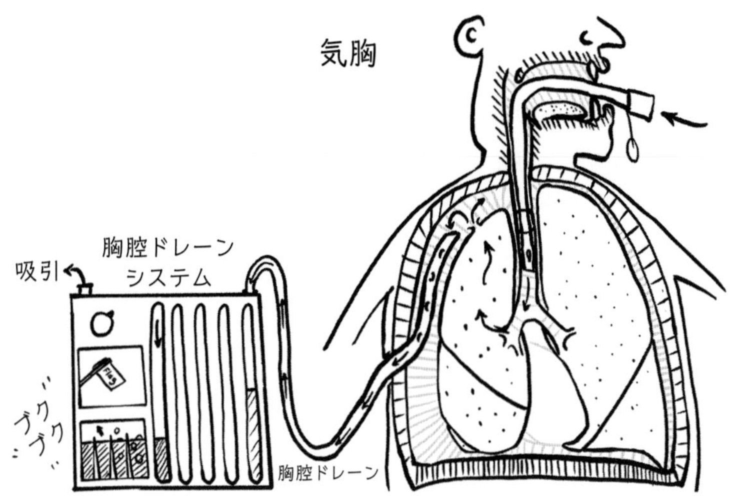

このような患者では人工呼吸器によって状況が悪化することがあります。肺に開いた穴に高い圧がかかり，開いたままになるためです。このような状況で特に推奨される人工呼吸器のモードや方法はありません。

気管支胸膜瘻がある場合，高い圧や大きな1回換気量は避けるようにして，PEEPを最低限にします。リーク量が多い場合には，換気量ターゲットを使って1回換気量の設定を小さくします。圧ターゲットを使うと，空気が漏れて圧が下がるために，人工呼吸器が空気を送り続けることがあります。しかし，換気量ターゲットではそれが起こりません。

リーク量が多いと，人工呼吸器が（誤って）トリガーされて，**オートトリガー**を起こすこともあります。オートトリガーは，呼吸性アルカローシスとそれによる合併症をきたします。

右心不全と肺高血圧症

もともと**右心不全**と**肺高血圧症**がある患者では，気管挿管と人工呼吸にリスクが伴います。

Chapter 5の「心臓・肺の相互作用」(p.187)，本Chapterの「ARDSと右

心不全」の項で述べた右心へのストレスが，ここでも当てはまります。もともと肺高血圧症と右心不全がある場合についてお話しします。

もともと肺高血圧症がある患者に人工呼吸を開始すると，右室機能が急性に悪化する危険性があります。肺血管抵抗が上昇すると，すでに機能が低下している右室の状態はさらに悪化します。

血行動態が悪化することをあらかじめ予期して，すぐに昇圧薬を使えるようにしておきます。

ARDSで右室を保護するために推奨されることが，ここでも当てはまります。アシドーシスと著しい高二酸化炭素血症を避けるために，酸-塩基平衡にも気を配ります。人工呼吸器による1回換気量と圧に注意します。

過剰な輸液を避け，右室が拡張しすぎたら循環血液量を減らす（利尿薬または透析）ようにします。

病的肥満

病的肥満の特徴は，妊婦と共通する点があります。腹部と胸壁が重いため，FRCは減少します。呼吸仕事量が増えるため，酸素消費量が増加します。

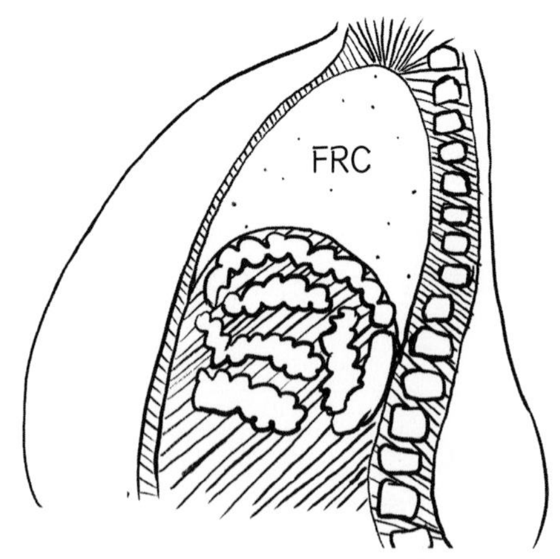

病的肥満の患者は，併存疾患を抱えていたり，高齢であったりすることが

多いので，肺実質は弛緩しがちです。それに加えて，胸壁や腹部臓器の重さのために，胸腔内圧が高くなります。特に仰臥位では，肺の部位によって小気道が虚脱しやすくなります。そのため，呼吸数が増えるとauto-PEEPを起こします。

人工呼吸器設定は，肥満のない場合と同様です。ARDS Networkの研究では体重（kg）が身長（cm）を上回る患者は除外されていますが，肥満患者200例のサブグループ解析では肥満のない患者と同様の結果が得られています[44)]。1回換気量は予測体重（肥満患者では実体重よりもかなり低くなる）に基づいて設定します。

腹部と胸壁が重いので，PEEPとプラトー圧を高くしなければならない場合もあります。胸壁による制限があるので，PEEPを高くしても経肺圧は許容範囲内かもしれませんが，まだ研究されていません。

筆者の施設では病的肥満の患者に対して腹臥位換気を行っており，有効です[45)]。しかし，ECMOを要する患者では難しいかもしれません。

人工呼吸管理中の急性低酸素血症

人工呼吸管理中に急性に低酸素血症になった場合，迅速に評価して，問題を解決しなければなりません。低酸素血症は緊急事態です。

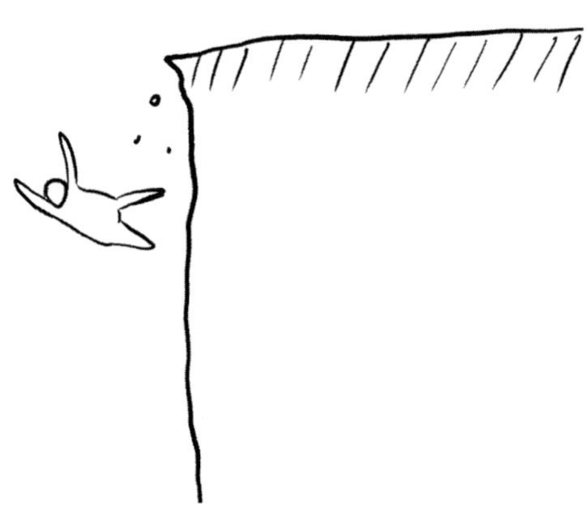

まず，患者の酸素飽和度を上げるようにします。

そのためには，人工呼吸器の FiO_2 設定をすぐに 100% に上げ，準備ができればバッグ換気に切り替えます。これによって，人工呼吸器と回路の問題は考えなくてよくなります。

急性低酸素血症の原因のうち，気管挿管された患者でよく見られるものを表す語呂合わせに **DOPES** があります。

Dislodged endotracheal tube：気管チューブの抜け

Occluded endotracheal tube：気管チューブの閉塞

Pneumothorax：気胸

Equipment：機器の不具合

Stacked breaths：2 段呼吸

身体診察とバッグ換気で得られる情報から，鑑別を絞ることができます。

●泡が出ていないか？

バッグ換気をしているときに，口から**泡**が出てきたり，ゴボゴボと**音**を立てたりしていないか確認します。このような場合は，気管チューブが抜けているか，カフに空気が入っていない可能性が高いです。

カフに空気が入っていなければ，空気を入れて膨らませることで気管からのリークがなくなります。カフに空気を入れることでリークが止まった場合でも，気管チューブが正しい位置にあることを確認します。気管チューブが抜けかかっていても，カフに空気を入れることで中咽頭を密閉して，リークがなくなることがあります。緊急に気管支鏡で確認すれば，気管チューブがまだ気管内にあるか確かめられます。胸部 X 線撮影も可能ですが，撮影に時間がかかることが多く，その間に抜けかかっている気管チューブが完全に抜けてしまう危険性があります。ときに，抜けた気管チューブが食道に入り込むことがあり，腹部膨満や鼓音が手がかりとなります。

気管チューブが抜けてしまったり，抜けかかったりしているのは危険な状態なので，患者のそばを離れないようにします。気管チューブが抜けたら再挿管が必要です。

●バッグ換気しにくいか？

気管チューブが詰まっていたり，肺や胸壁に問題があったりすると，バッグ換気しにくくなります。

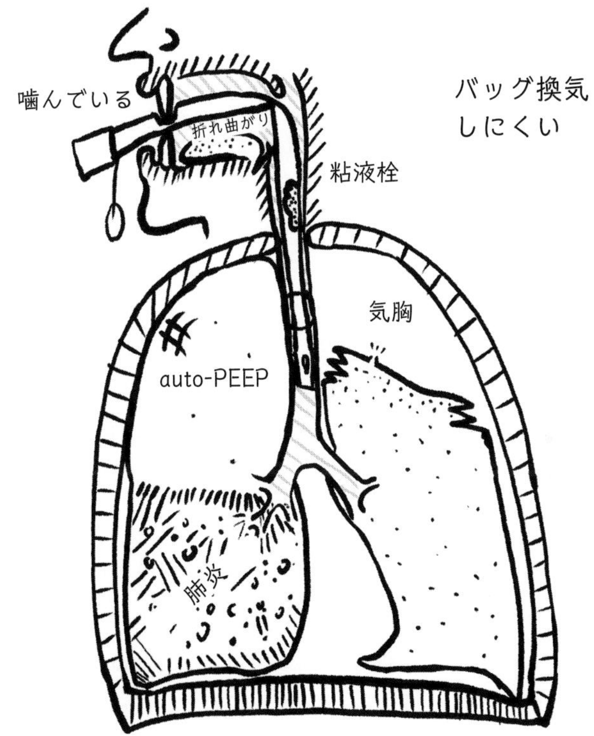

気管チューブに**吸引カテーテル**を通せなければ，気管チューブに閉塞があります。

気管チューブが閉塞する原因にはいくつかあります。

気管チューブが折れ曲がっていないか確認します。特に，径の細い気管チューブで起こりやすいです。

患者が気管チューブを噛んでいるために閉塞することがあります。鎮静薬を投与して噛まないようにした後，**バイトブロック**を使用して閉塞を防ぎます。

粘液栓のために閉塞が起こることもあり，吸引して取り除きます。

気管チューブの閉塞をすぐに解除できなければ，チューブを交換するか，再挿管する必要があるかもしれません。

気管チューブが閉塞していなければ，問題は患者の肺か胸壁にあるとわかります。

この時点で，鑑別には気胸，血胸，重度の auto-PEEP による肺過膨張があります。

胸部は左右対称か？

呼吸による胸壁の動きは左右対称でしょうか？　呼吸音は左右対称に聞こえますか？　そうでなければ，**気胸**になっているかもしれません。ただし，気胸での身体診察の感度は 100%ではなく，肺疾患があると小さな気胸でも著しい低酸素血症になることがあるので，気胸を疑えば胸部 X 線撮影をします。胸部 X 線撮影がすぐにできない場合，ベッドサイドでの超音波検査は感度が高く，すぐに行うことができます。

気胸の患者が必ずしもバッグ換気しにくいとは限りません。所見がはっきりしないこともあるので，気胸の可能性は常に念頭に置いておきます。

気胸によって血行動態が悪化している場合（緊張性気胸），早急に治療する必要があります。緊急胸腔ドレーンの準備をしながら，穿刺して脱気しなければならないこともあります。

auto-PEEP

肺過膨張を伴う重度の **auto-PEEP** があると，バッグ換気が難しいことがあります。びまん性に喘鳴が聞こえることがありますが，それよりもよく見られる所見は呼吸音の減弱です。肺過膨張は，息を吐かせることで対処します。そのためには，一旦回路を気管チューブから外します。

バッグ換気する回数にも注意が必要です。あまり回数を多くすると，auto-PEEP と肺過膨張を引き起こし，低酸素血症になった原因をさらに悪化させかねません。

auto-PEEP を治療するには，呼吸数を減らすため，鎮静が必要になることがあります。1回換気量は小さく設定します〔Chapter 3 の「auto-PEEP への対応」の項（p.103）を参照〕。

●バッグ換気しやすければ

バッグ換気しやすくて，リークはなく，気胸は除外されているのに，酸素飽和度が改善しない場合，$\dot{V}/\dot{Q}$ 比を悪化させるようなほかの原因が鑑別診断になります。これには，肺塞栓症（最も可能性が高い），誤嚥性肺炎，急性肺水腫，その他の肺実質疾患などが含まれます。

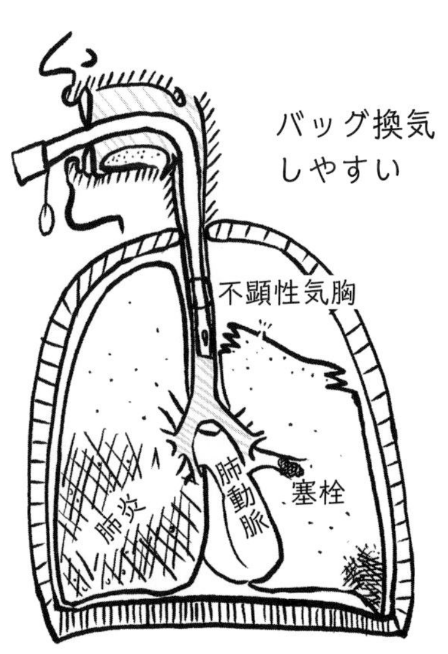

バッグ換気して酸素飽和度が改善する要因の1つに，肺リクルートメントがあります。通常，バッグ換気では，1回換気量が人工呼吸器で設定するより大きくなるためです。

機器の不具合

人工呼吸器に不具合があり，誤作動を起こすことがあります。人工呼吸器から外してすぐに患者の状態が改善し，その後あまり酸素を必要としなければ，人工呼吸器に問題がある可能性があります。回路とフィルターを見て，回路に液体がたまっていたり，フィルターが水浸しになっていたり，リークがあったりすれば，どれもトラブルの原因になることがあります。不具合の原因が判明するまでの間，人工呼吸器を取り替えなければならないこともあります。

急性低酸素血症の原因検索

所見	鑑別	原因検索
バッグ換気すると，口から泡が出てきたり，ゴボゴボと音がしたりする	気管チューブが抜けているか，またはカフに空気が入っていない	・カフを膨らませる ・気管チューブの位置を確認する ・気管支鏡で気管チューブが抜けていないか調べる ・再挿管が必要になることもある
バッグ換気しにくい	気管チューブの閉塞	・吸引カテーテルが気管チューブに通るか確認する ・折れ曲がりがないか確認する ・患者が噛んでいないことを確認する

（続く）↗

↘(続き)

所見	鑑別	原因検索
バッグ換気しにくい	気胸	・胸部の診察で左右非対称がないか調べる ・胸部超音波検査か X 線撮影を行う
	auto-PEEP・肺過膨張	・気管チューブを回路から外し，息を吐かせることで改善するか見る ・呼気ポーズや，グラフィックなどで，auto-PEEP がないか調べる〔Chapter 3「人工呼吸器による auto-PEEP の検知・測定」,「呼気ポーズ」の項（p.101）参照〕 ・喘鳴や呼吸音減弱がないか聴診する
	肺実質疾患の悪化	・通常，急には起こらないが，可能性はある ・肺水腫，ARDS，誤嚥性肺炎など
バッグ換気しやすい	不顕性気胸	・胸部の診察で左右非対称がないか調べる ・胸部超音波検査か X 線撮影を行う
	肺塞栓症	・心エコー，胸部造影 CT を行う
	その他の原因による $\dot{V}/\dot{Q}$ ミスマッチ	・胸部 X 線撮影
	機器の不具合	・回路を確認する ・人工呼吸器を交換する

問　題

1. 人工呼吸器を使えば患者の呼吸機能は改善する。

A）正しい

B）誤り

2. 病的肥満があると同じ1回換気量でも肺の中の圧は高くなる。病的肥満での肺傷害について次のうち正しいのは？

A）圧傷害を起こしやすくなる

B）容量傷害を起こしやすくなる

C）圧傷害を起こしにくくなる

D）A～Dのいずれでもない。

3. 人工呼吸器による合併症は，肺と呼吸器系への傷害だけである。

A）正しい

B）誤り

4. 次のような場合に抜管は可能である。

A）分時換気量を維持できる

B）酸素化を維持できる

C）気道を保護できる

D）A～Cのすべて

5. rapid shallow breathing index（RSBI）は何の定量的指標か？

A）呼吸筋疲労

B）分時換気量

C）酸素化

D）筋力

6. 人工呼吸器離脱にプレッシャーサポート換気を用いる理由は？

A）患者が自分で呼吸数を決めることができるから

B）患者が自分で呼吸の大きさを決めることができるから

C）気管チューブの抵抗に打ち勝つよう設定を決められるから

D）A～Cのすべて

7. PEEP は酸素化を改善するので，高ければ高いほうがよい。

A）正しい

B）誤り

8. PEEP を上げると，

A）無気肺は減少する

B）死腔は増加する

C）A と B のどちらかが起こる

9. PEEP を上げると，

A）$PaCO_2$ は低下する

B）$PaCO_2$ は上昇する

C）A と B のどちらかが起こる

D）A も B も起こらない

10. 1 回換気量を小さくするとすぐに起こるのは？

A）肺コンプライアンスの改善

B）ガス交換の改善

C）同調性の改善

D）A～C のいずれでもない

11. 妊婦で挿管困難になりやすい理由は？

A）FRC が小さい

B）気道に浮腫がある

C）酸素消費量が多い

D）A～C のすべて

12. 人工呼吸管理中に，突然，重度の低酸素血症になり，人工呼吸器のアラームが鳴っている。すぐに行うべきことは？

A）呼吸音を聞く

B）吸引カテーテルを気管チューブに通す

C）助けを呼ぶ

D）バッグ換気を始める

13. 気管支胸膜瘻がある場合，小さい 1 回換気量は患者にとって不快なので禁忌である。

A）正しい

B）誤り

14. 人工呼吸器を適切に設定しているにもかかわらず，低酸素血症が続いている。胸部X線の所見は改善してきている。低酸素血症の原因検索のために行うべきことは？

A）胸部造影CTで肺塞栓症を探す

B）心エコーのマイクロバブルテストでシャントを探す

C）臨床的に改善するのは画像所見よりも遅れるので，もうしばらく待つ

D）AとB

解　答

1. 人工呼吸器を使えば患者の呼吸機能は改善する。

答え：B）誤り

人工呼吸器を使うことで時間稼ぎができる。肺が十分に回復するか，人工呼吸器が必要になった理由がなくなれば，抜管することができる。

2. 病的肥満があると同じ1回換気量でも肺の中の圧は高くなる。病的肥満での肺傷害について次のうち正しいのは？

答え：C）圧傷害を起こしにくくなる

同じ身長の患者が同じ設定で人工呼吸器を使っている場合と比較して，重度の肥満があると経肺圧は低くなる。腹部と胸壁の重さが肺を膨らませる圧を相殺することで，肺を保護する。

3. 人工呼吸器による合併症は，肺と呼吸器系への傷害だけである。

答え：B）誤り

人工呼吸器による合併症はほかの多くの臓器系に起こる。筋骨格系のディコンディショニング，消化管のイレウスなどがある。

4. 次のような場合に抜管は可能である。

答え：D）A～Cのすべて

安全に抜管するにはこれらすべてを満たす必要がある。

5. rapid shallow breathing index（RSBI）は何の定量的指標か？

答え：A）呼吸筋疲労

RSBI は呼吸筋疲労の定量的指標である。呼吸筋疲労があると，速くて浅い呼吸になる。RSBI はそのような呼吸パターンを定量的に示すものである。

6. 人工呼吸器離脱にプレッシャーサポート換気を用いる理由は？

答え：D）A～C のすべて

プレッシャーサポート換気は自発換気モードなので，トリガーもサイクルも患者が行う。すなわち，呼吸数も呼吸の長さも患者が決めることができる。さらに，圧ターゲットのモードなので，呼吸の大きさも患者が決めることができる。そのため，気管チューブの抵抗に打ち勝つだけのプレッシャーサポート圧を設定すれば，患者自身の呼吸パターンを評価することができる。

7. PEEP は酸素化を改善するので，高ければ高いほうがよい。

答え：B）誤り

PEEP は高ければ高いほどよいというものではない。PEEP には最適レベルがあり，これを見つけるのも人工呼吸管理の技術である。PEEP を高くしすぎると，死腔が増加し，肺過膨張を引き起こし，酸素化と換気を悪化させる。

8. PEEP を上げると，

答え：C）A と B のどちらかが起こる

問 7 の再確認。PEEP は高くしすぎると死腔を増加させるが，正しく設定すれば無気肺を減少させる。

9. PEEP を上げると，

答え：C）A と B のどちらかが起こる

PEEP を高く設定しすぎると，換気が悪化することの再確認。繰り返しに飽きてきたかもしれないが，重要な概念である。

10. 1回換気量を小さくするとすぐに起こるのは？

答え：D）A～Cのいずれでもない

1回換気量を小さくすると，肺メカニクス，血液ガス，患者の快適性は悪くなる。しかし，肺傷害が減少するため長期的には有益である。1回換気量を大きくしたほうが，胸部X線で肺はよく見えるし，患者と人工呼吸器との同調性はよくなるし，血液ガスも改善するが，長期的にはこのような大きな1回換気量によって肺傷害が起こり，患者が回復する可能性は低下する。

11. 妊婦で挿管困難になりやすい理由は？

答え：D）A～Cのすべて

すべて正しい。FRCが小さく，胎児がいることで酸素消費量が増えるため，妊婦は低酸素血症になりやすい。さらに，気道浮腫のために気管挿管時に気道が見えにくく，挿管困難となりやすい。

12. 人工呼吸管理中に，突然，重度の低酸素血症になり，人工呼吸器のアラームが鳴っている。すぐに行うべきことは？

答え：D）バッグ換気を始める

低酸素血症は緊急事態なので，人工呼吸器で適切に換気できていなければ，バッグ換気をする。そうすれば，酸素を供給できるほかに，バッグ換気しやすいかどうかの情報を得られる。バッグ換気が難しければ，何らかの問題があることがわかる。ほかの選択肢も行うべきだが，患者の安全のためにはまずバッグ換気を行う。

13. 気管支胸膜瘻がある場合，小さい1回換気量は患者にとって不快なので禁忌である。

答え：B）誤り

1回換気量を小さくすれば，肺への負担を最低限にして，リークを最小限にできるので，気管支胸膜瘻でも使用することができる。

14. 人工呼吸器を適切に設定しているにもかかわらず，低酸素血症が続いている。胸部X線の所見は改善してきている。低酸素血症の原因検索のために行うべきことは？

答え：D）A と B

低酸素血症の原因が明らかでない場合，別の原因を探すのは理にかなっている。画像所見が改善しているのにもかかわらず低酸素血症が続くときには，肺塞栓症やシャントの可能性がある。通常，画像所見が改善するのは臨床的に改善した後で，逆の順になることはない。

文献

■Chapter 1

1) McDonough, John E., Ren Yuan, Masaru Suzuki, Nazgol Seyednejad, W. Mark Elliott, Pablo G. Sanchez, Alexander C. Wright, et al. "Small-Airway Obstruction and Emphysema in Chronic Obstructive Pulmonary Disease." *New England Journal of Medicine* 365, no. 17 (October 2011): 1567–75. https://doi.org/10.1056/NEJMoa1106955.
2) Hasler, William L. "Garlic Breath Explained: Why Brushing Your Teeth Won't Help." *Gastroenterology* 117, no. 5 (November 1999): 1248–49. https://doi.org/10.1016/S0016-5085(99)70416-6.
3) Glenny, Robb W. "Teaching Ventilation/Perfusion Relationships in the Lung." *Advances in Physiology Education* 32, no. 3 (September 2008): 192–95. https://doi.org/10.1152/advan.90147.2008.
4) Lumb, Andrew B., and Peter Slinger. "Hypoxic Pulmonary Vasoconstriction: Physiology and Anesthetic Implications." *Anesthesiology* 122, no. 4 (April 2015): 932–46. https://doi.org/10.1097/ALN.0000000000000569.

■Chapter 2

1) Prefaut, Christian, Fabienne Durand, Patrick Mucci, and Corinne Caillaud. "Exercise-Induced Arterial Hypoxaemia in Athletes: A Review." *Sports Medicine* 30, no. 1 (July 2000): 47–61. https://doi.org/10.2165/00007256-200030010-00005.
2) Light, R. B. "Pulmonary Pathophysiology of Pneumococcal Pneumonia." *Seminars in Respiratory Infections* 14, no. 3 (September 1999): 218–26.
3) Kent, Brian D., Patrick D. Mitchell, and Walter T. McNicholas. "Hypoxemia in Patients with COPD: Cause, Effects, and Disease Progression." *International Journal of Chronic Obstructive Pulmonary Disease* 6 (March 2011): 199–208. https://doi.org/10.2147/COPD.S10611.

■Chapter 3

1) Hess, Dean R. "Respiratory Mechanics in Mechanically Ventilated Patients." *Respiratory Care* 59, no. 11 (November 2014): 1773–94. https://doi.org/10.4187/respcare.03410.
2) Telias, Irene, Felipe Damiani, and Laurent Brochard. "The Airway Occlusion Pressure (P0.1) to Monitor Respiratory Drive during Mechanical Ventilation: Increasing Awareness of a Not-so-New Problem." *Intensive Care Medicine* 44, no. 9 (September 2018): 1532–35. https://doi.org/10.1007/s00134-018-5045-8.
3) Iotti, G. A., A. Braschi, J. X. Brunner, T. Smits, M. Olivei, A. Palo, and R. Veronesi. "Respiratory Mechanics by Least Squares Fitting in Mechanically Ventilated Patients: Applications during Paralysis and during Pressure Support Ventilation." *Intensive Care Medicine* 21, no. 5 (May 1995): 406–13. https://doi.org/10.1007/BF01707409.
4) Amato, Marcelo B.P., Maureen O. Meade, Arthur S. Slutsky, Laurent Brochard, Eduardo L.V. Costa, David A. Schoenfeld, Thomas E. Stewart, et al. "Driving Pressure and Survival in the Acute Respiratory Distress Syndrome." *New England Journal of Medicine* 372, no. 8 (February 2015): 747–55.

https://doi.org/10.1056/NEJMsa1410639.
5) Laghi, F., and A. Goyal. "Auto-PEEP in Respiratory Failure." *Minerva Anestesiologica* 78, no. 2 (February 2012): 201–21.
6) Laghi, Franco, Kishore Karamchandani, and Martin J. Tobin. "Influence of Ventilator Settings in Determining Respiratory Frequency during Mechanical Ventilation." *American Journal of Respiratory and Critical Care Medicine* 160, no. 5 (November 1999): 1766–70. https://doi.org/10.1164/ajrccm.160.5.9810086.
7) Zhou, Yongfang, Xiaodong Jin, Yinxia Lv, Peng Wang, Yunqing Yang, Guopeng Liang, Bo Wang, et al. "Early Application of Airway Pressure Release Ventilation May Reduce the Duration of Mechanical Ventilation in Acute Respiratory Distress Syndrome." *Intensive Care Medicine* 43, no. 11 (November 2017): 1648–59. https://doi.org/10.1007/s00134-017-4912-z.
8) EMCrit Project. "APRV Guideline." Accessed August 22, 2021. https://emcrit.org/squirt/aprv/.
9) Fernández, Jaime, Dayra Miguelena, Hernando Mulett, Javier Godoy, and Federico Martinón-Torres. "Adaptive Support Ventilation: State of the Art Review." *Indian Journal of Critical Care Medicine* 17, no. 1 (January 2013): 16–22. https://doi.org/10.4103/0972-5229.112149.
10) Hamilton Medical. "Adaptive Support Ventilation ASV Ventilation Mode." Accessed August 22, 2021. https://www.hamilton-medical.com/en_US/Solutions/Adaptive-Support-Ventilation-ASV.html.
11) Blanch, Lluís, Ana Villagra, Bernat Sales, Jaume Montanya, Umberto Lucangelo, Manel Luján, Oscar García-Esquirol, et al. "Asynchronies during Mechanical Ventilation Are Associated with Mortality." *Intensive Care Medicine* 41, no. 4 (April 2015): 633–41. https://doi.org/10.1007/s00134-015-3692-6.
12) Yoshida, Takeshi, Vinicius Torsani, Susimeire Gomes, Roberta R. De Santis, Marcelo A. Beraldo, Eduardo L. V. Costa, Mauro R. Tucci, et al. "Spontaneous Effort Causes Occult Pendelluft during Mechanical Ventilation." *American Journal of Respiratory and Critical Care Medicine* 188, no. 12 (November 2013): 1420–27. https://doi.org/10.1164/rccm.201303-0539OC.
13) Richard H., Kallet, James A. Alonso, John M. Luce, and Michael A. Matthay. "Exacerbation of Acute Pulmonary Edema during Assisted Mechanical Ventilation Using a Low-Tidal Volume, Lung-Protective Ventilator Strategy." *Chest* 116, no. 6 (December 1999): 1826–32. https://doi.org/10.1378/chest.116.6.1826.

■Chapter 4

1) Bateman, N. T., and R. M. Leach. "Acute Oxygen Therapy." *British Medical Journal* 317, no. 7161 (September 1998): 798–801. https://doi.org/10.1136/bmj.317.7161.798.

■Chapter 5

1) Esteban, Andrés, Antonio Anzueto, Inmaculada Alía, Federico Gordo, Carlos Apezteguía, Fernando Pálizas, David Cide, et al. "How Is Mechanical Ventilation Employed in the Intensive Care Unit? An

International Utilization Review". *American Journal of Respiratory and Critical Care Medicine* 161, no. 5 (May 2000): 1450–58. https://doi.org/10.1164/ajrccm.161.5.9902018.

2) Marshall, Lawrence F., Donald P. Becker, Sharon A. Bowers, Carol Cayard, Howard Eisenberg, Cynthia R. Gross, Robert G. Grossman, et al. "The National Traumatic Coma Data Bank. Part 1: Design, Purpose, Goals, and Results." *Journal of Neurosurgery* 59 no. 2 (August 1983): 276–84. https://doi.org/10.3171/jns.1983.59.2.0276.

3) Bone, R. C., and S. G. Burch. "Management of Status Asthmaticus." *Annals of Allergy* 67, no. 5 (November 1991): 461–69.

4) Mehta, Sangeeta. "Neuromuscular Disease Causing Acute Respiratory Failure." *Respiratory Care* 51, no. 9 (September 2006): 1016–21; discussion 1021–23.

5) Leonhard, Sonja E., Melissa R. Mandarakas, Francisco A. A. Gondim, Kathleen Bateman, Maria L. B. Ferreira, David R. Cornblath, Pieter A. van Doorn, et al. "Diagnosis and Management of Guillain-Barré Syndrome in Ten Steps." *Nature Reviews. Neurology* 15, no. 11 (September 2019): 671–83. https://doi.org/10.1038/s41582-019-0250-9.

6) Chaudhuri, A., and P. O. Behan. "Myasthenic Crisis." *QJM: An International Journal of Medicine* 102, no. 2 (February 2009): 97–107. https://doi.org/10.1093/qjmed/hcn152.

7) Antonelli, Massimo, Giorgio Conti, Monica Rocco, Maurizio Bufi, Roberto Alberto De Blasi, Gabriella Vivino, Alessandro Gasparetto, et al. "A Comparison of Noninvasive Positive-Pressure Ventilation and Conventional Mechanical Ventilation in Patients with Acute Respiratory Failure." *New England Journal of Medicine* 339, no. 7 (August 1998): 429–35. https://doi.org/10.1056/NEJM199808133390703.

8) Duan, Jun, Xiaoli Han, Linfu Bai, Lintong Zhou, and Shicong Huang. "Assessment of Heart Rate, Acidosis, Consciousness, Oxygenation, and Respiratory Rate to Predict Noninvasive Ventilation Failure in Hypoxemic Patients." *Intensive Care Medicine* 43, no. 2 (February 2017): 192–99. https://doi.org/10.1007/s00134-016-4601-3.

9) Piraino, Thomas. "2016 Year in Review: Noninvasive Ventilation." *Respiratory Care* 62, no. 5 (May 2017): 623–28. https://doi.org/10.4187/respcare.05530.

10) Determann, Rogier M., Annick Royakkers, Esther K. Wolthuis, Alexander P. Vlaar, Goda Choi, Frederique Paulus, Jorrit-Jan Hofstra, et al. "Ventilation with Lower Tidal Volumes as Compared with Conventional Tidal Volumes for Patients without Acute Lung Injury: A Preventive Randomized Controlled Trial." *Critical Care* 14, no. 1 (January 2010): R1. https://doi.org/10.1186/cc8230.

11) Mach, William J., Amanda R. Thimmesch, J. Thomas Pierce, and Janet D. Pierce. "Consequences of Hyperoxia and the Toxicity of Oxygen in the Lung." *Nursing Research and Practice* 2011, no. 260482(June 2011). https://doi.org/10.1155/2011/260482.

12) Girardis, Massimo, Stefano Busani, Elisa Damiani, Abele Donati, Laura Rinaldi, Andrea Marudi, Andrea Morelli, et al. "Effect of Conservative vs Conventional Oxygen Therapy on Mortality Among Patients in an Intensive Care Unit: The Oxygen-ICU Randomized Clinical Trial." *JAMA* 316, no. 15

(October 2016): 1583–89. https://doi.org/10.1001/jama.2016.11993.

13) ICU-ROX Investigators and the Australian and New Zealand Intensive Care Society Clinical Trials Group, Diane Mackle, Rinaldo Bellomo, Michael Bailey, Richard Beasley, Adam Deane, Glenn Eastwood, et al. "Conservative Oxygen Therapy during Mechanical Ventilation in the ICU." *New England Journal of Medicine* 382, no. 11 (March 2020): 989–98. https://doi.org/10.1056/NEJMoa1903297.

14) Cavalcanti, Alexandre Biasi, Érica Aranha Suzumura, Ligia Nasi Laranjeira, Denise de Moraes Paisani, Lucas Petri Damiani, Helio Penna Guimarães, Edson Renato Romano, et al. "Effect of Lung Recruitment and Titrated Positive End-Expiratory Pressure (PEEP) vs Low PEEP on Mortality in Patients with Acute Respiratory Distress Syndrome: A Randomized Clinical Trial." *JAMA* 318, no. 14 (October 2017): 1335–45. https://doi.org/10.1001/jama.2017.14171.

15) Walkey, Allan J., Lorenzo Del Sorbo, Carol L. Hodgson, Neill K. J. Adhikari, Hannah Wunsch, Maureen O. Meade, Elizabeth Uleryk, et al. "Higher PEEP versus Lower PEEP Strategies for Patients with Acute Respiratory Distress Syndrome. A Systematic Review and Meta-Analysis." *Annals of the American Thoracic Society* 14, Supplement 4 (October 2017): S297–303. https://doi.org/10.1513/AnnalsATS.201704-338OT.

16) Papazian, Laurent, Cécile Aubron, Laurent Brochard, Jean-Daniel Chiche, Alain Combes, Didier Dreyfuss, Jean-Marie Forel, et al. "Formal Guidelines: Management of Acute Respiratory Distress Syndrome." *Annals of Intensive Care 9*, no. 1 (June 2019): 69. https://doi.org/10.1186/s13613-019-0540-9.

17) Amato, Marcelo B.P., Maureen O. Meade, Arthur S. Slutsky, Laurent Brochard, Eduardo L.V. Costa, David A. Schoenfeld, Thomas E. Stewart, et al. "Driving Pressure and Survival in the Acute Respiratory Distress Syndrome." *New England Journal of Medicine* 372, no. 8 (February 2015): 747–55. https://doi.org/10.1056/NEJMsa1410639.

18) Mahmood, Syed S., and Michael R. Pinsky. "Heart-Lung Interactions during Mechanical Ventilation: The Basics." *Annals of Translational Medicine* 6, no. 18 (September 2018): 349. https://doi.org/10.21037/atm.2018.04.29.

19) Disselkamp, Margaret, David Adkins, Subodh Pandey, and Angel O. Coz Yataco. "Physiologic Approach to Mechanical Ventilation in Right Ventricular Failure." *Annals of the American Thoracic Society* 15, no. 3 (March 2018): 383–89. https://doi.org/10.1513/AnnalsATS.201707-533CC.

20) Benumof, J. L. "Mechanism of Decreased Blood Flow to Atelectatic Lung." *Journal of Applied Physiology* 46, no. 6 (June 1979): 1047–48. https://doi.org/10.1152/jappl.1979.46.6.1047.

21) Simmons Daniel H., Linde Leonard M., Miller Joseph H., and O'reilly Ronald J. "Relation Between Lung Volume and Pulmonary Vascular Resistance." *Circulation Research* 9, no. 2 (March 1961): 465–71. https://doi.org/10.1161/01.RES.9.2.465.

22) Jhou, Hong-Jie, Po-Huang Chen, Chin Lin, Li-Yu Yang, Cho-Hao Lee, and Chung-Kan Peng. "High-Flow Nasal Cannula Therapy as Apneic Oxygenation during Endotracheal Intubation in Criti-

cally Ill Patients in the Intensive Care Unit: A Systematic Review and Meta-Analysis." *Scientific Reports* 10, no. 1 (February 2020): 3541. https://doi.org/10.1038/s41598-020-60636-9.

■Chapter 6

1) Chua, Mui Teng, Faheem Ahmed Khan, Wei Ming Ng, Qingshu Lu, Matthew Jian Wen Low, Ying Wei Yau, Amila Punyadasa, et al. "Pre- and Apnoeic high flow oxygenation for RApid sequence intubation in The Emergency department (Pre-AeRATE): study protocol for a multicentre, randomised controlled trial." *Trials* 20, no. 1 (April 2019): 195. https://doi.org/10.1186/s13063-019-3305-8.

2) Sim, Shyh-Shyong, Wan-Ching Lien, Hao-Chang Chou, Kah-Meng Chong, Shih-Hung Liu, Chih-Hung Wang, Shey-Yin Chen, et al. "Ultrasono- graphic Lung Sliding Sign in Confirming Proper Endotracheal Intubation during Emergency Intubation." *Resuscitation* 83, no. 3 (March 2012): 307–12. https://doi.org/10.1016/j.resuscitation.2011.11.010.

■Chapter 7

1) Gattinoni, Luciano, and Antonio Pesenti. "The Concept of 'Baby Lung'." *Intensive Care Medicine* 31, no. 6 (June 2005): 776–84. https://doi.org/10.1007/s00134-005-2627-z.

2) Acute Respiratory Distress Syndrome Network. "Ventilation with Lower Tidal Volumes as Compared with Traditional Tidal Volumes for Acute Lung Injury and the Acute Respiratory Distress Syndrome." *New England Journal of Medicine* 342, no. 18 (May 2000): 1301–8. https://doi.org/10.1056/NEJM200005043421801.

3) Grieco, Domenico L., Luca S. Menga, Davide Eleuteri, and Massimo Antonelli. "Patient Self-Inflicted Lung Injury: Implications for Acute Hypoxemic Respiratory Failure and ARDS Patients on Non-Invasive Support." *Minerva Anestesiologica* 85, no. 9 (September 2019): 1014–23. https://doi.org/10.23736/S0375-9393.19.13418-9.

4) Cook, Deborah J., Stephen D. Walter, Richard J. Cook, Lauren E. Griffith, Gordon H. Guyatt, David Leasa, Roman Z. Jaeschke, et al. "Incidence of and Risk Factors for Ventilator-Associated Pneumonia in Critically Ill Patients." *Annals of Internal Medicine* 129, no. 6 (September 1998): 433–40. https://doi.org/10.7326/0003-4819-129-6-199809150-00002.

5) Kalil, Andre C., Mark L. Metersky, Michael Klompas, John Muscedere, Daniel A. Sweeney, Lucy B. Palmer, Lena M. Napolitano, et al. "Management of Adults with Hospital-Acquired and Ventilator-Associated Pneumonia: 2016 Clinical Practice Guidelines by the Infectious Diseases Society of America and the American Thoracic Society." *Clinical Infectious Diseases* 63, no. 5 (September 2016): e61–111. https://doi.org/10.1093/cid/ciw353.

6) Klompas, Michael, Richard Branson, Eric C. Eichenwald, Linda R. Greene, Michael D. Howell, Grace Lee, Shelley S. Magill, et al. "Strategies to Prevent Ventilator-Associated Pneumonia in Acute Care Hospitals: 2014 Update." *Infection Control and Hospital Epidemiology* 35, no. 8 (August 2014): 915–36. https://doi.org/10.1086/677144.

7) Seitz, Kevin P., Ellen S. Caldwell, and Catherine L. Hough. "Fluid Management in ARDS: An Evalu-

ation of Current Practice and the Association between Early Diuretic Use and Hospital Mortality." *Journal of Intensive Care* 8, no. 1 (October 2020): 78. https://doi.org/10.1186/s40560-020-00496-7.

8) National Heart, Lung, and Blood Institute Acute Respiratory Distress Syndrome (ARDS) Clinical Trials Network. "Comparison of Two Fluid-Management Strategies in Acute Lung Injury." *New England Journal of Medicine* 354, no. 24 (May 2006): 2564-75. https://www.nejm.org/doi/full/10.1056/nejmoa062200.

9) Nordon-Craft, Amy, Marc Moss, Dianna Quan, and Margaret Schenkman. "Intensive Care Unit-Acquired Weakness: Implications for Physical Therapist Management." *Physical Therapy* 92, no. 12 (December 2012): 1494–506. https://doi.org/10.2522/ptj.20110117.

10) Girard, Timothy D., Waleed Alhazzani, John P. Kress, Daniel R. Ouellette, Gregory A. Schmidt, Jonathon D. Truwit, Suzanne M. Burns, et al. "An Official American Thoracic Society/American College of Chest Physicians Clinical Practice Guideline: Liberation from Mechanical Ventilation in Critically Ill Adults. Rehabilitation Protocols, Ventilator Liberation Protocols, and Cuff Leak Tests." *American Journal of Respiratory and Critical Care Medicine* 195, no. 1 (January 2017): 120–33. https://doi.org/10.1164/rccm.201610-2075ST.

11) Buendgens, Lukas, Alexander Koch, and Frank Tacke. "Prevention of Stress-Related Ulcer Bleeding at the Intensive Care Unit: Risks and Benefits of Stress Ulcer Prophylaxis." *World Journal of Critical Care Medicine* 5, no. 1 (February 2016): 57–64. https://doi.org/10.5492/wjccm.v5.i1.57.

12) Ibrahim, Emad H., Manuel Iregui, Donna Prentice, Glenda Sherman, Marin H. Kollef, and William Shannon. "Deep Vein Thrombosis during Prolonged Mechanical Ventilation despite Prophylaxis." *Critical Care Medicine* 30, no. 4 (April 2002): 771–74. https://doi.org/10.1097/00003246-200204000-00008.

13) Kulkarni, Atul P., and Vandana Agarwal. "Extubation Failure in Intensive Care Unit: Predictors and Management." *Indian Journal of Critical Care Medicine* 12, no. 1 (January 2008): 1–9. https://doi.org/10.4103/0972-5229.40942.

14) Epstein, Scott K. "Extubation Failure: An Outcome to Be Avoided." *Critical Care* 8, no. 5 (October 2004): 310–12. https://doi.org/10.1186/cc2927.

15) Yang, Karl L., and Martin J. Tobin. "A Prospective Study of Indexes Predicting the Outcome of Trials of Weaning from Mechanical Ventilation." *New England Journal of Medicine* 324, no. 21 (May 1991): 1445–50. https://doi.org/10.1056/NEJM199105233242101.

16) Karthika, Manjush, Farhan A. Al Enezi, Lalitha V. Pillai, and Yaseen M. Arabi. "Rapid Shallow Breathing Index." *Annals of Thoracic Medicine* 11, no. 3 (Jul-Sep 2016): 167–76. https://doi.org/10.4103/1817-1737.176876.

17) McConville, John F., and John P. Kress. "Weaning Patients from the Ventilator." *New England Journal of Medicine* 367, no. 23 (December 2012): 2233–39. https://doi.org/10.1056/NEJMra1203367.

18) Coplin, William M., David J. Pierson, Kathy D. Cooley, David W. Newell, and Gordon D. Rubenfeld. "Implications of Extubation Delay in Brain-Injured Patients Meeting Standard Weaning

Criteria." *American Journal of Respiratory and Critical Care Medicine* 161, no. 5 (May 2000): 1530–36. https://doi.org/10.1164/ajrccm.161.5.9905102.

19) François, Bruno, Eric Bellissant, Valérie Gissot, Arnaud Desachy, Sandrine Normand, Thierry Boulain, Olivier Brenet, et al. "12-h Pretreatment with Methylprednisolone versus Placebo for Prevention of Postextubation Laryngeal Oedema: A Randomised Double-Blind Trial." *Lancet* 369, no. 9567 (March 2007): 1083–89. https://doi.org/10.1016/S0140-6736(07)60526-1.

20) Powers, Scott K., Andreas N. Kavazis, and Sanford Levine. "Prolonged Mechanical Ventilation Alters Diaphragmatic Structure and Function." *Critical Care Medicine* 37, no. 10 Suppl (October 2009): S347–53. https://doi.org/10.1097/CCM.0b013e3181b6e760.

21) Ambrosino, Nicolino, and Michele Vitacca. "The Patient Needing Prolonged Mechanical Ventilation: A Narrative Review." *Multidisciplinary Respiratory Medicine* 13, no. 6 (February 2018). https://doi.org/10.1186/s40248-018-0118-7.

22) Silva, Brenda Nazaré Gomes, Régis B. Andriolo, Humberto Saconato, Álvaro N. Atallah, and Orsine Valente. "Early versus Late Tracheostomy for Critically Ill Patients." *Cochrane Database of Systematic Reviews*, no. 3 (2012). https://doi.org/10.1002/14651858.CD007271.pub2.

23) Gogniat, Emiliano, Marcela Ducrey, José Dianti, Matías Madorno, Nicolás Roux, Alejandro Midley, Julio Raffo, et al. "Dead Space Analysis at Different Levels of Positive End-Expiratory Pressure in Acute Respiratory Distress Syndrome Patients." *Journal of Critical Care* 45 (June 2018): 231–38. https://doi.org/10.1016/j.jcrc.2018.01.005.

24) Sembroski Erik, Devang Sanghavi, and Abhishek Bhardwaj. *Inverse Ratio Ventilation*. In: StatPearls [Internet]. Treasure Island (FL): StatPearls Publishing. Accessed February 20, 2021. https://www.ncbi.nlm.nih.gov/books/NBK535395/.

25) Fredericks, Andrew S., Matthew P. Bunker, Louise A. Gliga, Callie G. Ebeling, Jenny R. B. Ringqvist, Hooman Heravi, James Manley, et al. "Airway Pressure Release Ventilation: A Review of the Evidence, Theoretical Benefits, and Alternative Titration Strategies." *Clinical Medicine Insights. Circulatory, Respiratory and Pulmonary Medicine* 14 (February 2020): 1179548420903297. https://doi.org/10.1177/1179548420903297.

26) Ferguson, Niall D., Deborah J. Cook, Gordon H. Guyatt, Sangeeta Mehta, Lori Hand, Peggy Austin, Qi Zhou, et al. "High-Frequency Oscillation in Early Acute Respiratory Distress Syndrome." *New England Journal of Medicine* 368, no. 9 (February 2013): 795–805. https://doi.org/10.1056/NEJMoa1215554.

27) Fan, Eddy, Lorenzo Del Sorbo, Ewan C. Goligher, Carol L. Hodgson, Laveena Munshi, Allan J. Walkey, Neill K. J. Adhikari, et al. "An Official American Thoracic Society/European Society of Intensive Care Medicine/Society of Critical Care Medicine Clinical Practice Guideline: Mechanical Ventilation in Adult Patients with Acute Respiratory Distress Syndrome." *American Journal of Respiratory and Critical Care Medicine* 195, no. 9 (May 2017): 1253–63. https://doi.org/10.1164/rccm.201703-0548ST.

28) Papazian, Laurent, Jean-Marie Forel, Arnaud Gacouin, Christine Penot-Ragon, Gilles Perrin, Anderson Loundou, Samir Jaber, et al. "Neuromuscular Blockers in Early Acute Respiratory Distress Syndrome." *New England Journal of Medicine* 363, no. 12 (September 2010): 1107–16. https://doi.org/10.1056/NEJMoa1005372.

29) National Heart, Lung, and Blood Institute PETAL Clinical Trials Network, Marc Moss, David T. Huang, Roy G. Brower, Niall D. Ferguson, Adit A. Ginde, M. N. Gong, et al. "Early Neuromuscular Blockade in the Acute Respiratory Distress Syndrome." *New England Journal of Medicine* 380, no. 21 (May 2019): 1997–2008. https://doi.org/10.1056/NEJMoa1901686.

30) Guérin, Claude, Jean Reignier, Jean-Christophe Richard, Pascal Beuret, Arnaud Gacouin, Thierry Boulain, Emmanuelle Mercier, et al. "Prone Positioning in Severe Acute Respiratory Distress Syndrome." *New England Journal of Medicine* 368, no. 23 (June 2013): 2159–68. https://doi.org/10.1056/NEJMoa1214103.

31) Kallet, Richard H. "A Comprehensive Review of Prone Position in ARDS." *Respiratory Care* 60, no. 11 (November 2015): 1660–87. https://doi.org/10.4187/respcare.04271.

32) Schmidt, Matthieu, Michael Bailey, Jayne Sheldrake, Carol Hodgson, Cecile Aubron, Peter T. Rycus, Carlos Scheinkestel, et al. "Predicting Survival after Extracorporeal Membrane Oxygenation for Severe Acute Respiratory Failure. The Respiratory Extracorporeal Membrane Oxygenation Survival Prediction (RESP) Score." *American Journal of Respiratory and Critical Care Medicine* 189, no. 11 (June 2014): 1374–82. https://doi.org/10.1164/rccm.201311-2023OC.

33) Peek, Giles J., Miranda Mugford, Ravindranath Tiruvoipati, Andrew Wilson, Elizabeth Allen, Mariamma M. Thalanany, Clare L. Hibbert, et al. "Efficacy and Economic Assessment of Conventional Ventilatory Support versus Extracorporeal Membrane Oxygenation for Severe Adult Respiratory Failure (CESAR): A Multicentre Randomised Controlled Trial." *Lancet* 374, no. 9698 (October 2009): 1351–63. https://www.thelancet.com/journals/lancet/article/PIIS0140-6736(09)61069-2/fulltext.

34) Bull, Todd M., Brendan Clark, Kim McFann, Marc Moss, and National Institutes of Health/National Heart, Lung, and Blood Institute ARDS Network. "Pulmonary Vascular Dysfunction Is Associated with Poor Outcomes in Patients with Acute Lung Injury." *American Journal of Respiratory and Critical Care Medicine* 182, no. 9 (November 2010): 1123–28. https://doi.org/10.1164/rccm.201002-0250OC.

35) Grübler, Martin R., Olivier Wigger, David Berger, and Stefan Blöchlinger. "Basic Concepts of Heart-Lung Interactions during Mechanical Ventilation." *Swiss Medical Weekly* 147, no. 3738 (September 2017): w14491. https://doi.org/10.4414/smw.2017.14491.

36) National Heart, Lung, and Blood Institute Acute Respiratory Distress Syndrome (ARDS) Clinical Trials Network. "Comparison of Two Fluid-Management Strategies in Acute Lung Injury." *New England Journal of Medicine* 354, no. 24 (June 2006): 2564–75. https://doi.org/10.1056/NEJMoa062200.

37) Repessé, Xavier, and Antoine Vieillard-Baron. "Right Heart Function during Acute Respiratory Distress Syndrome." *Annals of Translational Medicine* 5, no. 14 (July 2017): 295. https://doi.org/10.21037/atm.2017.06.66.

38) Tobin, Martin J., and Robert F. Lodato. "PEEP, Auto-PEEP, and Waterfalls." *Chest* 96, no. 3 (September 1989): 449–51. https://doi.org/10.1378/chest.96.3.449.

39) Thin, A. G., J. D. Dodd, C. G. Gallagher, M. X. Fitzgerald, and P. Mcloughlin. "Effect of Respiratory Rate on Airway Deadspace Ventilation during Exercise in Cystic Fibrosis." *Respiratory Medicine* 98, no. 11 (November 2004): 1063–70. https://doi.org/10.1016/j.rmed.2004.03.016.

40) Stather, David R., and Thomas E. Stewart. "Clinical Review: Mechanical Ventilation in Severe Asthma." *Critical Care* 9, no. 6 (September 2005): 581–87. https://doi.org/10.1186/cc3733.

41) Lapinsky, Stephen E. "Acute Respiratory Failure in Pregnancy." *Obstetric Medicine* 8, no. 3 (September 2015):126–32. https://doi.org/10.1177/1753495X15589223.

42) Bhatia, Pradeep, Ghansham Biyani, Sadik Mohammed, Priyanka Sethi, and Pooja Bihani. "Acute Respiratory Failure and Mechanical Ventilation in Pregnant Patient: A Narrative Review of Literature." *Journal of Anaesthesiology Clinical Pharmacology* 32 no. 4 (Oct-Dec 2016): 431–39. https://doi.org/10.4103/0970-9185.194779.

43) Campbell, Lucy A., and Robert A. Klocke. "Implications for the Pregnant Patient." *American Journal of Respiratory and Critical Care Medicine* 163, no. 5 (April 2001): 1051–54. https://doi.org/10.1164/ajrccm.163.5.16353.

44) Lapinsky, Stephen E., Juan Gabriel Posadas-Calleja, and Iain McCullagh. "Clinical Review: Ventilatory Strategies for Obstetric, Brain-Injured and Obese Patients." *Critical Care* 13, no. 2 (March 2009): 206. https://doi.org/10.1186/cc7146.

45) De Jong, Audrey, Nicolas Molinari, Mustapha Sebbane, Albert Prades, Emmanuel Futier, Boris Jung, Gérald Chanques, et al. "Feasibility and Effectiveness of Prone Position in Morbidly Obese Patients with ARDS: A Case-Control Clinical Study." *Chest* 143, no. 6 (June 2013): 1554–61. https://doi.org/10.1378/chest.12-2115.

索引

【数字・欧文索引】

【和文索引】

く

け

こ

さ

お問い合わせ先

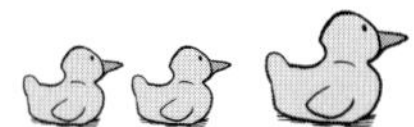

あなたがこの本を楽しんで読んでくださったのなら，そしてこの本があなたの学習の役になったのならうれしく思います。

質問，不満がある方，あるいはただ挨拶したいという方は，筆者までご連絡ください。

Khaled.fernainy+ventbook@gmail.com

これからも本書の内容を更新していく予定ですので，ご提案はいつでも大歓迎です。

Khaled Fernainy, MD

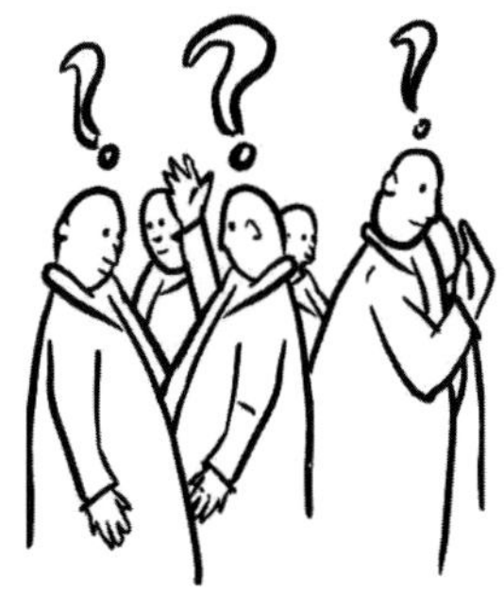

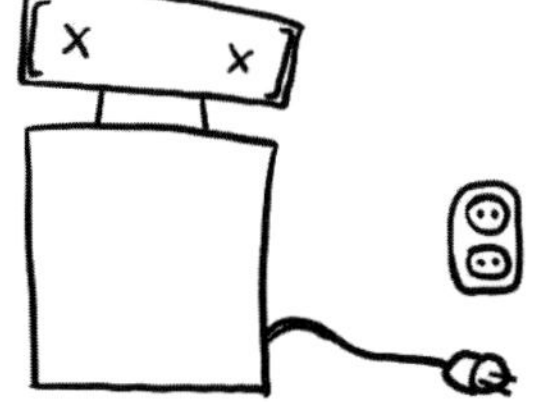

[著者] ハレド・ファーネイニー　Khaled Fernainy

呼吸器内科・集中治療医師。ベイルート・アメリカン大学医学部を卒業後，エモリー大学での内科レジデンシー，ピッツバーグ大学メディカルセンターの呼吸器内科・集中治療科でのフェローシップを修了。教育，プログラミング，ICU での回診に関心を寄せる。本書のイラストは著者自身の手によるもの。いわく，プロのイラストレーターを雇うのはお金がかかりすぎるとのこと。

[訳者] 田中 竜馬

Intermountain LDS Hospital 呼吸器内科・集中治療医師。ICU メディカルディレクター。

京都大学医学部を卒業。沖縄県立中部病院にて初期研修ののち，St. Luke's-Roosevelt Hospital Center にて内科研修，ユタ大学にて呼吸器内科・集中治療科フェロー。亀田総合病院 呼吸器内科および集中治療科 集中治療室室長を経て現職。米国内科専門医，米国呼吸器内科専門医，米国集中治療専門医である。

　著書に『人工呼吸に活かす！　呼吸生理がわかる，好きになる』，『Dr. 竜馬の病態で考える人工呼吸管理』，『Dr. 竜馬のやさしくわかる集中治療』（以上, 羊土社),『竜馬先生の血液ガス白熱講義 150 分』（中外医学社), 編書に『集中治療 999 の謎』, 訳書に『ヘスとカクマレックの THE 人工呼吸ブック』,『人工呼吸器の本』（以上，メディカル・サイエンス・インターナショナル),『深く息をするたびに』（金芳堂）ほか多数。

わかる！ たのしい！ 人工呼吸
呼吸生理から考える臨床の「なぜ」

定価：本体 3,300 円＋税

2023 年 8 月 5 日発行　第 1 版第 1 刷 ©

著　者　ハレド・ファーネイニー

訳　者　田中(たなか) 竜馬(りょうま)

発行者　株式会社 メディカル・サイエンス・インターナショナル
代表取締役　金子 浩平
東京都文京区本郷 1-28-36
郵便番号 113-0033　電話(03)5804-6050

印刷：日本制作センター／装丁：GRiD CO., LTD.

ISBN 978-4-8157-3066-6　C 3047